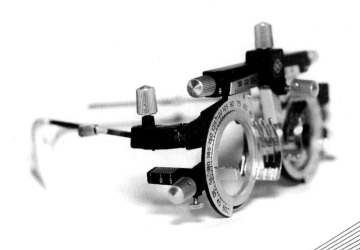

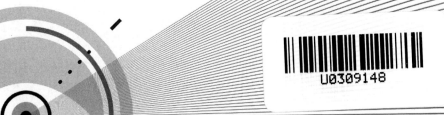

U0309148

眼科学基础与疾病诊治

李会琳　主编

中国纺织出版社有限公司

图书在版编目（CIP）数据

眼科学基础与疾病诊治 / 李会琳主编. -- 北京：
中国纺织出版社有限公司, 2022.12
　ISBN 978-7-5229-0165-7

Ⅰ.①眼… Ⅱ.①李… Ⅲ.①眼病—诊疗 Ⅳ.
①R77

中国版本图书馆CIP数据核字（2022）第243070号

责任编辑：樊雅莉　　责任校对：高　涵　　责任印制：王艳丽
中国纺织出版社有限公司出版发行
地址：北京市朝阳区百子湾东里A407号楼　邮政编码：100124
销售电话：010—67004422　传真：010—87155801
http://www.c-textilep.com
中国纺织出版社天猫旗舰店
官方微博 http://weibo.com/2119887771
三河市宏盛印务有限公司印刷　各地新华书店经销
2022年12月第1版第1次印刷
开本：787×1092　1/16　印张：12.75
字数：320千字　定价：88.00元

编　委　会

前　言

随着社会的进步和科学技术的发展，近年来，我国眼科事业在基础理论、临床医疗、仪器设备等方面都有了迅速的发展和提高，有些领域已接近或达到国际先进水平。与此同时，随着细胞生物学、分子生物学、免疫组织化学的发展，眼科理论研究不断有新的突破，对诸多眼病有了新的认识。

本书吸收国内外眼科学的新进展，尽量反映当代眼科学的概貌。书中着重对眼科常见病和多发病的病因、临床表现、诊断方法和治疗手段进行阐述，具体内容包括眼科基础检查、眼科物理疗法、眼科激光疗法、眼睑病、结膜病、角膜病、晶状体病、青光眼与低眼压、视网膜病和屈光不正。全书侧重于临床实际问题的解决，内容简明扼要、图文并茂，对眼科日常临床实践有较好的指导作用。

在本书编写过程中，各位编者做了很大努力，使本书理论、技术及治疗等方面尽量完整，但由于参编人员众多，写作风格不尽一致，难免存在疏漏，请各位读者提出宝贵意见，以便再版时修订，谢谢。

编　者

2022 年 10 月

目　录

第一章

眼科基础检查

第一节 眼外部一般检查

对所有眼病患者，都应先做眼外部一般检查。眼外部检查，也就是眼前部检查，包括用肉眼可以观察到的眼前方各部分，如眼睑、泪器、结膜、角膜、巩膜、前房、虹膜、瞳孔、晶状体、眼球、眼眶、眼肌、眼压等的检查。

进行眼部检查时，要养成先右后左、从外到内的习惯，以免在记录左右眼时混淆或遗漏。另外，检查时，应两侧对照，如两眼不同，应先查健眼，再查患眼，尤其在患传染性眼病时更应如此，以免两眼间交叉感染。

一、眼睑检查法

一般在患者面向自然光线下用望诊即可，必要时需要用触诊以协助检查。检查眼睑时应同时检查眉毛、睫毛、睑缘和睑板是否正常。

首先应注意有无先天异常，如眼睑缺损、睑裂缩小、内眦赘皮、下睑赘皮、上睑下垂等。有下睑赘皮时，应想到可能因下睑皮肤皱褶压迫睫毛使其倒向后方而摩擦角膜。有上睑下垂时，应鉴别其是真性或假性、部分性或完全性：真性完全性者，应当用两手的拇指分别用力横压在患者两眉弓上方之处，并嘱患者用力睁眼，此时可以发现患侧因不能利用额肌协助提起上睑而完全不能睁开该眼；部分性者，则此时仍可稍微睁开；在有眼睑痉挛或患严重外眼病以后，特别在患有重沙眼的患者，并非由于上睑提肌的损害而发生的暂时性上睑下垂，则为假性上睑下垂；在患有面神经麻痹的患者，为检查患者眼轮匝肌的肌力，检查者可将双侧上睑各放一只手指，嘱患者用劲闭眼，由于各手指的感觉不同即可比较出两眼睑肌力的不同；再嘱患者似睡眠状轻闭两眼时测量其闭合不全的睑裂大小。如要测量其确切肌力，须用眼睑肌力测量计检查。额肌或上睑提肌活动幅度检查，可用尺测出毫米数。

继之再观察眼睑皮肤有无异常，如皮下出血、水肿或气肿（炎性或非炎性）、皮疹、瘢痕、肿瘤等。怀疑有气肿时，用一手之示指和中指轮替轻轻压迫眼睑，可以发出捻发音。如上睑有初起之肿物时，可令患者向下看，在将上睑铺平在眼球上以后，则易于触及；检查下睑时，则令患者向上看然后触之。同时应注意肿物之硬度及有无压痛，并检查有无耳前或颌下淋巴结的继发炎症或转移。

检查眼睑有无位置异常，应比较双侧睑裂的宽窄以确定有无上睑下垂或睑裂开大，

— 1 —

单纯测量睑裂宽度并不可靠，应在嘱患者向前方直视时检查上睑缘遮盖角膜的宽度（正常情况下，上睑遮盖角膜上缘1～2 mm，睑裂宽约10 mm），观察上、下睑有无内翻及倒睫，倒睫是否触及角膜，观察眼睑有无外转或外翻，并应同时发现各种眼睑位置异常的原因。

令患者向下看，同时检查者可用拇指轻轻向上牵引上睑，就可以显示出上睑缘，在向上看时以拇指轻轻向下牵引下睑，就可以显示出下睑缘；检查睑缘有无红肿、肥厚、钝圆等现象，观察有无分泌物、痂皮或新生物；注意睑缘间部睑板腺开口处有无阻塞或睫毛生长；检查睫毛的数量、粗细、行数和生长位置，有无过多、过少和过粗、过长现象，或受睑缘疾病影响而脱掉成睫毛秃。注意睫毛颜色，在交感性眼炎、原田病和 Vogt-Koyanagi 病时，睫毛可全部变成白色；还应注意检查睫毛生长的方向和倾斜度的大小，有无倒睫和睑内翻，平视时我国正常人的上睑睫毛倾斜度多为110°～130°，下睑睫毛倾斜度多为100°～120°。并应检查睫毛根部有无湿疹、鳞屑、痂皮或脓肿。用拇指和示指可以触知上睑板的宽度（正常为3～4 mm）和厚度，以确定有无炎症等现象。

二、泪器检查法

（一）泪腺检查法

正常情况下，泪腺是不能被触知的。令患者向鼻下方看，以相对侧手的拇指尽量将上睑外眦部向外上方牵引，就可以将因炎症或肿瘤引起肿胀的睑部泪腺暴露在外眦部上穹隆部结膜下，以便于检查。在检查泪腺的泪液分泌量是否正常时，可用 Schirmer 试验。其方法是在正常无刺激情况下，用一个宽5 mm、长35 mm 的条状滤纸，一端5 mm 处折叠放在下睑外或内1/3 处的结膜囊内，其余部分就自睑裂悬挂在眼睑之外，眼可睁开，在不要使滤纸条掉出眼外的条件下患者也可以随意瞬目。泪液分泌正常时，5分钟后滤纸条可被浸湿10～15 mm。如反复试验少于此数，甚至仅边缘部湿润，则为分泌减少。如5分钟湿及全长，则可为分泌过多。

对于怀疑眼干燥症的患者，还应进行泪膜破裂时间（BUT）试验，这是测定泪膜稳定性最可靠的方法。检查前患者先在裂隙灯前坐好，1% 荧光素滴眼，预嘱患者适当延长睁眼时间。用较窄的钴蓝光往返观察角膜前泪膜，当被荧光素染色的泪膜出现黑洞（常为斑状、线状或不规则干斑）时，即表示泪膜已经破裂，在瞬目后至出现泪膜破裂，用秒表记录下来，即为泪膜破裂时间。

正常人泪膜破裂时间为15～45秒，<10秒为泪膜不稳定。因检查结果常变异很大，所以宜测3次取其均值。

当瞬目后泪膜不能完整地遮蔽角膜表面，而出现圆点形缺失（干斑），此种情况表示破裂时间为零。

（二）泪道检查法

先用示指轻轻向下牵引下睑内眦部，同时令患者向上看，即可查见下泪点的位置和大小是否正常，有无泪点内转、外转、外翻、狭小或闭塞；在泪囊部无红肿及压痛时，令患者向上看，可在用示指轻轻牵引下睑内眦部的同时，转向内眦与鼻梁间的泪囊所在部位加以挤压，如果泪囊内有黏液或脓性分泌物，就可以看见由上泪点或下泪点流出。如果泪点正常，泪囊部也未挤压出分泌物，但患者主诉为溢泪，则可在结膜囊内滴一滴有色液体，如荧光素溶液或蛋白银溶液等，然后滴数滴硼酸溶液或生理盐水，使之稀薄变淡；令患者瞬目数次，头部稍低，并于被检眼同侧的鼻孔中放一棉球或棉棍；1~2分钟后，令患者擤鼻，如泪道通畅，则鼻孔中的棉球或棉棍必能被染上颜色。用荧光素等有色溶液试验阴性时，则可用泪道冲洗试验以检查泪道有无狭窄或阻塞。方法是用浸以1%丁卡因或其他表面麻醉剂和1/1 000肾上腺素液的棉棍，放在欲检查眼的内眦部，即上、下泪点处，令患者闭眼，夹住该棉棍5~10分钟，然后以左手示指往外下方牵引下睑内眦部，令患者向外上方看；以右手用圆锥探子或Bowman探子将泪点扩大，再将盛以生理盐水的泪道冲洗器的钝针头插进泪点及泪小管，慢慢注入生理盐水，在泪道通畅时，患者可感觉有盐水流入鼻腔或咽喉；如由下泪点注水而自上泪点溢出，则证明为鼻泪管阻塞，或为泪囊完全闭塞而仅有上、下泪小管互相沟通，如水由原注入的泪点溢出，则证明阻塞部位在泪小管，在注入盐水以前，应嘱患者头稍向后仰，且稍向检查侧倾斜，并自己拿好受水器，以免外溢的液体沾湿衣服。如果想确切知道泪囊的大小和泪道的通畅情况，可将泪囊照上法冲洗以后，注入碘油，然后做X线片检查。

注意操作动作要轻巧，遇有阻力切勿强行推进，以免造成假道。所用Bowman探针，应先从00号开始，逐渐增加探针号数，直到4号为止。

如果泪囊部有急性炎症，应检查红肿及明显压痛区域，并检查有无波动或瘘管。

三、结膜检查法

结膜的检查最好在明亮自然光线下进行，但必要时仍需要用直接焦点照明法检查。应按次序先检查下睑结膜、下穹隆部、上睑结膜、上穹隆部，然后检查球结膜和半月襞。

检查睑部和穹隆部结膜时，必须将眼睑翻转；下睑翻转容易，只以左手或右手拇指或示指在下睑中央部睑缘稍下方轻轻往下牵引下睑，同时令患者向上看，下睑结膜就可以完全暴露。暴露下穹隆部结膜则需令患者尽量向上看，检查者尽量将下睑往下牵引。

翻转上睑方法有二：一种方法为双手法，先以左手拇指和示指固定上睑中央部之睫毛，向前和向下方牵引，同时令患者向下看；以右手示指放在相当睑板上缘之眉下凹处，当牵引睫毛和睑缘向前向上并翻转时，右手指向下压迫睑板上缘，上睑就能被翻转；如果用右手指不能翻转上睑，可以用玻璃棍或探针代替右手示指，则易于翻转；另一种方法为单手法，先嘱患者向下看，用一手的示指放在上睑中央眉下凹处，拇指放在睑缘中央稍上方的睑板前面，用这两个手指夹住此处的眼睑皮肤，将眼睑向前向下方牵引。当示指轻轻下压，同时拇指将眼睑皮肤往上捻卷时，上睑就可被翻转。

检查上穹隆部结膜时，在将上睑翻转后，更向上方牵引眼睑。用左手或右手之拇指将翻转的上睑缘固定在眶上缘处，其他各指都固定在患者的头顶，同时令患者向下方注视，并以另一手之示指和中指或单用拇指，由下睑外面近中央部的睑缘下面轻轻向上向后压迫眼球，做欲将下睑缘推于上穹隆之后的姿势，上穹隆部结膜就可以完全暴露，也可以用代马尔氏（Desmarres）牵睑钩自眼睑皮肤面翻转出穹隆部。

小儿的眼睑常因紧闭不合作而不容易用以上方法翻转，可用双手压迫法。即由协助检查者将小儿头部固定之后，用双手的拇指分别压迫上下眼睑近眶缘处，就可将眼睑翻转，睑结膜和穹隆部结膜即能全部暴露。但此法对怀疑患有角膜溃疡或角膜软化症的小儿禁用，以免引起严重的角膜穿孔。

球结膜的检查很容易，可用一手拇指和示指在上下睑缘稍上及稍下方分开睑裂，然后令患者尽量向各方向转动眼球，各部分球结膜即可以露出。

分开睑裂后在令患者眼球尽量转向颞侧时，半月襞和泪阜即可以全部被看到。

按次序暴露各部分结膜以后，检查结膜时应注意其组织是否清楚，有无出血、充血、贫血或局限性的颜色改变；有无结石、梗死、乳头增生、滤泡、瘢痕、溃疡或增生的肉芽组织，特别注意易于停留异物的上睑板下沟处有无异物存在。检查穹隆部结膜时，应注意结膜囊的深浅，有无睑球粘连现象和上述的结膜一般改变。检查球结膜时应注意其颜色及其表面情况。

1. 颜色

有无出血、贫血或充血、色素增生或银沉着。球结膜充血有两种，深层者名睫状充血，又称角膜周围充血；浅层者名结膜充血，又称球结膜周边充血，应注意两者的不同点。

2. 表面情况

有无异物、水肿、干燥、滤泡、结节、溃疡、睑裂斑、翼状胬肉、淋巴管扩张或肿瘤。

检查半月襞的时候，应注意有无炎症或肿瘤。

四、角膜检查法

1. 一般检查

应先在光线好的室内做一般肉眼观察。首先注意角膜的大小，可用普通尺或 Wessely 角膜测量器测量角膜的横径和垂直径。正常角膜稍呈横椭圆形。应先测量角膜的透明部分。我国男女角膜平均的大小中横径约为 11 mm，垂直径约为 10 mm。一般应同时测量上角膜缘的宽度，我国人的上角膜缘约宽 1 mm，因为我国人的上角膜缘较宽，所以一般多只以其横径决定角膜的大小。如果横径 >12 mm 时，则为大角膜，<10 mm 时，则为小角膜。在弥散的自然光线下还可观察角膜弯曲度之情况，如果怀疑呈圆锥形，则可令患者向下看，此时角膜的顶点就可将下睑中央部稍微顶起（图 1-1），由此更可以证明是圆锥角膜。同时也应注意是否为球形角膜、扁平角膜、角膜膨隆或角膜葡萄肿。

2. 照影法和利用 Placido 圆盘的检查法

用照影法检查时，令患者对窗而坐，并且固定其头，检查者与患者对坐，用一只手的拇指和示指分开被检眼的睑裂，使该眼随着检查者另一只手的示指向各方向转动。注意观察照在该眼角膜表面上的窗影像是否规则。

Placido 圆盘是一个直径 20 cm 的圆板，在其表面上有数个同心性黑白色的粗环（图 1-2），中央孔的地方放一个 6 屈光度的凸镜片。检查时令患者背光而坐，检查者一只手拿住圆盘柄放在自己的一只眼前并坐在患者对面，相距约 0.5 m，用另一只手的拇指和示指分开被检眼的睑裂，由中央圆孔观察反射在患者角膜上的同心环，并令患者向各方向注视，以便能够检查全部角膜（图 1-3）。

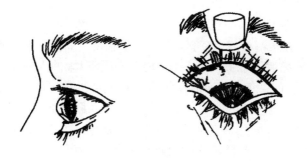

图 1-1　圆锥角膜顶起下睑中央部

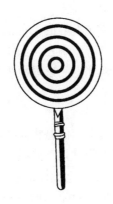

图 1-2　Placido 圆盘

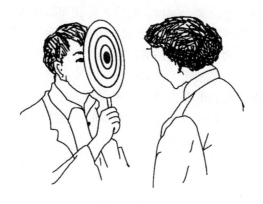

图 1-3　Placido 圆盘检查法

如果角膜表面正常，应用以上两种检查方法都可以看出清晰而有规则的窗棂和环形的影像。如果看到各种不同光泽和形状不规则的影像，就可判断角膜表面是否有水肿、粗糙、不平等现象。此外，还可以检查出有无散光，并且可知散光为规则性或为不规则性；也可查出角膜有无浑浊和异物。这种检查方法虽然操作简单，但非常实用。

3. 角膜染色法

由于结膜囊内不能容纳 10 μL 以上的液体，也就是不能容纳一正常滴的 1/5，所以如果在结膜囊内滴入一滴染色液时，染色液便会溢出结膜囊而流到下睑和颊部皮肤上，只用玻璃棍的一端蘸少许 2% 荧光素溶液放于结膜囊内，然后再滴 1~2 滴 3% 硼酸水或生理盐水轻轻冲洗结膜囊，一般正常角膜不能被染色，但有时在 60 岁以上的人的正常眼的角膜鼻下方可见有不超过 5~9 个很小的染色点，有时在年龄更大的人也可以见到更多的分布在整个角膜的染色点，这可能与角膜上皮的不断新生有关系。如果角膜表面有上皮剥脱、浸润或溃疡等损害时，即可明显地被染成绿色，应该记录着色处的部位、大小、深浅度、边缘情况和染色深浅。这种染色法也可以用虎红溶液代替荧光素溶液。另有双重染色法，就是用 2% 荧光素溶液和 0.5%~1% 亚甲基蓝水溶液先后各滴少许于结膜囊内，然后用生理盐水冲洗，在有角膜溃疡时，真正的溃疡部位被染成蓝色，其周围之上皮溶解区域则被荧光素染成绿色，在疱疹性树枝状角膜炎时，表现得最为典型。

如果怀疑有角膜瘘存在，也可用荧光素溶液染色法以确定之：即用拇指和示指分开上、下眼睑，同时令患者向下看，将荧光素溶液滴在角膜上缘处，当溶液慢慢流在角膜表面时，注意观察在可疑部位有无房水将荧光素冲出一条绿色小河现象；如果同时轻轻压迫眼球，则房水由瘘孔流出更为明显。

4. 集光检查法

又称斜照法或焦光检查法。现在最常用的是将光源和高度凸镜片放在一起的锤形灯，或为聚光灯泡的手电灯，在明室中就可以得到焦点光线，用时非常方便。这种检查法设备虽然简单，但效果很好，再加用一个 10 倍放大镜做仔细检查，当将被检组织像扩大 10 倍时，更可以看出病变的详细情况。方法是用另一只手的拇指和示指持放大镜，放在被检眼之前，可随意调节放大镜与被检眼间的距离，用中指分开上睑，四指分开下睑而将睑裂开大，以便于检查角膜。

这种集光检查法也适用于结膜、前房、虹膜、瞳孔和晶状体等组织的检查。

用集合光线和放大镜的检查可以检查出角膜的细微改变，如角膜有无浑浊，浑浊为陈旧之瘢痕或为新鲜之水肿、浸润或溃疡。还应注意角膜有无异物或外伤，有无新生血管，为深层者或为浅层者，有无后弹力膜皱褶、撕裂或膨出，或角膜后壁沉着物。记录以上各种改变都应注明其形状、深浅度和所在的部位等。普通角膜病变的部位可按以下的记录法：例如，位于周边部或中央部；周边部者应以时钟上各钟点的位置为标准；中央和周边部之间的角膜部位，又可分为鼻上、鼻下、颞上、颞下 4 个象限的位置来表示。

关于精确决定角膜病变深浅部位的检查方法，则须利用裂隙灯和角膜显微镜。

5. 角膜知觉检查法

为证明角膜溃疡区与非溃疡区是否有知觉的不同，或证明三叉神经功能有无减低或麻痹现象，应做角膜知觉检查。树枝状角膜炎是角膜知觉减退最为常见的局部原因之一，带状疱疹也是角膜知觉减退的原因之一。检查时可将一小块消毒棉花搓成一尖形，用其尖端轻触角膜表面。要注意应从眼的侧面去触，最好不要使患者从正前面看到检查者的动作，以免发生防御性的眨眼而影响正确结果。如果知觉正常，当触到角膜后，必然立刻出现反射性眨眼运动；如果反射迟钝，就表示有知觉减低现象；如果知觉完全消失，则触后无任何表现。两眼应做同样的试验，以便于比较和判断。

6. 小儿角膜检查法

在有严重畏光和眼睑痉挛的患者或小儿，可先滴一次 1% 丁卡因表面麻醉药，然后用开睑器分开上下睑而检查角膜，但一定要注意避免使用任何暴力，以免使有深溃疡的角膜发生人工穿孔。

小儿的眼睛常不容易检查，因其不会合作且不能令小儿安静不动。最好检查者和助手对坐，令小儿仰卧在助手的膝上，助手用肘夹住小儿的两腿，用手紧握住小儿的两手，检查者用两膝固定住小儿的头，用手或开睑器分开眼睑后进行检查。在角膜病状的许可下，用手分开眼睑时，最好用两手的拇指将其上下睑缘紧贴角膜表面轻轻分开，这样可以避免结膜将角膜遮盖而不能对角膜做仔细检查。用开睑器时，小儿的眼球常往上转，这时可将下睑的开睑器尽量拉向下穹隆，因为这样可以使眼球稍微向下牵引，而便于做角膜检查。

在检查或治疗 1~2 岁小儿患眼时，可用毛毯或床单将小儿紧紧包裹，使其颈部与毯或床单的上方边缘相平，再由一位助手固定小儿的头，再依照上法做检查。

五、巩膜检查法

先用肉眼在自然光线下观察睑裂部巩膜，然后用拇指和示指分开被检查眼的睑裂，令眼球向上、向下、向左、向右各方向转动而检查眼前部的各部分巩膜，也可用集合光线加放大镜以检查更细微的改变。首先应注意巩膜是否有变色改变，正常为白色，可发生黑色素斑、银染症、贫血或黄疸；老年人的巩膜稍发黄，小儿稍发蓝，蓝色巩膜是因为巩膜较薄，透见深部色素所致。此外，尚应注意有无结节样隆起，在巩膜炎时，结节一般发生在角膜周围，并呈紫蓝色充血。由于巩膜组织变薄，可以出现巩膜葡萄肿。在有高眼压的患者，应特别注意有无前部或赤道部隆起的葡萄肿，前部者尚应鉴别是睫状部的葡萄肿或是间插葡萄肿。无论眼部是否受过穿孔性或钝挫性伤，都应仔细检查有无巩膜破裂；挫伤后引起破裂的部位常是发生在对着眼眶滑车所在部位的巩膜鼻上侧部分。

检查睫状血管时，在正常眼球前部只能看到很细的睫状前血管，它构成角膜周围毛细血管网上巩膜分支扩张所致的充血，称为角膜周围充血或睫状充血。在有眼内压长期增高的患者和有动脉硬化的患者，常可以看见睫状前血管高度扩张和过度弯曲。检查睫状前血管时，可以用明亮的自然光线，用一手的拇指和示指分开睑裂，令患者的眼球随着另一只手的示指向上、向下、向左、向右 4 个方向转动。

六、前房检查法

检查前房应注意其深浅和内容，更应注意前房角的情况。初学者对前房深度的准确认识需要有一定时间的学习。一般是用集合光线由正前方观察，估计角膜中心的后面与瞳孔缘部虹膜表面间的距离，但是如果部分角膜有浑浊时，就需要避开浑浊部由侧面查看，正常前房深度（指中央部）约为 3 mm，应注意年龄不同（过幼或过老的人前房较浅）和有屈光不正（远视者前房较浅，近视者较深）时前房深浅会有不同；前房变浅可以是角膜变扁平、急性闭角型青光眼、虹膜前粘连或因患肿胀期老年性白内障使虹膜变隆起所致；前房变深可以是角膜弯曲度增大（如在圆锥角膜、球形角膜、水眼或牛眼时）或晶状体后脱位及无晶状体时虹膜过于向后所致。前房各部分深浅不同时，应仔细检查有无虹膜前后粘连，或晶状体半脱位。

　　观察前房深浅，常用手电侧照法。即以聚光手电筒，自颞侧角膜缘外平行于虹膜照射：如虹膜平坦，则全部虹膜被照亮；如有生理性虹膜膨隆则颞侧虹膜被照亮。根据虹膜膨隆程度不同，而鼻侧虹膜照亮范围不同；如整个虹膜均被照亮则为深前房；亮光达虹膜鼻侧小环与角膜缘之间为中前房；如亮光仅达虹膜小环颞侧或更小范围，则为浅前房。

　　正常的前房内应充满完全透明的房水，但在眼内发生炎症或外伤后，房水可能变浑，或有积血、积脓或异物。轻度的浑浊不能用肉眼看出，如果有相当程度的浑浊则可致角膜发黯，甚至可用集合光线和放大镜看到前房内浑浊物质的浮游而出现 Tyndall 征，或可直接见到条状或团絮状的纤维性渗出，积血和积脓可因重力关系沉积在前房的下方，形成一个水平面，并可随患者头部的转动方向而变换液面位置。检查时应注明水平液面的起止点。

七、虹膜检查法

　　检查虹膜要利用集光检查法，另加放大镜。注意虹膜的颜色，有无色素增多（色素痣）或色素脱失（虹膜萎缩）区。在虹膜有炎症时，常可因虹膜充血而色变黯，但在虹膜异色性睫状体炎时，患侧虹膜颜色变浅，这时一定要做双侧颜色的对比。正常时虹膜组织纹理应极清晰，但在发炎时，因有肿胀充血而可以呈污泥状。正常情况下，一般是不能见到虹膜血管的，但当虹膜发生萎缩时，除组织疏松、纹理不清外，虹膜上原有的血管可以露出；在长期患糖尿病及患有视网膜中央静脉阻塞后数月的患者眼上，常可见到清晰的新生血管，外观虹膜呈红色，称虹膜红变或红宝石虹膜（rubeosis iridis），血管粗大弯曲扩张，呈树枝状分支。在虹膜上也常易发现炎性结节或非炎性的囊肿或肿瘤，位置和数量不定。还应注意有无先天性异常，如无虹膜、虹膜缺损、永存瞳孔膜等。检查虹膜的瞳孔缘是否整齐，如果稍有不齐或有虹膜色素外翻时，应返回再检查对照该处之虹膜有无瞳孔缘撕裂瘢痕或萎缩等改变。瞳孔缘撕裂和虹膜根部解离多是由外伤引起。不能很好检查出有无虹膜后粘连的时候，可以滴 2% 后马托品一次，或结膜下注射 1/1 000 肾上腺素溶液 0.1 mL 以散大瞳孔，此法需要在测验瞳孔反应之后应用，以作最后证明。如虹膜瞳孔缘全部与晶状体一面发生环形后粘连时，房水循环发生障碍，并聚集在虹膜后方，致使后房压力增高，即可引起虹膜膨隆现象，又称虹膜驼背，此时前房即呈一尖端向瞳孔方向的漏斗形。检查虹膜有无震颤，须令患者固定其头，用一只手的拇指和示指分开睑裂，再令患者眼球向上、向下、向左、向右迅速转动，然后向直前方向看，此时则注意观察虹膜有无颤动现象。轻度震颤须在放大镜或裂隙灯下始能看出。

八、瞳孔检查法

　　检查瞳孔首先可用弥散光线或集合光线观察，应注意瞳孔的大小（两侧对比）、位置、形状、数目、边缘是否整齐和瞳孔的各种反射如何。瞳孔的大小与照明光线的强弱、年龄、调节、集合等情况有关，所以检查出的结果也各有不同。在检查一位患者的瞳孔大小时，应在弥散光线下令患者注视 5 m 以上远距离的某一目标，可用 Haab 瞳孔计（图 1-4）放在内外眦部，与被检眼的瞳孔大小相比较，测出被检瞳孔的横径大小；或用 Bourbon 设计的一种瞳孔计（为直径 5 cm 的黑色金属盘，其上有一圈不同大小直径的圆孔，由各孔旁画出平行的白线，直达盘的边缘），放于紧挨眼球的部位，以测量瞳孔的大小（图 1-5）。

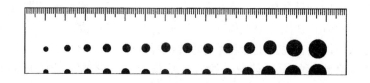

图 1-4　Haab 瞳孔计

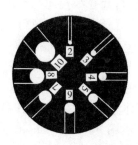

图 1-5　Bourbon 瞳孔计

正常情况下，瞳孔是一个位于虹膜中央稍偏鼻下方，直径为 2~4 mm，且双侧等大、边缘整齐的圆形孔，对于光线及调节、集合等作用都有灵敏的缩小反射。在检查比较细致的改变，如有无瞳孔缘虹膜后粘连、瞳孔缘虹膜撕裂、瞳孔区是否为机化膜所遮盖（瞳孔膜闭）、迟钝不明显的瞳孔反射等时，都可利用集光灯加放大镜做检查。

检查瞳孔的反射，无论对于发现眼局部情况，或了解中枢神经系统各部光反射径路的损害，都有很大的临床意义。

临床上常用的检查方法有 3 种。①直接对光反射：患者面向检查者而坐，双眼注视 5 m 以外的远处目标。检查者以锤状灯或聚光手电灯，从侧方照射一眼，瞳孔正常时当光线刺激时应立即缩小，停止照射后随即散大。正常人双眼瞳孔的收缩与扩大反射，应是相等的，若一眼反射迟钝或不能持久，则该侧瞳孔属于病态。②间接对光反射或称同感反射：患者面向检查者而坐，双眼注视 5 m 以外的远处目标。检查者用聚光手电灯从侧方照射一眼，而观察另一眼瞳孔是否缩小。正常情况下，当光线投射于一侧瞳孔时，对侧瞳孔也同时缩小。③调节反射或称集合反射：先令患者注视远方目标（越远越好），然后令其立刻注视距离患者眼前 15 cm 左右处竖起的检查者或患者手指，观察瞳孔情况。正常人由远看近时，双侧瞳孔应随之同时缩小。如发现异常情况，应再做进一步检查。

九、晶状体检查法

检查晶状体时应注意晶状体是否透明，也就是观察其有无浑浊存在。浑浊是晶状体本身的改变或为晶状体前面或后面附着的其他浑浊物，或为晶状体内之异物。例如，虹膜后粘连所遗留的色素、不规则形的机化物或炎症后渗出物的机化薄膜，或为晶状体后面的睫状膜。也应注意晶状体的位置是否正常，有无脱位或半脱位。此外尚应注意检查晶状体是否存在。

检查以上各种情况，可以利用集光检查法、透照法（检眼镜检查法）、Purkinje-Sanson 检查法和裂隙灯检查等方法。

— 9 —

实行集光检查法检查晶状体是否有浑浊时，应注意与老年性核硬化时瞳孔区所显示的灰白色反射相鉴别，此时必须用透照法做进一步的证明，透照时如瞳孔区呈现出弥漫性红色反射，则并非是晶状体浑浊，而为老年性晶状体核硬化。

为了详细检查晶状体的全面情况，检查前应散瞳，目前常用的散瞳剂为 2.5% 新福林液、复方托品酰胺等快速散瞳剂，也可用 2% 后马托品溶液。对晶状体鼻下方周边部进行细致的检查，可避免遗漏初发期老年性白内障。为观察晶状体是否已完全浑浊，可做虹膜投影检查，即用集光光线，以 45°倾斜度自瞳孔缘投向晶状体，晶状体上即可看出虹膜所造成的阴影。如浑浊已位于前囊下，则不能看到虹膜影，表示晶状体已全部变浑；如果出现一窄虹膜影，表示晶状体前皮质尚有少量未变浑浊；在晶状体浑浊位于深层而前皮质尚透明时，则出现较宽之虹膜阴影，以上两种情况都说明白内障尚未达到成熟期。

在检查晶状体有无向一侧倾斜的半脱位时，应用焦点光线注意观察瞳孔缘内能否看到灰白色圆形但边缘稍呈锯齿状的晶状体赤道部，并且应注意前房各部位的深浅改变及有无虹膜震颤，如果怀疑有全脱位，可进一步用 Purkinje-Sanson 法证明晶状体是否仍存在于瞳孔区。可在暗室内，将一个烛光放于被检眼的侧前方 30°处，检查者在对侧 30°处观察被检眼瞳孔区的角膜表面。在正常眼，此时可以出现 3 个烛光像，其中较明亮的中等大直立虚像是角膜表面所形成的，可随烛光作相同方向移动；中央直立最大而较模糊的虚像是晶状体前面所形成，最小而倒立的清晰实像是晶状体后面所形成，与烛光移动方向相反移动。如果看不到这最小的倒像，就可以确定晶状体不在原来的位置。

在眼球受外伤后，晶状体可全脱位至前房或玻璃体内，一般同时伴有严重的继发性青光眼，如发生巩膜破裂时，晶状体也可能全部脱位至结膜下。

透照法检查晶状体有无浑浊及位置异常，有很大作用。

通过裂隙灯检查，可更精确细致地观察到晶状体的病变。

十、眼球及眼眶检查法

一般是在自然光线下用望诊方法检查。检查眼球时，应注意其大小、形状、有无突出或后陷，并应注意眼球的位置，有无不随意的眼球震颤。在检查眼球大小和形状时，用两手的拇指和示指分别将两眼的上、下眼睑分开，比较两眼球的大小，并同时观察眼前部角膜有无相应的大小改变，作为先天性小眼球或牛眼、水眼的辅助诊断检查。令眼球尽量向各方向转动，以观察眼球是否呈球形，各方向的弧度是否大致相等。在眼球萎缩时，常见眼球变小，由于受四条直肌的压迫而变成四方形。

眼球在眼眶内可向前或向后移位，可沿眼球的矢状轴用眼球突出计测量眼球的位置。眼球向前移位可能由于眼球后方的肿物或其他占位性病变所引起，或是与内分泌有关；眼球后陷可能由于眶骨骨折或交感神经损伤所引起。

眼球突出度可以分为绝对性、相对性和比较性 3 种。绝对性眼球突出度是指仅一次的单侧眼的测量值，这对临床观察无重要性；相对性眼球突出是指对比双侧眼的测量结果，如右眼为 12 mm，左眼为 14 mm，则可能患者为左眼球突出或右眼球后陷；比较性眼球突出是指在一定时间的间隔后，比较同一只眼所测量出的结果，例如，第一次测量结果为 12 mm，相隔一段时间以后，结果为 14 mm，则可怀疑该眼可能有进行性眼球突出。相对性和比较性眼球突出度的测量，在临床工作中很重要。

检查眼球突出度的方法，可用一两面有刻度的透明尺，尺的一端水平并准确地向直前方向放在颞侧眶缘最低处，检查者由侧面观察。当尺两侧的刻度和角膜顶点完全重合时，记录眶缘至角膜顶点之间的距离，注意点为检查时透明尺必须保持准确的向直前方向，否则容易发生误差。

另一种常用的测量法为使用 Hertel 眼球突出计测量，检查时将突出计平放在两眼前，并将两侧的小凹固定在两颞侧眶缘最低处，令患者两眼向直前方看，观察突出计上反射镜里角膜顶点影像的位置。相当于第二反射镜中尺度上的毫米数，即为眼球突出的度数。同时应当记录两颞侧眶缘间的距离，以作为下次再检查时的依据。我国人眼球的突出度一般平均为 13.6 mm，如果高于或低于此数值，可考虑为突出或后陷，但必须同时测量，且需要在相当时间间隔内测量数次作为比较。突出计的测量对单侧眼球的突出或后陷意义较大。突出计上两个固定的小凹施加压力的大小，两侧装置是否平行且放于同一水平都可以影响测量突出的结果，如两侧装置放得过近或过远，同样可使所测出的结果不够准确。所以应注意每次测量时所用的手劲都应当相同，并应注意突出计放置的部位力求准确。

眼球位置的异常对了解眶内肿瘤发生的部位很有意义。有斜视的患者应注明斜视的方向。如果发现有眼球震颤，应注明是引出的还是自发的，并注意震颤的方向，是垂直性、水平性还是旋转性，以及振幅和频率等。

十一、眼肌及眼压检查法

眼球的运动是由六条不同的眼外肌相互配合而成。正常眼球运动范围，向颞侧时，角膜外缘可达外眦处；向鼻侧时，瞳孔内缘可与上下泪点连接成一直线；向上时瞳孔上缘可被上睑遮盖；向下时瞳孔一半被下睑遮盖。在门诊进行一般外眼检查时，为检查六条肌肉的功能是否同时、等力、平行和协调，检查者与被检查者相对而坐，嘱被检查双眼跟随检查者手指向 6 个基本方位转动，即内转、外转、鼻上、颞上、颞下及鼻下，如有异常就可发现。注意在检查颞下及鼻下方位时，检查者的另一手须同时把双眼上睑抬起，方能观察清楚。

如发现异常，疑为眼外肌麻痹时，则应在暗室内行复视试验。有隐斜或共同性斜视时，应进一步做其他必要检查。

眼压的检查方法，常用的是指测法和眼压计测量法。指测法虽不能十分准确，但在取得经验后，是非常有意义的。临床眼科医生决定是否要对患者进行眼压计测量，常取决于指测法的结果。

指测法是让患者双眼尽量向下看，检查者把双手的中指和无名指放在患者额部作支持，再把两手的示指尖放在患者一侧眼的上睑板上缘，以两手的示指交替轻压眼球，根据传达到指尖的波动感，估量眼球的硬度。眼压正常者以 Tn 为代表，眼压稍高为 T+1，中度增高为 T+2，高度增高为 T+3；眼压稍低为 T-1，中度减低为 T-2，极软为 T-3。眼压计检查法详见本章第三节眼压检查。

（李会琳）

第二节　眼功能检查

眼功能检查主要是检查患者对事物的认识和分辨能力。眼功能检查包括形觉、色觉和光觉检查。形觉检查就是视力检查，视力可分为中心视力和周边视力。中心视力指视网膜黄斑部的视力，周边视力指黄斑以外的视网膜功能（即视野）。色觉检查是检测眼的辨色能力。光学检查是检测眼辨别明暗的能力。

一、视力检查法

视力是用视力表上的字形或图形进行测量。每一字形或图形的构成都是根据视角来计算。由一个物体两端发出的光进入眼内，在眼的结点形成的角度称为视角。视角越大在视网膜上成像越大。物体距眼越近，所成视角与视网膜像越大，距眼越远，所成视角与视网膜像越小，也就是视角大小与物体大小成正比，与距离远近成反比（图1-6）。要分辨两点是分开的，则由此两点发出的光投射在视网膜上的视锥细胞必须是两个不相邻的。两个视锥细胞间要夹有一个不受刺激的视锥细胞，否则两点会融合为一个正视点，眼能辨识两点间在眼结点的最小夹角称为一分（1′）视角。视力表是以1′视角的标准而设计的，E字形或缺口环形视标都是5′视角，每一笔画是1′视角（图1-7），视力是视角的倒数，视力 = 1/视角。

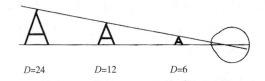

$D=24$　　　　$D=12$　　　　$D=6$

图1-6　视标大小与距离的关系

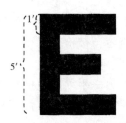

图1-7　视力表字母各边按5′视角构成

1. 远视力检查法

目前国内常用的有国际标准视力表和缪天荣教授采用数学原理设计的5分制对数视力表（1990年颁布，为我国第一个视力表的国家标准），用E字形和航空驾驶员用的Landolt缺口环形视力表，都是以小数记录。还有适用于小儿用的图形视力表。国际上使用的Snellen视力表以E字形在6 m远看，以分数记录（如6/60 = 0.1，6/6 = 1.0）。近年来国内多用投影仪视力表，日本Nidek投影器按国际标准视力表的小数记录法，可调出单个视标的视力表，没有一般视力表的字与字间的拥挤现象。

国际标准视力表和对数视力表距离为5 m，在房间不足要求标准时，可将视力表置于被检者坐位的后上方，于视力表的对面2.5 m处放一平面镜，注视镜内所反映的视力表。视力表应有均匀一致、亮度恒定的人工照明（300～500 lx）。必须单眼检查，检查时用挡眼板凹面遮盖一眼，常规先查右眼，后查左眼。如戴镜应先查裸眼视力，后查戴镜视力。

国际标准视力表分 12 行，看清第 1 行为 0.1，第 10 行为 1.0，第 11 行为 1.2，第 12 行为 1.5。如被检者不能认出表上最大视标时，可令其走近视力表，直至能看清最大视标时，记录下其距离。

如在 3 m 处方能读出 0.1，则该眼视力为 $0.1 \times 3/5 = 0.06$，余此类推。即每减少 1 m，则减少 0.02。

如在 1 m 处仍不能辨认出最大的视标时，则令患者背光而坐，检查者伸手指在患者眼前，使光线照在手指上，让患者辨认手指数目，记录其能辨认指数的最远距离，如一尺半指数。如果在最近距离仍不能辨认手指数，则可将手在患者眼前摆动，记录能辨认手动的最远距离，如两尺手动。

对只能辨认指数或手动的患者，为进一步了解眼内部功能，应再检查光感及光定位。检查光感需在 5 m 长的暗室内进行。检查时，将患者一眼用手帕完全遮盖，检查者一手持点燃的蜡烛放在患者被检眼前，另一手做时盖时撤的动作，由近及远，记录下患者辨认光感的最远距离（正常者应在 5 m 远看到烛光）。然后再置蜡烛光在患者面前 1 m 远查光定位。令患者向正前方注视，眼球不动，查左上、左中、左下、正上、正下、右上、右中、右下，记录患者能否正确指出光源的方向。可在光定位好的方向记录 "＋"，定位不好的方向记录 "－"。如全无光感，即以 "无光感" 或 "黑矇" 记录。

对数视力表远视力安放在 5 m 距离。1′ 视角记 5.0，为正常视力 1.0。10′ 视角记 4.0，4.0 视力为 0.1。4.0 与 5.0 之间，增加一行视力记录相差 0.1，3.0 为 0.01，2.0 为手动，1.0 为光感，0 为无光感。最好的视力可测至 5.3（同国际视力表的 2.0），目前已在体检、征兵、招工、学校、青少年视力检查及门诊广泛使用。

2. 近视力检查法

国际标准近视力表分 12 行，在每行侧有小数记法和正常眼检查时所用的标准距离。检查时光源照在表上，应避免反光，通常检查近视力表的距离可以不严格限制，令患者自己持近视力表前后移动，直至能看出最小号字的合适距离。正常者应在 30 cm 看清第 10 行字（即 1.0）。

远近视力配合检查有助于疾病的诊断，尤其是屈光不正，利用近视力表可测知调节近点。方法是检查近视力，如不能看清 1.0 行则令患者将近视力表渐渐移近，直至刚好能看清 1.0 行（再移近则模糊不清）之处，称为近点。视力表与角膜之距离即近点距离。近视眼的近点距离较正视眼近，而老视眼及高度远视眼近点距离延长。在交感性眼炎早期，交感眼的症状即表现近点距离延长。

John 仿 Jaeger 的近距离视力表制作出的近视力表，表上有大小不同 8 行字，即从 7 到 1a，正常在 30 cm 能读出 "1"，仍沿用 Jr 记录—— "Jr 1" 字的大小相当于标准近视力表的 1.0 行的字迹。

Landolt 环用小数记录，最小一行为 2.0。儿童视力表以各种图像代替字母，用分数及英尺记录，用于 2 ~ 3 岁儿童。投影仪视力表调整出单个视标也适用于幼儿弱视者检查，另外可消除对视力表的背诵，也可用于伪弱视者。因为他不会知道视标的大小，可能看到 "0.4" 视标，而看不见 "0.2" 视标。

3. 激光干涉条纹测视力（IVA）

激光干涉条纹所测视力在一定范围内不受屈光间质的影响，故能真正反映出视网膜—大脑的视觉功能。

检查者取坐位,头部固定于颌架和额托上,用单眼向激光干涉测试仪的窥视孔内注视,此时可看到圆形红色图像,检查者旋转旋钮,改变空间频率,受检测者即可看到黑红相间的条纹,最大条纹间隔以 1.5 周/每度视野 = 0.05 开始,再继续旋转旋钮,受检者看到条纹由粗逐渐变细,直到刚好能辨认出条纹为止,再旋转旋钮就不能辨认出,记录能辨认条纹这一挡的空间频率值(周/每度视野),此时检查者可从荧屏上看出已换算好的视力值。条纹每挡的间隔为 0.05。最好视力可达 2.0。

4. 目前更新型的视力表是 Smart Ⅱ

是以分数计算,以计算机为基础,整合视力评估系统,医生可以任意选用它所产生的不同的视标,包含有 E 字形、环形、图像、单个字、红色、绿色等,在 6 m 处检查,适用于各种年龄段的弱视、伪盲及体检人群。也可查对比敏感度,在暗光和明室都可做检查,可得出更准确的视力。

二、视野检查法

眼睛注视某一物体时,不仅能看清该物体,同时也能看清注视点周围一定空间的物体,眼睛固视时所能看到的空间范围称为视野。视野的范围是由眼与注视目标的距离和被注视物体的大小决定的。视网膜的敏感度以黄斑中心凹为最高,距黄斑部越远则敏感度越低。测量中心视力时采用大小不同的视标,测量周围视力也一样。视力表的视标是按视角的大小制定的,根据视野检查所用视标的大小和检查距离也可计算出视角的大小,并借以测量周围视力的好坏。所用视标的大小不同,测量出的视野范围也有所不同。实验证明视标的视角最大限度为 9°,超过 9°也不会使视野再度扩大,但 <9°则视野就随视标的减小而缩小。

如果用不同大小的视标测出不同大小的视野,按照大小顺序排列,堆积在一个空间内,就能形成一个"视野山",Traquair 称为盲海中的视岛。视岛上任一点的垂直高度即表示为该点的视敏度,在同一垂直高度各点的连线表示视觉等高度的线圈,称为等视线(isopter)。正常视岛的顶峰相当于最敏感的黄斑中心注视点,由此点作一垂直线可将视岛分为鼻侧和颞侧两部分,鼻侧山坡是陡峭的,颞侧山坡是倾斜的。在顶峰附近有一深洞直达水平面,此洞相当于生理盲点区。海拔较低的视岛周边部对应于视野光敏度较低的周边视网膜。

测量视野不仅要测量岛的海岸线,也要测量岛内部的海拔高度。岛的海岸线是用最大视角的视标测出来的范围。顶峰是用小视角的视标测出来的范围而且只限于中心部。视野的大小是相对的,完全取决于视标的大小、颜色和检查距离,所以在检查时必须注意这几点。

周围视野非常重要,因它不仅能使人辨识周围的环境和物体的方位,而且能辨识物体移动的速度。没有周围视野就看不清中心视野以外的人和物,这对生活有很大影响。在临床上有很多疾病其视野显示一定的改变,所以视野检查对于眼底病、视路和视中枢疾病的定位和鉴别诊断极为重要。

(一)正常视野

正常视野的大小可因视标的大小、颜色、检查距离、光线强弱以及背景不同而有所不同。此外生理解剖的不同,例如,睑裂的大小、鼻梁和眼眶的高低以及瞳孔的大小等都可影响视野的范围。单眼的正常视野和双眼的正常视野不同。

1. 单眼视野

正常的单眼视野略近圆形，颞侧稍大于鼻侧。这种视野是视网膜有光感部分的投影，称为绝对视野。正常视野因受眼附近组织的影响而使其鼻侧视野显著减小，称为相对视野。一般视野是指相对视野而言。正常单眼视野的范围以下方为最大，上方最小。一般正常单眼视野外界上方为60°，下方75°，鼻侧60°，颞侧100°。用白色视标查得的视野最大，蓝色者次之，红色者更次之，绿色者最小。北京医学院（1964）曾用电投影视野计以5 mm视标检查31 026只正常眼的视野，发现我国正常人的上方视野比日本人的稍窄，而鼻下视野则比欧美人的稍宽些。

2. 双眼视野

双眼同时注视一点所能看见的视野范围称为双眼视野。双眼视野较单眼视野为大，除双颞侧新月区外，其他部分均为双眼同时都能看见的区域（图1-8）。利用双眼视野可以识别伪盲。

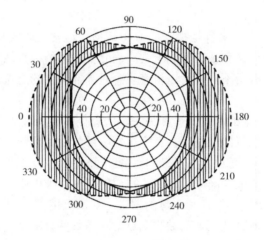

图1-8　双眼视野

3. 生理盲点

在中心注视点外约15°、水平偏下约3°处有一竖椭圆形的视野缺损，称为生理盲点，由于是Mariotte 1663年发现的，所以又称为Mariotte盲点。生理盲点的横径为6°~8°，相当于视神经盘的大小，因为视神经盘处无视网膜，所以无感光功能，因此视野上呈现为绝对暗点。在生理盲点的上下方仔细检查，可见一弧形弱视区，为视神经盘附近大血管的投影，称为血管暗点。当眼压升高或压迫眼球时，血管暗点扩大而且更为明显。

（二）视野改变的类型

视野的改变主要是周边视野改变和视野中出现暗点。

1. 周边视野改变

周边视野改变可根据视功能损伤的程度分为视野收缩和视功能低下。

视野收缩是指视野障碍从周边部开始，真正的收缩是指对所有的视标都是全盲，不管刺激的强弱如何，视野缺损都相同，边缘峻陡，这是比较少见的。

大部分视野缺损是视功能低下，这要靠视野的定量检查才能发现，至少要查2个等视线或用定量视野计检查。刺激越大，视野越大则等视线就越大。这种视野收缩的边缘是倾斜状的。分析视野的收缩或低下对疾病的早期诊断和估计预后有重要临床意义，尤其是部分低下对分析疾病的性质更为重要。功能普遍低下可见于屈光间质不清的患者。

视野的收缩或低下根据缺损的部位又可分为向心性、不规则性、偏盲性收缩或低下，以及水平性缺损。

（1）向心性收缩或低下：视野形状不变，仅周围界限均等的收缩，患者常有一般性的视力减退，这是由于视网膜周边部的功能相应丧失所致。轻度的向心性收缩患者并无感觉，高度的向心性收缩（视野呈管状）使患者感到行动极为不便。

（2）不规则性收缩或低下：视野周围的境界呈不规则收缩，形状不一，以尖端向中心扇形或三角形者较多见。不规则性收缩有以下五种：①扇形尖端位于生理盲点，如中心动脉某一分支栓塞；②扇形尖端位于中心注视点如视路疾病；③象限盲为 1/4 视野缺损，如视放射的前部损伤；④鼻侧视野显著收缩，如青光眼；⑤颞侧视野显著收缩，如视路疾患或视网膜鼻侧疾病。

（3）偏盲性收缩或低下：偏盲是视野的一半缺损，通常为垂直中线所分。真正的偏盲多为双眼同时发生，为视交叉和视交叉以上视路病变所发生的视野缺损。由于病变的位置和程度不同，偏盲的形态也有所不同，所以检查视野对脑部病变的定位诊断极为重要。偏盲性收缩或低下有以下几种。

1）同侧性偏盲：为一眼的颞侧偏盲和另一眼的鼻侧偏盲，多为视交叉后视路的病变所引起，可分为右侧同侧和左侧同侧偏盲，有完全性、部分性和象限性同侧偏盲。部分性同侧偏盲最为多见，缺损边缘呈倾斜性，双眼呈对称性或不对称性。上象限性同侧偏盲见于颞叶或距状裂下唇的病变；下象限性同侧偏盲则为视放射上方纤维束或距状裂上唇病变所引起。

2）异侧偏盲：分为双颞侧偏盲和双鼻侧偏盲。双颞侧偏盲为视交叉病变所引起，程度可以不等，从轻度颞上方视野低下到双颞侧全盲。双鼻侧偏盲不是真正的偏盲，常由一个以上病变所致，为不规则、不对称的视野缺损。

偏盲有完全性及不完全性，也可以是绝对性或相对性视力低下。双眼视野缺损的形状、大小完全相同者称为一致性缺损，不对称者称为不一致性缺损，前者多见于皮质性疾患。同侧偏盲中心注视点完全二等分者称为黄斑分裂，见于视交叉后视路的前部病变，检查时受检者必须充分合作，否则不易查出。偏盲时注视点不受影响者称为黄斑回避，见于脑皮质后部疾病，也可能是缺损的早期，最后形成黄斑分裂。

（4）水平性缺损：为视野上半部或下半部缺损，有单侧或双侧，前者为视交叉前部病变所致，例如，视网膜中央动脉的鼻下和颞下支阻塞或下方的缺血性视神经盘病变可引起上方水平缺损。双上方或下方水平性偏盲见于距状裂的双侧下唇或上唇病变。

2. 暗点

暗点是视野中的岛状缺损，可发生于任何部位，但多位于视野的中心部。当暗点延伸到视野的周边或与周边部缺损相连接时则称为"突破"（broken through），例如，青光眼的进展期。

暗点按部位可分为：①中心暗点，位于中心注视点；②中心周围暗点，缺损部位几乎均等地在中心注视点的周围；③旁中心暗点，也位于中心部但大部分偏向中心点的一侧，有的接近中心注视点，也有一小部分和中心注视点相重合；由于偏向的方向不同，又分为上中心暗点、下中心暗点、鼻侧中心暗点和颞侧中心暗点；④周围暗点，位于视野的周边部，见于周边部视网膜脉络膜疾病或距状裂的前部病变；⑤盲点性暗点，包括生理盲点在内的暗点如生理盲点扩大、血管性暗点和中心盲点暗点。中心盲点暗点为中心注视点和生理盲点相连的视野缺损，见于轴性视神经炎和烟草中毒等。神经纤维束性暗点也属于盲点性暗点，从生理盲点开始随神经纤维走行分布。

暗点按形状可分为五种。①圆形。②椭圆形，即中心盲点暗点，常呈哑铃形或不规则椭圆形。③弓形或弧形暗点及神经纤维束型暗点，由生理盲点或其附近伸向鼻侧。Bjerrum区的上、下纤维受影响则形成双弓形暗点，上下终止于鼻侧水平线上，此类型暗点见于青光眼。如果视神经盘鼻侧纤维发生病变，则视神经纤维型的视野呈楔形缺损。④环带型暗点，有的环形暗点的凹面向着中心注视点，但不符合神经纤维的走行。这种暗点可发生于视野的任何部位，典型者见于视网膜色素变性。⑤偏盲性或象限性中心暗点，是中心部偏盲或为一象限尖端受影响的缺损，一般很小。半盲性暗点与全视野的偏盲相同，分为同侧性偏盲和异侧性偏盲。

（三）视野分析的内容

检查视野除注意缺损和暗点的部位和形状外，还要分析它们的大小、致密度、均匀性、边缘、动态、单双侧和其他特殊性质，这些对于了解疾病的性质、定位和预后都是非常重要的。

1. 大小

视野缺损的大小在诊断上意义不太大，但对于预后是非常重要的。必须用不同的等视线来确定缺损和暗点的大小。如果缺损边缘是倾斜的，则用小视标查得的结果比用大视标查出者大而清楚，例如，3/1 000等视线检查仅能发现小的中心暗点，而改用1/1 000检查则出现中心盲点暗点。视野缺损和暗点的大小根据病情的进展随时改变。密度高、边缘陡峭的缺损的大小比较稳定，病变恢复也较困难；密度低、边缘倾斜者（如用5/1 000等视线查出的缺损很小，1/1 000者则很大）容易改变，病情恶化时则暗点进一步变为致密，病情好转时则暗点缩小或消失。

2. 浓度

这是由视野缺损区所在部位的视力确定的，程度不等。轻者仅有视力低下，最重者则缺损区完全失明，后者少见。大多数有一定的视功能，例如，用1/330检查是完全失明，但用20/330检查则缺损区消失。视野的浓度在自动静态定量视野检查的灰度图上显示得更明显。

高浓度的视野缺损说明神经纤维传导完全受阻。在一个暗点区内可能有一个或几个浓度高的核心，而在其周围有视力减低区。暗点可根据浓度分为绝对性和比较性：比较性者可以分辨一定大小的白色视标，但对较小的白色或其他颜色视标都不能辨识，记录时以平行线表示之；绝对性者对所有视标和光感完全看不见，临床上这种暗点较少见，一般为对某一小视标呈绝对性，而对较大视标呈比较性；或者对白色为比较性，而对其他颜色则为绝对性。例如，视神经病变患者的中心暗点对红绿色常为绝对性而对黄色则为比较性；相反视网膜疾病引起的中心暗点对黄色呈绝对性，而对绿色则呈比较性。生理盲点对各种颜色都是绝对性暗点。记录时以交叉线条或全涂黑色表示绝对性暗点。

3. 均匀度

视野缺损区内的均匀度可以是一致的，也可以是不一致的。凭借暗点的均匀度和核心的排列可以分析出它的组成部分。这对于了解病变的性质和定位是很重要的。例如，颞侧偏盲性暗点的颞上方比颞下方致密说明病变时以下方直接压迫黄斑部纤维的交叉处，这为诊断疾病性质提供了线索，同样分析早期青光眼旁中心暗点的均匀度，则可以发现暗点核心的排列呈弓形。均匀一致的高密度暗点用视野计粗略检查即可测出，但有些暗点需要细致的定量方法才能查出它的真实情况。

检查方法：①增加检查距离或用小视标以减小视角，也可既减小视标又增加距离；②用滤光片减低光度或用电流量控制光度；③根据病情用不同颜色的视标检查。

4. 边缘

如果缺损的边界进退较宽和逐渐改变，用不同大小的视标产生不同的等视线，称为"倾斜"边缘；如果可见区与不可见区的分界线很清楚，即所有的等视线都相同而且重叠在一个位置上，称为"陡峭"边缘，见于生理盲点和偏盲的正中垂直分界线。分析边缘可以了解疾病进展的情况，例如，倾斜边缘的暗点表示病情容易变化，可进展，可逆性也大；陡峭边缘表示病情稳定，进展缓慢。必须用不同的视标或检查距离确定缺损边缘。

5. 动态

是指暗点的发生和疾病进展的急剧或缓慢状态，从而反映疾病的性质。例如，烟草中毒的中心暗点的开始和进展都是缓慢的，而多发性硬化症的中心暗点在几小时内即可出现，消失也比较快；又如血管性缺损开始快，压迫性缺损的开始和发展都慢。

6. 单双侧

单眼视野改变多见于视网膜、脉络膜疾病和视交叉以前的视路疾病。发生在视交叉后的视路疾病、多发性硬化症、慢性球后视神经炎和中毒性弱视患者多为双侧性。当然视网膜、脉络膜也可以双眼受累。

7. 特殊性质

有些暗点在某种情况下特别明显，例如，视神经纤维损伤所致的视野缺损用红色视标容易显示出来，视网膜、脉络膜疾病所致的暗点用蓝色视标容易检出；有些缺损如青光眼视野在暗光下明显。此外，有的暗点患者自己能感觉到，称为阳性暗点，多发生于视网膜、脉络膜疾病。玻璃体浑浊视野可发生阳性暗点。有的暗点必须经过检查才能发现，称为阴性暗点，多由于视神经盘以后的视路传导的一部分或视中枢细胞的一部分被破坏而发生。视网膜、脉络膜疾病严重者也可出现阴性暗点。

（四）视野检查的具体方法

检查视野时不仅要检查视野周边的界限，而且要检查其中有无缺损区即暗点。注视点30°以内的视野范围称为中心视野，30°以外称为周边视野。世界卫生组织规定无论中心视力如何，视野＜10°者属于盲。检查视野的方法分为动态视野检查和静态视野检查。

1. 普通视野检查法

一般是动态视野检查，是指用同一刺激强度光标从某一不可见区如视野周边部向中心移动，以检测视野可见范围的方法。常用的动态视野检查方法包括对照视野检查法、弓形视野计检查法、平面视野计检查法等。虽然有各种新型的视野计，但上述普通视野检查法操作简单、易于掌握、视野计价廉，仍是常用方法。

（1）对照视野检查法：此法是以检查者的正常视野与受检者的视野作比较，以确定受检者的视野是否正常。这种方法只适用于下列情况：①初步视野测量；②急于求得结果；③不能做详细视野检查的卧床患者；④不能很好注视的患者，如小儿和精神病患者。

此法的优点是简单易行，不需要任何仪器而且可以随时随地施行。对于有明显视野改变的视神经萎缩、视网膜脱离和偏盲患者，用此法能立即测知患者视野的大概情况。

检查方法：令受检者背光与医生对坐或对立，彼此相距约为 1 m，两眼分别检查。检查右眼时受检者闭合左眼（或用眼罩遮盖），医生闭合右眼，同时嘱受检者注视医生的左眼，然后医生伸出手指或持视标于检查者和受检者中间，从上、下、左、右各不同方向由外向内移动，直到医生自己看见手指或视标时即询问受检者是否也已看见，并嘱其看见视标时立即告知。这样医生就能以自己的正常视野比较出受检者视野的大概情况。

（2）弓形视野计检查法：弓形视野计是比较简单的动态周边视野检查计，最常用的弓形视野计是由 Purkinje（1825）发明并由 Forster 用于临床的，以后又经过多次改进。目前常用电光投影弓形视野计，由一个半径为 33 cm 的半弧形的金属板、发光的照明管和头颏固定架组成。半弧形金属板的背面有度数，中央为 0°，左、右各为 90°，半弧板的中央固定在一支架上，固定处有一方向盘，可随意向任何方向转动。照明管向弧板的内面照射出一圆形光点作为光标，在半弧形板的中央有 X 形光点为注视目标。视标的光度、大小和颜色均可随意调换。用手操纵转动方向盘使光标在弧板上移动。这种视野计的优点是视标的大小、颜色、亮度都有一定的规格，检查方便、迅速，也便于掌握。

检查方法：将视野计的凹面向着光源，受检者背光舒适地坐在视野计的前面，将下颏置于颏架上，先检查视力较好的眼，使受检眼注视视野中心白色固定点，另一只眼遮以眼罩。一般开始用 3 ~ 5 mm 直径白色或其他颜色的视标，沿金属板的内面在各不同子午线上由中心注视点向外移动到受检者看不见视标为止，或由外侧向中心移动，直至受检者能看见视标为止。反复检查比较，以确定视野或缺损的边界，并记录在视野表上。如此每转动 30° 检查一次，最后把所记录的各点连接起来，就是该眼视野的范围。

（3）平面视野计检查法：平面视野计是比较简单的动态中心视野检查计，常用的视野计是 Bjerrum 屏，为 1 m 见方的黑色屏，在它上面以不明显的条纹按照视角的正切，每 5° 画一向心性圆圈，其方法如图 1-9 所示。CD 为黑色屏面，O 为屏的中心，A 为眼的位置，AO 为 1 m 的检查距离，$\angle OAB$ 为 5°，由 $\angle OAB$ 可求出 OB 的长度。$OB = OA \times \tan \angle OAB$，$OB = 100 \times \tan 5° = 8.75$ cm。所以以 O 为中心，以 8.75 cm 为半径所画出的度数即 5° 视角的度数，同样 10° 视角的度数由 $\angle OAE$ 可得出。$OE = 100 \times \tan 10° = 17.63$ cm。所以以 O 为中心，以 17.63 cm 为半径所画出圆圈为第二个圆圈，其他以此类推。此外再由中心向外画放射状的直线，每两根直线之间相隔 30°。在视野计的中心放置一 5 mm 直径的白色圆盘作为注视点。此法主要检查视野 30° 以内有无暗点。

检查方法：令受检者坐在视野计的前面 1 m 处（个别情况下用 2 m 距离），受检眼注视视野计中央的固定点，另一只眼遮以眼罩，置颏于持颏架上，先测出生理盲点，借以了解受检者是否理解检查和回答方法，以及会不会合作注视。然后用 2 mm 视标由视野计的正中向周边或由周边向正中移动，在各子午线上检查，同时询问受检者何处看见或看不见视标，随时用小黑头针记录暗点的界限，然后把所得的结果转录在视野表上。

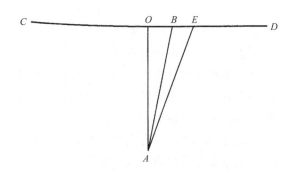

图 1-9　平面视野计度数说明图

$OB = OA \times \tan \angle OAB$。$OB = 100 \times \tan 5° = 8.75$ cm

（4）Amsler 方格表检查法：Amsler 首先提出用此表作中心注视区的视野检查。方格表是 10 cm 见方的黑纸板，用白线条划分为 5 mm 宽的正方格 400 个，板中央的白色小圆点为注视目标（图 1-10），检查距离为 30 cm。这也是一种普通简单的检查方法。

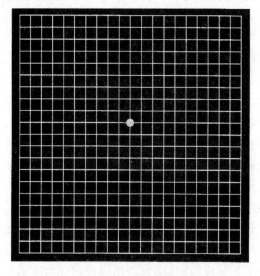

图 1-10　Amsler 中心视野检查表

检查时询问受检者以下三点。

1）是否看见黑纸板中央的白色注视目标。如果看不清或看不见注视目标则说明有比较性或绝对性中心暗点，令受检者指出看不清（比较性暗点）或看不见（绝对性暗点）区域的范围。如果两者同时存在，则令受检者指出它们之间的关系，以便找出比较性暗点的"核心"（绝对性暗点）。

2）是否能看见整个黑纸板，如果看不见则令受检者指出哪一部分看不见。

3）方格有无变形，线条是否扭曲。

此法简单易行，方格表携带方便，可以迅速而准确地查出中心视野的改变。

（5）普通视野检查时的注意事项：在视野检查的全部过程中，注意受检眼必须始终注视中心固定点，此外应注意以下各项。

1）照明度：普通视野检查多用人工照明，也可在日光下进行，但天气变化容易影响检查结果，因此最好使用人工照明，把灯放在受检者头的后面，使光线均匀地照在视野上。最好设有可变异的照明装置，对某些疾病如青光眼，减低照明度更容易发现视野异常。

2）视标及其移动方向：视标大小不同，有 1～2 mm 的，也有 1～2 cm 的，对于视力严重减退患者可选用较大视标。不同疾病的患者对颜色的敏感度各不相同，因此除用白色视标外检查视网膜疾病患者应采用蓝色和黄色视标；对视神经疾病患者则采用红色和绿色视标。根据物理学原理，视标越小，视野越小。例如用 2 mm 视标查得的视野不仅比用 5 mm 者小 5°～10°，而且各子午线也相应地一致缩小。如果用 5 mm 视标查得的视野是正常的，而用 2 mm 时，则可发现某一方向的视野不是相应地而是明显地缩小，这就提示在这一方向有病变；如果用 5 mm 视标检查时发现某一方向有缺损，但不能确定该缺损为病变或是为其他原因所致时，可用 2 mm 视标再检查一次。如果在这一方向同样也发现有缺损，则表示该处确有病变。有时用强大刺激（大视标）不能发现轻微的视野改变，但用小而弱的刺激反而可以发现，所以必要时用大小不同视标测量视野。TPOH 指出检查视路疾病时，需用 3 种视标检查：即 5 mm 白色、2 mm 白色和 5 mm 红色。视标的颜色必须保持原有的浓度，如果褪色影响视野的大小，检查就不可能正确。

视标移动方法：移动视标要与进行方向垂直摆动，因为视网膜特别是它的周边部对断断续续的刺激最为敏感。白色视野以看见视标之处作为视野的边界。颜色视野以能明确分辨视标颜色之处为视野的界限。关于颜色视野各医生检查结果常不相同，这是因为颜色视标由外向内移动时颜色逐渐改变的缘故。例如，红色视标由周边向中心移动时，最初为灰色，继而为黄色、橙色，最后才是红色。如果预先不向受检者解释清楚，受检者往往以看见灰色时就认为已看见。所以在检查时应告知受检者，在真正看见红色时才说看见，但不要求其颜色的浓度和中心注视点一样。

3）影响视野的因素：主要因素如下。①受检者的合作：应先向受检者解释检查视野的方法及其重要性，以便争取其合作，在检查过程中不应分散受检者的注意力，如果受检者感觉太疲乏，可嘱其暂时闭眼休息片刻，否则将影响检查结果。②面形：受检者的脸形、睑裂的大小、鼻梁的高低、眶缘的凹凸以及眼球在眶内的位置，均可影响视野的大小及形状。③瞳孔的大小：缩小的瞳孔可使视野缩小，对青光眼患者尤为重要。如果检查前瞳孔药物性缩小则视野缩小，反之瞳孔开大则视野增大。因为用药改变瞳孔的大小影响视野，因此在观察病变过程中要注意到这一点。④屈光不正：远视眼的视野比近视眼者稍大，但差别不大，无临床意义。用平面视野计检查时未矫正的屈光不正，常常使视野缩小。检查周边视野时，受检者最好不戴眼镜，以免镜框阻碍视线。如果受检者有高度屈光不正，可令其戴镜而用较小视标使测得的视野范围缩小，不受镜框的影响。⑤屈光间质的改变：白内障可引起视野普遍缩小，手术前后有明显不同。如一例青光眼患者伴有白内障，视野极度收缩呈管状，待白内障摘除后视力矫正到正常，视野扩大，可见弓形暗点。⑥对随访观察的患者，每次检查的条件必须一致，方可比较。⑦检查者要技术熟练，认真负责，耐心做解释工作，使受检者在检查的全部过程中能充分合作。

4）视野记录方法：视野表上必须注明受检者的姓名、检查的年月日、当时的视力和光源的种类。如果是在明室检查应记录天气阴晴和检查的时间，也要记录视标的大小、颜色和检查距离。视标的大小和检查距离可用分数记录，以视标大小为分子，距离为分母，例如，

5/330 是视标为 5 mm，距离为 330 mm。最后检查者在记录表上签名。

2. Goldmann 动态定量视野计检查法

Goldmann 视野计是一种半定量的视野检查法。Goldmann 视野计检查背景为一半径为 300 mm 的半球壳，内壁为乳白色，在其上方中间边缘处有背景光源光度调节器，每次使用前调节背景光度到 31.5 asb。背景的中心有注视点，距此 300 mm 处有受检者的固定头架。视野计背面右上方有调节视标亮度和大小的装置，有 3 个横行的槽穴和横杆。

第一横槽：即上方的横槽，为视标光度滤光器调节装置，根据检查的需要横杆在 a、b、c、d、e 五个位置移动，分别代表各视标调节光度，通过情况各为 40%、50%、63%、80%、100%，e 处无滤光片，光线可完全通过。各滤光片间阻挡光线的亮度相差 1.25 倍。

第二横槽：位于第一横槽下方，为视标光度，根据检查的需要横杆可在 1、2、3、4 四个位置上移动，在 e 处分别代表光度为 31.5 asb、100 asb、315 asb、1 000 asb。各滤光片间所阻挡光线亮度相差 3.15 倍。

第三横槽：位于第一、第二横槽的右侧，为调节视标大小（mm^2）的装置。根据需要横杆可在 0、Ⅰ、Ⅱ、Ⅲ、Ⅳ、Ⅴ 六个位置上移动，分别代表 1/16、1/4、1、4、16、64，各数间相差 4 倍。当前述三个横杆推向最右侧时，视标面积与亮度均为最大即 Ⅴ 4e，面积为 64 mm^2，亮度为 1 000 asb，调节滤光为 100%。又如检查时用的视标为 Ⅰ 2e，即表示视标为 1/4 mm^2，亮度为 100 asb，调节滤光为 100%。

视野计背面上方中心部有望远镜筒，以便于注视受检者瞳孔是否是中心注视，并可测知瞳孔大小。背面左上方有视野操纵杆固定钮，操纵杆的一端活动在视野纸上，另一端视标光点反应在视野计的背景上，操纵杆按检查的需要来来回回在视野纸上移动，令受检者辨识。例如，操纵杆在记录纸（视野纸）的左侧时是代表视标在受检者左侧视野半球上。如果想把视标从左侧移到右侧时，必须先将操纵杆小心地移向下方，经过视野纸的下边，才能转向右侧，完成右侧视野的检查。视野计背面下方是视野纸放置处，视野计右侧面有视野纸夹的螺旋，当拧松时露出夹间裂隙，可从此裂隙插入视野记录纸，轻轻移动，对准位置，然后拧紧两侧的固定螺旋。

视野计背面右下方有视标控制开关钮，向下压钮即在视野背景上显露小光点视标，放松时可自动关闭，光点消失。在开关钮附近还有矫正眼镜架座。

检查方法：通电源后校正视野计背景亮度，一般维持在 31.5 asb，即把第二横杆推向 0.315，视标在 Ⅴ 校正投射光源的亮度，然后安装视野纸。

装置矫正眼镜，特别是老年人要加用与年龄相应的眼镜。白内障摘除、人工晶状体植入术后因丧失调节能力，需要在最佳远视力矫正后加用 +3.25 球镜。

使受检者下颏和前额舒适地紧靠在固定头部的下颌托及额带上。双眼检查先查视力好的眼。

训练受检者正确理解视野检查的方法，并说明积极配合是获得正确检查结果的关键。其方法即令受检者注视背景的中心点，可由望远镜监视之。先选用最大、最亮的刺激物 Ⅴ 4e 在注视点周围闪烁光亮，受检者手持回答电钮，嘱其看见光点出现即按钮，以示受检者对检查方法的理解。然后用 Ⅰ 4e 最小最亮的光点检查生理盲点。

在常规视野检查中，Ⅰ 号视标为标准视标，从 1a 到 4e 有 20 个不同亮度。只有当 Ⅰ 4e 看不到时才改用 Ⅱ～Ⅴ 号大视标。

视标移动每秒 3°~5°，由周边向中心移动。

在颞侧 25°水平线用 I 2e 视标选取中心阈值做中心视野检查，注意有无暗点。

在鼻侧 55°水平线用 I 4e 视标选取周边阈值，做周边视野检查。也可根据不同疾病有重点地检查，如青光眼注意鼻侧阶梯，偏盲注意垂直线的两侧。

做视野检查的整个过程中，检查者应通过望远镜观察受检者的眼位，特别应注意受检者回答时的眼位，若其眼球注视欠佳有轻微移动，则不做记录。

3. 自动静态定量视野检查法

视野学的发展及其研究一直与视野计的更新换代和检查方法的改进有关。计算机自动视野计的应用已成为视野检查的划时代标志。自动视野计的主要特点是具有不同的检测程序，阈值筛选检测能用来判定视野的范围是否正常，而阈值检测可以精确地定量视野的敏感。根据不同疾病及其可能受累视野而设计专用的检查程序，如青光眼程序、黄斑部疾病程序和神经性疾病程序等。检查者可根据不同疾病及其可能的视野特点选择相应检查程序有效地进行视野检查。

不断有新的视野计及统计方法和软件问世，最具代表性的自动静态视野计是 Humphrey 和 Octopus 视野计。

（1）Humphrey 视野计：Humphrey 视野计是 Zeiss 公司设计制造的由电脑自动控制的投射型视野计。不断有新的机型更新换代，统计软件也由一般的视野分析到多种统计软件的统计分析，如 Statpac、Statpac2、回归分析、多个视野检测结果分析、概率图分析及青光眼半视野对照分析等。以现在常用的 Humphrey（HFA II）750 型全功能视野计为例进行说明。

Humphrey 视野计是一整体机型，由视野屏、光学系统、中央处理器和受检者四部分组成，可进行人机对话。视野屏是一个非球面的屏幕，由计算机控制将光标投射到白色半球状的检查背景内的不同部位，光标的大小与 Goldmann 视野计的 I~V 号光标相同，III 号视标为常用光标，但在蓝/黄视野检测时应选用 V 号光标。通过滤光片调整亮度，产生的投射光标亮度在 0.08~10 000 asb，光标持续时间为 200 毫秒，背景亮度 31.5 asb。通过彩色滤光片可以进行彩色视野检查。其前端有头颏固定装置。中央处理器不仅要控制光学系统，还配有一个程序和数据储存的硬盘、磁盘驱动器和显示屏，并连接有打印机。

检查方法：首先输入受检者的一般资料（包括姓名、出生年月日、视力、矫正镜片、眼压值、C/D 值等）。受检者将头颏固定在视野计前，由检查者用光电笔或触摸屏根据受检者的病情选择合适的检测程序（筛选程序/阈值程序）。

给受检者做检测示范并进行检测训练。确认受检者已完全理解检测方法时，开始检测。检查时光标点将在视野计的半球壳内背景上自动出现，受检者看见光点则按钮回答。检查开始时，光标随机地投射到生理盲点区，如果受检者按钮应答，则说明该受检者的固视情况不良。当错误应答次数超过规定标准时，机内的报警系统就会发出铃声，提示检查者重新训练受检者怎样进行检查。

Humphrey 视野计采用生理盲点固视监测技术，受检者的眼被摄入后显示在显示器上，并可通过调节瞳孔的位置，使其位于显示器的十字中心以监视其固视状态。检测过程中应随时观察受检者的检测状况，如有固视丢失率过高、假阴性率过高等现象，应及时终止检测，重新开始。全部检测完成有铃声提示，可进行存储并开始打印。

检查结果由 Humphrey 视野计的 Statpac 统计软件进行分析。Statpac 软件主要是建立在广泛正常视野检测的基础上，自动地将视野结果与各年龄的正常视野模式进行比较。

Humphrey 视野计有 3 套检查程序：筛选程序、阈值检测程序和自动诊断程序。筛选程序包括 3 个青光眼检查程序，3 个中心视野检查程序，3 个全视野检查程序，还可以选择自定义检查程序随意增加检查位点，并可根据需要将增加的位点加入到上述各检查程序中。阈值程序包括 8 个标准检查程序，覆盖黄斑中心和视野 30°~60° 及颞侧半月形视岛区。

打印形式：Humphrey 视野计阈值视野检测结果打印包括上方的患者姓名等资料、左上方的可靠性数据，以及 6 个视野图：数字图、灰度图、总偏差数字图、模式偏差数字图、总偏差概率图和模式偏差概率图。

（2）Octopus 视野计：Octopus 视野计是投射式电脑自动视野计，由半球形投射视野计和数据处理用电脑组成，可以提供不同的程序应用于普查及定量阈值测量。本视野计有不同的类型和不同的软件程序供不同临床需要，以 2 000R 型专供青光眼早期视野检查的 G1 程序为例说明。由于青光眼早期损害多发生于中心和鼻侧视野区，在该检测程序中整个视野范围内安排 73 个光刺激点，其中 59 个位于中心 26° 以内，其余 14 个点安置于中周部和周边区内，但在鼻侧视野内的刺激点比较密集。G1 程序的特点是对检查结果的定量评价。视野检查结果不仅可用灰度图和数字表示，也可以通过计算机直接演算出一组视野指数。如下列数项。①平均光敏度（mean sensitivity，MS）：这是代表所有检查点不同光敏感度的算术平均值，其病理含义是视野的弥漫性损害。②平均损害（mean damage，MD）：是各个检查点上测得的光敏感度数值与其正常值差数的平均值。此值的增加标志视野的弥漫性损害。③丢失差异（loss variation，LV）：此值的增加标志局限性视野损害，特别是对早期小的视野缺损有意义。④矫正丢失差（corrected loss variation，CLV）：当 LV 较小且接近正常边界值时，需继续检查此值。因为一个小的 LV 值可以是由视野检查过程中的扩散或一个小暗点所致，为了作出区别，则需做双向检查以计算 CLV。⑤短期波动（shorten fluctuation，SF）：此值代表一次视野检查期的扩散数值，需应用双相检查确定。其目的是为验证第一相检查结果的重复性。早期青光眼损害可为 SF 值增高。但患者不合作也可导致类似结果。

检查方法如下。

1）检查分为三相（phase），首先检查 1 相即检查中心 59 个点的差异性光敏感度（differential light sensitivity），由计算机直接算出 MS、MD 和 LV。如果得到的 MD 和 LV 在正常限内，或 LV 有明显病理范围，则直接进入第 3 相检查，对周边 14 个点进行测试，如果 LV 为边界值，则用第 2 相，对中心 59 个点重复检查，计算出 CLV 和 SF 值。检查结束后，根据需要可用数字、符号或灰度图及视野指数进行显示。

2）结果判定：首先根据视野指数作出判定，假如 MD 超出正常范围，而 LV 或 CLV 在正常范围内，则为弥漫型视野损害，无暗点；若 LV 或 CLV 增加，则为局限型缺损；若 MD 正常，LV 或 CLV 增加则有小暗点。当 LV 轻度增加时，则通过检查第 2 相，计算出 CLV 和 SF，以鉴别由真实暗点而致的离差和由扩散而致的离差，同时也可区别青光眼的早期损害与由于患者不合作而致的误差。在上述分析断定的基础上，再根据图示法，标出视野缺损的性质和形态。

4. 全视野三维计量法

视野检查结果是一个三维立体结构构成的视野山，视野缺损的数量也应该用一个体积单位来描述。病理性视野与正常人视野之间的差值是一个体积，对这一缺损体积如何计量，我国贺忠江等提出了一种全视野三维立体计量法，并研制出 TTT 两用全视野立体分析仪。它包括两部分内容，即中心视野总灰度值计量法和周边视岛分层立体角计量法。

三、光觉检查法

光觉是视觉的最基本功能，是从视觉系统接受外界光刺激开始，到视皮层最后得到光感知的整个生理过程。人眼所能感受到的光，仅是光波中 400～760 nm 范围的可视光，当这种光波到达人眼视网膜激发了视网膜上视锥细胞和视杆细胞两种感光细胞，使其产生兴奋，经过光化学和电生理活动，经视神经把光觉传达到脑皮质，其中视杆细胞主要对暗光起作用，视锥细胞则对亮光下的各种颜色起作用。人眼视网膜视杆细胞量大，多分布在中央凹以外的视网膜上，而视锥细胞则量小，多集中在中央凹部。所以正常人从明处进入暗处，无法辨认周围物体，随着在暗处停留时间的增加，逐渐觉察周围物体，增加了对光的敏感度，这种适应过程称为暗适应。测量暗适应能力和其过程，就是光觉测定的基本方法。已暗适应的眼进入到明亮处，也会发生视力障碍，但不久就可对光亮适应，称为明适应。

对最小量光线引起光感觉的阈值，称为光刺激阈，光刺激阈的高低与光的敏感度强弱成反比。通过对暗适应过程中，光刺激阈的变化的测定，就可得到暗适应曲线，因而得知人眼光觉的情况。

暗适应过程，大致分为两个主要阶段，即视锥细胞敏感度和视杆细胞敏感度。正常人最初 5 分钟对光敏感度提高很快，以后转为渐升，在 5～8 分钟时可见一转折点即 a 曲，又称 Kohlrausch 曲，随后光敏感度又有较快上升，在 20 分钟后渐趋稳定，直到 50 分钟左右基本完成。在 Kohlrausch 曲之前的暗适应段为视锥细胞敏感段，称为快相期，其后段为视杆细胞敏感段称为慢相期，通常至少测定 30 分钟暗适应阈值。

自 Aubert（1865）用暗适应过程测定光觉以来，有了许多新设备，现在公认较好的是 Goldmann-Weekers 暗适应计，现介绍其检查条件、步骤及正常标准曲线，作为参考。

暗适应计重点检查暗适应曲线及其阈值，其结果受多种因素影响，故检查条件必须固定，且必须有自己的正常标准曲线才能便于临床应用。检查步骤是先在明室内停留 10 分钟，后进入绝对暗室内，让患者面对 Goldmann-Weekers 型暗适应计的球口，固定好下颌，双眼在自然大小瞳孔下注视球中央 2 分钟。后接受球面内 3 000 asb 亮度的前曝光共 5 分钟；立即熄灭前曝光灯，在绝对黑暗下令患者注视球中央试盘中心上方 11°投射的红光点，让患者分辨试盘上的黑白条道。试盘直径 56 mm，距离 30 cm 相当于 11°，试盘的透过率为 0. 52，黑白条道对比度为 100%，照在试盘上的暗适应灯照度为 6 lx，故试盘亮度为 6 ×0. 52 =3. 12 asb。检查前先将调节试盘亮度的旋钮转到最大，使打孔记录杆针尖对准在记录图表对数 7 单位处。记录表安放在自动转鼓上，记录图表纵坐标为亮度，用对数单位表示，横坐标为时间单位，用分表示。当患者能分辨出黑白条道时，迅速转动旋钮减弱试盘的亮度到分不清黑白条道时为止，待其又分清黑白条道时在图表上打孔记其亮度；待患者又能明显分清黑白条道时再减弱试盘亮度到分不清黑白条道，待其又分清时再在图表上打孔，如此反复持续共 30 分钟。最后取下图表接连记录表上的针孔点即绘成暗适应曲线。

检查条件不同其暗适应曲线结果也不同。视杆细胞在视网膜 10°～20°最密集，故采用 11°固视。现将冯葆华等用上述条件所检查的 60 例正常人的暗适应曲线结果及其正常上界介绍如下，见表 1-1。

表 1-1　正常暗适应曲线及其上界

时间（分）	正常曲线值 （均值 ± 标准差）	正常上界值 （均值 ± 1.98 × 标准差）
5	3.26 ± 0.32	3.89
10	2.47 ± 0.27	3.00
15	2.08 ± 0.34	2.75
20	1.74 ± 0.25	2.24
25	1.55 ± 0.31	2.16
30	1.40 ± 0.29	1.97

　　暗适应曲线是视网膜视杆细胞功能的检查方法。大量临床实践证实 11°固视最敏感。正常上界 30 分阈值如超过 2 对数单位有夜盲现象，如超过 3.9 对数单位说明已无视杆细胞功能，此曲线即为单相曲线。暗视功能减退可依 30 分钟阈值将其分成四级：2.0～3.0 对数单位者为轻度（＋）；3.1～4.0 对数单位者为中度（＋＋），4.1～5.0 对数单位者为重度（＋＋＋），5.1 对数单位以上者为极度（＋＋＋＋）。

　　暗适应曲线用于确诊有无夜盲现象及夜盲程度的轻重，及夜盲治疗效果。

　　如不具备 Goldmann-Weekers 暗适应计，也可用对比法或其他暗适应计。

　　对比法：检查者和被检查者从明处一起进入暗室，记录下时间，在微弱光线下两人同时在同等距离上，以看清视力表第一个大字的时间作为对比。此法仅可粗略了解被检查者的暗适应情况。要求检查者的暗适应必须正常。

　　Forster 光觉计（1875）：为一箱式结构。在具有由旋钮调节光强度的暗箱里，贴有黑白条纹纸，经 15 分钟暗适应后，令患者由视孔窥视黑白条纹，能辨别条纹时，旋钮的刻度（直径）P mm 与正常者刻度 N mm 比较，患者的光觉可用 N^2/P^2 相对地表示出来。

　　此外还有 Nagel、Zeis Hatinger 暗适应计等。

　　暗适应障碍（夜盲）疾病包括：①先天性停止性夜盲，如小口病；②先天因素但出生后出现夜盲的，如视网膜色素变性、白点状视网膜病变、先天性梅毒性视网膜脉络膜炎、高度近视眼等；③后天性者有特发性夜盲（维生素 A 缺乏症），症候性夜盲如开角型青光眼晚期、糖尿病性视网膜病变、肝功能障碍等。

（李会琳）

第三节　眼压检查

一、指测法

　　（1）让被检者向下看，检查者用两手示指尖置上睑板上缘的皮肤面，两指交替轻压眼球，利用检查波动的方式，借指尖感觉眼球的张力，确定其软硬度。

　　（2）此法可大概估计眼压的高低，所得结果可记录为正常、较高、很高、稍低或很低（Tn，T＋1，T＋2，T－1，T－2）。

（3）此法主要用于不能采用眼压计测量眼压的情况，例如角膜白斑、角膜葡萄肿、圆锥角膜和扁平角膜等引起角膜曲度明显改变时，还有部分先天性青光眼患者及眼球明显震颤者。

二、眼压计测量法

（一）压陷式眼压计（Sehiotz 眼压计）

Schiotz 眼压计是常用的压陷式眼压计，用一定重量的砝码压陷角膜中央部，以测量眼压。测量时可引起眼球容积的变化，测量结果受眼球壁硬度的影响。

（1）受检者取仰卧位，滴 0.5% 丁卡因液 2~3 次。

（2）在眼压计测试板上测试指针是否指向 0，指针灵活与否，用 75% 乙醇棉球或乙醚消毒眼压计的底板，待干后方可使用。

（3）嘱受检者向上注视一固定点（如自己的示指尖），使角膜恰在水平正中位。

（4）检查者右手持眼压计，左手拇指及示指轻轻分开受检者上、下眼睑，固定在眶缘上，切勿压迫眼球；眼压计底板垂直轻轻地放在角膜中央，不得施加任何压力，迅速读出眼压计指针刻度数。一般开始用 5.5 g 砝码测量，记录指针所指的刻度应为 3~7。如指针读数小于 3，应更换较重砝码重新测量。每眼连续测量两次，其读数相差不应该大于 0.5 刻度。在测完眼压之后，滴入数滴抗生素眼药水，以防感染。

（5）用乙醇棉球立即将眼压计底板消毒，放至盒内，砝码放回原处。

（6）记录方法：砝码为分子，指针读数为分母。如 5.5/4~2.75 kPa（20.55 mmHg）。将测出的读数，查核换算表求得眼压数。此种眼压计测得的正常眼压为 1.36~2.77 kPa（10~21 mmHg）。压陷式眼压计所测得的眼压受到眼球壁硬度的影响，用两个不同重量的砝码测量，所得读数查表可以校正。

（二）Goldmann 压平眼压计

（1）表面麻醉同 Schiotz 眼压计测量法。

（2）测量前先用软肥皂溶液擦洗测压头，然后用流水冲洗干净，再以 75% 乙醇棉球擦拭进行消毒。

（3）将消毒后的测压头置于眼压计测压杠杆末端的金属环内。将测压头侧面轴向刻度 0° 或 180° 置于水平方位，即对准金属环的白线。如果被测眼有 3D 或以上的散光时，应将散光的弱主径线刻度置于 43° 轴向方位，即对准金属环的红线。

（4）让受检者坐在裂隙灯前，于受检眼结膜囊内滴入荧光素液，使角膜表面泪液染色，用棉球吸去过多的泪液。

（5）调整座椅、检查台、额架及裂隙灯显微镜的高低，使受检者下颌舒适地置于下颌托上，前额紧贴头架的额带。裂隙灯置于显微镜一侧，成 35°~60° 角，开启光源，并选择裂隙灯的钴蓝滤光片进行照明。

（6）嘱受检者双眼睁大，向前平视，必要时检查者用手指轻轻牵拉上睑，帮助受检者开大睑裂。将测压螺旋旋转至 1 g 的刻度位置，调节裂隙灯显微镜操纵杆，缓慢地将裂隙灯显微镜向前移动，使测压头刚刚接触受检眼的角膜。此时在钴蓝光照射方向的对侧角膜缘会出现蓝光，这时裂隙灯显微镜不再向前推进，采用其低倍目镜观察，可见两个黄绿色半圆环。左右、上下调节裂隙灯显微镜操纵杆，使两个半圆环位于视野中央，并使其左右、上下对称，宽窄均匀。缓慢转动测压螺旋，直到两个半圆环的内界刚好相切，此时螺旋上的刻度数乘以 10，即得到眼压的毫米汞柱数（mmHg）。如以眼压值再乘以 0.133，则单位为千帕数（kPa）。重复测量 2~3 次，取平均值。

（7）卸下测压头，并清洗、消毒，受检眼结膜囊内滴入抗生素眼液 1~2 滴。

（三）Perkins 手持式压平眼压计

此眼压计的操作方法与 Goldmann 压平眼压计基本相同，但此眼压计对患者的体位不做要求，患者取坐、卧均可测量，较为方便，而且所得数值与 Goldmann 压平眼压计极为接近。

（四）非接触眼压计

即应用自动控制装置吹出一定压力的气流，在一定的距离吹压角膜，并用光学方法自动检测被气流吹平的角膜面积。当气流吹压角膜达到固定面积（直径 3.6 mm）时，根据瞬间的气流强度，用电子计算机自动换算出眼压数值。

（1）患者坐于非接触眼压计前，嘱其头部固定于眼压计头架上，向前注视，尽量睁大睑裂。

（2）调节调焦手柄，将眼压计测压头对准待测眼角膜，此时眼压计监视屏上自动显示待测眼眼别。在眼压计控制板上选择"auto"（自动）系统进行自动测压，嘱受检眼注视测压头内的绿色注视灯，调节焦点至适当时，监视屏上两个方框重叠，系统自动发出一阵气体压平角膜，监视屏上自动显示出眼压值和几次测量的平均值。

（3）如果受检者欠合作，或测量方法有误，所显示的数值自动标识上"＊"号，或不显示数值。也可在控制板上选择"man"（手动），此时对焦需手按调焦手柄上开关才能测量眼压。

（4）测量完成后在控制板上按"print"（打印），可将测量结果打印出来。

三、注意事项

（1）指测法压迫眼球时不可用力过猛。

（2）Goldmann 压平眼压计测量过程中，如果角膜表面染色的泪液过多，所观察的荧光素半环太宽，测出的眼压可能比实际偏高，应吸除过多泪液后再测量。如果受检眼眼压超过 80 mmHg，需在眼压计上安装重力平衡杆，可测量高至 140 mmHg 的眼压。

（3）非接触眼压计测量法与 Goldmann 压平眼压计相比，在正常范围内测量值是可靠的，但在高眼压时其测量值可能出现偏差，在角膜异常或注视困难的受检者中可能出现较大误差。但由于此器械不接触角膜，故不需麻醉，操作简便，而且可以避免交叉感染或角膜上皮损伤，故对大规模眼压普查尤为适用。

（李会琳）

第四节　色觉检查

色觉检查为测定眼辨色能力的一种方法。此检查主要针对一些需要从事特殊职业的人群，如国防、运输、美术、化工、医务等工作，此外，有色盲或色弱家族史的患者，以及一些患有黄斑部、视神经疾病的患者也需要进行此项检查。

一、色觉检查方法

（一）毛线试验法

本法简易，但不够精确，对于色弱患者不易检出，只能用于色觉的初步检查。

（1）给被检者一束某种颜色的毛线，嘱其在杂有各种颜色的毛线堆中尽快挑出颜色相同者。

（2）根据患者所选毛线的颜色是否正确，及其在挑选过程中有无犹豫不决等表情来判断患者有无色觉障碍存在。

（二）色盲本检查法

色盲本又称假同色图，是根据各种类型的色盲患者，不能分辨某些颜色的色调，却能分辨其明亮度的特点，绘制成各种颜色的色调不同而明亮度相同，或各种颜色的色调相同而明亮度不同的色点，以色点组成数字或图形，使色盲者无从辨别。

最常用的有俞自萍、石原忍及斯替灵等色盲本。被检者与色盲本之间的距离为 75 ~ 100 cm。嘱被检者读出色盲本上的数字或图形。每辨认一张图不得超过 10 秒，对照色盲本的说明，记录检查结果。

（三）色相排列法

1. FM-100 色彩试验

由 93 个色相子组成，其中 8 个为固定参考子，85 个为可移动的色相子，共分 4 盒。检查要求在 ≥270 lx 自然光线或标准照明下进行。两眼分别检查，要求受检者按颜色变化的规律顺序排列好色相子。把色相子背面标明的序号记录在记分纸上，画出轴向图，并计算出总错误分，由此判断色觉异常的类型和严重程度。每盒排列时间一般为 2 分钟或稍延长。正常人总错误分在 113 分以下，色盲患者可达 400 ~ 500 分以上。由轴向分析可判断色盲性质。

2. D-15 色盘试验

由 16 个色相子组成，其中一个为参考子，15 个为色相子。检查方法大致同 FM-100 色彩试验。

（四）色光镜检查法

色觉镜检查法是从色觉镜观察孔将所见视野分为两部分，一部分为有一定波长的黄色，另一部分为红色和绿色的混色。黄色仅有亮度变化，红色与绿色混合比率是可变的。混合红绿色使之与此黄色的色调相等，根据此红绿色成分，即可确定其色觉正常或异常。如纳格色盲检查镜属此类，其法精确但较复杂，临床很少应用。

二、注意事项

（1）检查时，应在白昼室光下进行，强烈日光或灯光均不适宜。

（2）受检者眼部距色盲表 50 ~ 80 cm 为宜，每个版面辨认时间不得超过 10 秒。

（3）色盲图或毛线的颜色要鲜明、洁净，用毕后要妥善保存，避免变色。

（李会琳）

第五节 立体视觉检查

立体视觉是感知物体形状及不同物体相互远近关系的能力，也称深度觉。立体视觉一般需以双眼单视为基础。此检查主要针对斜视、弱视、屈光不正、屈光参差、双眼物像不等视、眼球震颤、视疲劳等患者进行。

一、立体视觉检查方法

（一）同视机检查法

同视机可检查患者的双眼视功能，包括同时视、融像、立体视三级视功能。

（二）立体视觉检查器检查法

（1）立体视觉检查器由三块厚薄不同的检测板组成，每块板印有四幅随意网络结构图案，其中一幅图案的中间是凸出来的（从另一面看是凹进去的）。

（2）如果受检者的立体视觉功能正常，就能迅速而准确地找出这幅图案，以此确定其立体视敏度为多少秒，正常为100秒。

（3）此检测的优点是不需戴特殊眼镜，能很快查出受检者有无立体视觉。

除此以外，立体视觉检查方法还有视觉计检查法、颜少明立体检查图谱检查法、立体镜检查法、偏振光试验检查法等。

二、注意事项

有屈光不正时先予以矫正。

（于楠楠）

第六节 检眼镜检查

一、检查方法

检眼镜检查分直接检眼镜检查法与间接检眼镜检查法两种。

（一）直接检眼镜检查法

直接检眼镜自带光源，其观察孔内装有 $-25 \sim +25D$ 球面透镜转盘，检查时用来矫正检查者与被检者的屈光不正，能将眼底像放大 $15 \sim 16$ 倍，所见为正像，可看到的眼底范围小，但较细致详尽，也可方便地用于检查眼的屈光间质。

1. 检查眼屈光间质

将检眼镜转盘拨到 $+8 \sim +12D$，使检眼镜的光线自 $10 \sim 16$ cm 远射入被检眼内，采用透照法检查眼屈光间质。由前向后，分别检查角膜、前房、晶状体及玻璃体。正常情况下，瞳孔区呈现橘红色反光，如屈光间质有浑浊改变，则在橘红色的反光中可见到黑影，此时嘱患者转动眼球，漂浮的黑影是玻璃体的浑浊，固定的黑影是角膜或晶状体的浑浊。检查时还可将正镜片度数逐步减小，度数越小越接近眼底，用于估计浑浊的位置。

2. 眼底检查

受检者可取坐位或卧位，两眼睁开，向前方注视。检查右眼时，检查者右手持检眼镜，站在（或坐在）受检者的右侧，以右眼观察眼底（称为"三右"）。检查左眼时相反变为"三左"。检查时受检者不戴眼镜，但检查者可以戴眼镜，检查者与受检者尽量靠近，但不要触及受检者的睫毛和眼、面部。当检眼镜的光线透入被检眼内的同时，检查者通过观察孔能窥见受检者的眼底，如不能看清，可旋转正、负球面透镜转盘，直到能清晰看清受检者的眼底像为止。首先将检眼镜光源经瞳孔偏鼻侧约15°可先查视神经盘，再沿视网膜血管走行观察视网膜后极部，最后嘱受检者注视检眼镜的灯光，检查黄斑部。若要观察周边部视网膜，嘱受检者转动眼球，以扩大观察范围。

（二）间接检眼镜检查法

间接检眼镜能将眼底放大4.5倍，所见为倒立的实像，看到的范围大，一次所见可达25°~60°，立体感强，景深宽，对视网膜脱离、皱襞等不在眼底同一平面上的病变，可同时看清。如配合巩膜压迫器，也可看清锯齿缘乃至睫状体扁平部等眼底最周边的部分。检眼镜上配有半透明、半反射的侧视镜，可作为示教用。

新型双目间接检眼镜戴在医生头部，内装有强光源及聚光调节系统，使投射出来的光线能靠近检查者的左右眼视线，以利检查者双眼观察用。

检查时，受检者采取坐位或卧位，并充分散大瞳孔，在暗室中进行。

医生接通电源，调整好距离及反射镜的位置，开始先用较弱的光线观察，看清角膜、晶状体及玻璃体的浑浊，然后将光线直接射入被检眼的瞳孔，并让被检眼注视光源。

一般用+20D物镜置于被检眼前5cm处，物镜的凸面向检查者，检查者以左手持物镜，并固定于受检者的眶缘，被检眼、物镜及检查者头固定不动，当看到视神经盘及黄斑时再将物镜向检查者方向移动，在被检眼前5cm处可清晰见到视神经盘及黄斑部的立体倒像。

检查眼底其余部分时，应使受检者能转动眼球配合检查，检查者围绕受检者的头移动位置，手持的物镜及检查者的头也随之移动。所查的影像上下相反，左右也相反。

为检查眼底周边部，如检查6点方位，检查者位于受检者的头顶处，令被检眼向下看6点方位。检查眼底的远周边部，则必须结合巩膜压迫法。金属巩膜压迫器戴在检查者右手的中指或示指上，将压迫器的头置于被检眼相应的眼睑外面，必要时可于表面麻醉后，自结膜囊内进行检查，操作时应使检查者的视线与间接检眼镜的照明光线、物镜的焦点、被检的眼位、压迫器的头部保持在一条直线上。

二、注意事项

（1）直接检眼镜检查时，遇瞳孔小或屈光间质浑浊者，可以散瞳后再检查，但怀疑有闭角型青光眼或浅前房者，散瞳时要格外谨慎，以免导致青光眼急性发作。

（2）间接检眼镜检查时，应注意随时嘱受检者闭合眼睑以湿润角膜，当怀疑有眼内占位性病变时，切忌压迫检查。

（于楠楠）

第七节　裂隙灯显微镜检查

裂隙灯显微镜简称裂隙灯，是 Gullstrand 1911 年发明的。主要由两部分器械构成：一部分为裂隙灯，是为照明之用；另一部分为双目显微镜，是为检查时把物体放大和具有立体感。由于这种检查法是检查活人眼，因此，又称活体显微镜检查法。

一、应用技术

检查前的准备：为了对病变有较全面的了解和减少裂隙灯检查的时间，在进行本检查前应先对被检眼做一般检查，包括焦点集光放大镜的检查等。

裂隙灯检查须在暗室中进行，但为便于操作，仍以室内有微光为佳。检查者应先有暗适应，以保证对检查现象的敏感。室内空气应流通。受检者坐位应舒适，能够升降。

除非眼部刺激症状特重的病例，一般不必滴用表面麻醉药，但在检查晶状体周边部、后部玻璃体和眼底时，应先用 2.5%～10% 新福林、复方托品酰胺或 2% 后马托品散瞳。

受检者坐在检查台前，先把下颏放在下颏托上，前额顶住托架的前额横挡，然后调整下颏托，使眼所在位置与托架上的黑色标记相一致。令受检者闭眼，开灯，先在眼睑上进行焦点调节，然后令受检者睁眼向前注视指标或注视检查者的前额。一般光线均自颞侧射入，这样既便于检查，也不致给受检者过度刺激，这是因为鼻侧视网膜的敏感度较颞侧黄斑区低的缘故。光源与显微镜的角度一般成 40°，但在检查眼深部组织如晶状体、玻璃体等，应降至 30°以下。在检查玻璃体后 2/3 和眼底时，除需加用特制接触镜或 Hruby 前置镜外，光线射入角度也应减小至 5°～13°或更小。

以下介绍 6 种照明方法。

1. 弥散光线照明法

本法是利用非焦点的弥散光线对眼前部组织形态学进行直接观察的一种方法。在检查时使用裂隙灯的宽光、钝角或加用毛玻璃，对结膜、角膜、虹膜和晶状体等进行照明，然后用双目显微镜进行观察，所得影像既较全面又立体，所以颇有实用价值。

2. 巩膜角膜缘分光照明法

本法是利用光线通过透明组织内的屈折，来观察角膜的不透明体。在检查时，把光线照射在巩膜角膜缘上，由于光线在角膜内屈折反射，在整个角膜巩膜缘上形成一光环。此环在照射对侧之角膜缘最为明亮。正常角膜除在角巩膜缘呈现一光环和因巩膜突起所致的暗影环外，角膜即无所见，但角膜上如果有不透明体，如云翳、角膜后壁沉着物和小的角膜穿通性瘢痕等，这些不透明体本身遮光力虽不大，但由于内部光线折光的关系，再加上低倍放大，甚至肉眼就能清楚地看到，因此本法对检查角膜的细微改变甚为适宜。

3. 直接焦点照明法

这是一种最基本的检查方法，也是临床上最常用的方法，其他方法多是由这种方法演变而来。其原理是在检查时把光的焦点调节至与显微镜的焦点完全相合为止。用本法检查眼部组织时，因组织透明度不一，即出现不同情况。如果被检查区为不透明组织，如巩膜、虹膜等出现一整齐光亮的区域。如果被检查区为一透明组织，如角膜和晶状体等则出现一种乳白色的平行六面棱体，即所谓光学切面。其为乳白色，是由于角膜和晶状体在弥散光线下观察虽然是透明的，但实际并非完全透明，而是由复杂的细胞所构成的生体胶质组织。光线通过时，由于组织内部反射、屈折，因而使通过的光线部分穿透，部分反射回来，使光亮逐步减弱，因而出现乳白色，这一现象称分散性。光学切面之发生，也是同一道理，即光线经过某一透明组织后受反射、屈折，也就是分散的影响，导致密度逐渐减弱，减弱的程度以分散性的大小而定，因此形成光学切面。

光线斜穿角膜所形成的光学切面有内、外二弧，弧度之大小，以投入光线与角膜轴间的角度而定。当有病变发生时，光学切面就发生不同改变，如果密度增大，如角膜白斑即呈现灰白色；密度降低，如大泡性角膜炎的病变部位即呈现黑色等。

4. 后部反光照明法

本法也称透照法。这种方法是借后部反射回来的光线检查透明、半透明、正常和病理的组织，最适用于角膜和晶状体。其特点是光焦点与显微镜焦点不在同一平面上。如欲检查角膜病变，光线的焦点反而照射在后面不透明的组织如虹膜或浑浊的晶状体上，但显微镜的焦点仍然在所要检查的角膜组织上；又如欲检查晶状体前囊，反而把光线焦点照射在后囊上等。常用这种方法来检查角膜上皮或内皮水肿、硬化的角膜新生血管、角膜后壁沉着物、云翳、血管翳和晶状体空泡等。上述这些病变，由于在显微镜下所呈现的形态不同，可分为遮光体和分光体。前者如色素及充满血液之角膜血管等，在使用后部反光照明法时，与一般所见不同，色素呈黑棕色，血管呈粉红色。后者如角膜水肿、云翳和浸润等，均呈淡灰色。此外还有所谓屈光体即能使背景缩小或改变形状者，如不含有血液的角膜血管、晶状体空泡等。这种照明法，常用者有以下 3 种形式。

（1）直接后部反光照明法：这时被检查的物体，恰居于返回光线的路线上。

（2）间接后部反光照明法：被观察的物体，恰居于返回光线的一侧，而以无光线的区域为背景进行观察。

（3）直接、间接后部反光照明法与角膜巩膜缘分光照明法的联合应用：把光线照射在角巩膜缘上，用来检查近角膜缘部的病变，可兼有 3 种方法的效果。

在使用后部反光照明法对病变进行定位时，须靠显微镜焦点的改变与周围正常组织的比较来进行定位。

5. 镜面反光带照明法

是利用光线在射入眼球时，于角膜或晶状体表面所形成的表面反光区，用直接焦点照明法检查这一光亮的反光区的方法。因所利用者为光亮增强的镜面反光区，故称镜面反光带照明法。这种方法的原理，是光线进入不同屈光指数的间质时，在两间质的邻近面要形成所谓不衔接面，这种不衔接面就能发生镜面反射的作用。如果物体表面完全光滑，循反光路线进行观察时，则为一完全光亮区，刺目不能查看。如果是不完全光滑，则一部分为规则反光，使该区亮度增加，另一部分为不规则反光，就可借以观察其表面之组织形态。人体组织构造并非完全光滑，故可使用此法进行观察。

6. 间接照明法

此法的主要意义是把光线照射在组织的一部分上，而观察其邻近的同一组织的另一部分。例如，把光线照射在邻近于瞳孔缘的鼻侧虹膜上而观察其邻近的组织，这样瞳孔括约肌就可被发现，虹膜上的细小出血也可看见，如果使用直接焦点照明法反而看不见。同样情形，对角膜上皮新生血管等，也可使用这一方法。

除前所述者外，在检查时应灵活运用各种方法，如移动光线照明法，即上述各方法的综合应用，利用光线移动，对易于遗漏的细微变化，也可查见。如用直接焦点照明法把显微镜和光线的焦点都可照射在虹膜的表面上。为检查同一物体，而改用间接照明法时，就必须把光线的位置稍加移动，这时由于光线的一明一暗，在对照的情况下，也可发现细微的改变。同时在移光过程中，发现细小物体也似在移动一样，这对发现病变也有帮助。

此外还要注意投影问题。在使用直接焦点照明法时，在光学切面的前面，如有黏液、小异物、角膜小面、角膜云翳、血管翳或血管等，在物体后面的角膜、虹膜或晶状体上都能形成投影。检查时一定要注意这一现象，每可借此发现细微改变。另外在照明装置上如有灰尘，也能造成相似的情况，但黑影随光源移动而改变位置，因此也易于鉴别。

定位法可以确定病变的位置，对眼科疾病的诊断、预后和治疗都有密切的关系。例如，角膜发生浸润时，浸润发生在角膜深层或浅层就有不同的诊断和预后。因此定位法是一个有重要意义的步骤。下面列出常用的定位方法。

（1）直接焦点照明法：使用窄光宽角容易辨清病变所在位置。同时在检查时慢慢移动光源，直至所要检查的病变在光学切面中出现，这对了解病变所在位置的深浅和角膜厚度的变化很有帮助。

（2）改变显微镜焦点距离的方法：利用已知病变的位置，测量其他病变。由转动显微镜螺旋的多少进行比较，可知其他病变所在的位置。

（3）镜面反光带照明法：可测知病变所在的层次。

（4）平行移位定位法：在检查时如果移动光源，在视野内可见细小物体也在移动。如果已知某点的地位，再以其与病变的地位相比较，可用其相对运动的方向定位，而决定病变在已知点之前或之后。

二、裂隙灯显微镜下眼部正常组织检查要点

（一）结膜

结膜组织用一般焦点聚光放大镜检查，就可得知其梗概。但有特殊需要时，则需进行裂隙灯检查。球结膜检查较易，睑结膜和穹隆部结膜检查时，则需翻转和固定眼睑方能进行。

加用活体染色法，例如，在结膜囊内滴入 0.5% 亚甲蓝溶液后，可以查出神经和淋巴管。

利用裂隙灯对结膜微血管进行检查，对某些全身疾病的诊断和预后很有意义。例如，在退行性动脉病变患者，球结膜微血管可有管径粗细不匀、血管扭曲、局限性扩张及血液流动异常（如血细胞凝集、血流停滞或中断现象），少数病例还可查出血管周围水肿及小出血等。

（二）角膜

用裂隙灯检查角膜缘时，发现巩膜与角膜之移行部位，不像一般肉眼所见透明与不透明组织之间清楚易辨，而在移行部位有栅栏状之不透明组织自巩膜伸入角膜实质内。同时有角膜周围血管网的存在。由于正常情况下变异很大，诊断核黄素缺乏所致眼部症状时应加以鉴别。

正常角膜组织在显微镜下可分为五层。在使用裂隙灯检查时，如果使用宽的光学切面，

就不能分出层次，只能分辨出由角膜实质分开的前明后暗的两个光带。但如果使用窄光宽角进行检查，则易于分辨层次。

1. 上皮组织

由于光线变窄，使光学切面的两侧缘相互接近，几乎成一条细线。前一光带即上皮组织所在，光带又分为两层，前一层为角膜表面的泪膜，后一层是 Bowman 膜，中间所夹较透明的组织，即上皮组织。正常者整齐、透明、光亮，无特殊构造。一旦发生病变，就可见到明显的变化。例如，在角膜发生水肿、水泡等改变时，使用窄光宽角进行检查，可以发现上皮组织内出现空泡样改变。如果使用后部反光照明法，看得更清晰，状如在窗户玻璃上出现的哈气水珠。角膜表层新生血管，利用这种照明法进行检查，不仅可以看清血管走行方向，还可以看清血细胞在血管内循环的状态。此外如角膜上皮剥脱、浸润、浅层溃疡等都可清楚地看到，特别是在 2% 荧光素染色下，看得更是清楚。对于小的角膜异物，不仅可以看出是在角膜表面或是嵌在上皮内，还可以估计穿入的深浅以及对周围组织损害的状况。

2. Bowman 膜（前弹力层）

角膜上皮组织的内层，紧邻上皮基底膜，一般如无病变，所见仅为一白线，但在角膜炎症或穿通性外伤时，则可出现皱褶或裂纹。

3. 主质层

几乎占角膜全层的最大部分。裂隙灯下所见与组织学所见呈板层构造者不同，是白色颗粒状组织，于其中可见神经纤维，主要分布在主质层的中层，前层、后层很少。初学者常误认其为硬化的新生血管，须加鉴别。神经纤维须用直接焦点照明法非焦点部分方能看见，用后部反光照明法则不能看见，同时其分支呈锐角，多为两支，在分支部有时可看到结节。硬化的血管则与此不同，多为角膜主质炎后遗留者，用后部反光照明法清楚可见，呈毛刷状或扫帚状，密集存在，与神经纤维迥然不同。在主质层发炎时，主要改变是发生浑浊、增厚以及血管新生等，可由浸润所在位置、局限性或弥漫性等不同特点，做出正确诊断。

4. Descemet 膜

在宽角窄光的光学切面最后一个光带，即相当于 Descemet 膜（后弹力层）与内皮细胞层。用一般方法，因其为透明组织，故不能看见，但如果发生病变即可明显看出。例如，在角膜主质炎、球内手术后等可见到皱褶，在圆锥角膜、眼球挫伤后等可见到破裂。此外在某些疾病，例如，铜屑沉着症、肝豆状核变性（Wilson 病）在角膜周围部可见特殊的黄绿色或青绿色色素沉着环，后者称 K-F（Kayser-Fleischer）环。

5. 内皮细胞层

为一单层多角形细胞，平铺在 Descemet 膜的内面，用一般照明法不能看见，必须使用镜面反光带照明法方能看清，呈青铜色花砖地样之细胞镶嵌状，中有散在点，称 Hassall-Henle 体。在角膜主质炎和早期虹膜睫状体炎时，出现内皮细胞水肿，其特点是在镜面反光带照明法检查下，内皮细胞边界模糊不清，由于水肿使角膜后壁沉着物易于形成，详细检查要靠角膜内皮细胞镜检查。

（三）前房

在角膜后光带与晶状体前光带或虹膜之间为前房，其深度约为 3.5 mm。如前已述，在暗室中用小孔（点）或圆柱形光线检查，正常人之前房液也可查出所谓生理性房水闪光，这种现象切勿误认为早期葡萄膜炎之症状。生理性与病理性虽无明显界限，但一般病理性者除在前房内见有多数微粒游动外，因浆液性渗出质之存在而出现乳白色光带，这与生理性者不同。在生理性者虽有时在老年人可见极少数色素颗粒，于儿童偶见 1~2 个白细胞，但绝无乳白色光带出现。如果出现乳白色光带，并见有多数微粒运动，即属 Tyndall 征阳性，这种现象是诊断虹膜睫状体炎的重要体征之一。裂隙灯下还可见到温差对流现象，即不停运动的微粒，呈定向游动。靠近虹膜的房水，因温度较高而上升，近角膜部分因温度较低而下降，由于这种运动关系，一部分炎症微粒即黏附在角膜后壁上，形成所谓角膜后壁沉着物。典型位置在角膜下半部后壁上，排列成三角形，尖向瞳孔区，底向角膜下缘，底部微粒较尖部为大。病情严重时房水中渗出质增多，对流现象减慢，病情好转则对流加速。

（四）虹膜

在裂隙灯下虹膜为一较复杂组织，就像指纹一样，每个人都有不同特点。主要不同是颜色、表面陷凹之数目、分布、大小和深浅、瞳孔缘部色素突出的多少、瞳孔区与睫状区的排列以及虹膜色素痣等，因而形成各种不同形象。所以用裂隙灯检查眼部，随时可发现特殊形态。

用直接焦点照明法，对虹膜表面的变化进行观察，可以看得十分清楚。例如，当虹膜发炎时，组织纹理和色素都出现模糊不清，甚至退色；当炎症过后可能发生萎缩，使虹膜组织变薄，色素脱失以及虹膜后粘连等。临床上要注意永存瞳孔膜与晶状体前囊星状色素沉着，两者都为先天异常，并非虹膜睫状体炎后遗症，这种异常在正常眼发生率为 20%。对虹膜色素痣疑有恶性变可能时，应认真观察，随时照相或画出形状，测出大小，以备参考。

虹膜实质是富有神经和血管的，其中神经组织是不能用裂隙灯检查到的，血管也看不见，但在有虹膜发炎、萎缩，血管扩张或新生血管时，血管组织就可以看清了。

使用间接照明法，可以把瞳孔括约肌，虹膜出血、肿瘤或囊肿，明显地投照出来，但在棕色虹膜、色素丰富者，瞳孔括约肌不易看见。使用由晶状体后囊反射回来的光线，对虹膜进行投照检查时可以比较容易地发现虹膜孔及虹膜后层断裂。此外如虹膜上有细小异物、根部解离、炎性结节等都可观察得十分清楚。

（五）晶状体

用裂隙灯检查晶状体是确定有无白内障的重要方法之一，但由于晶状体本身构造较复杂，故首先应对晶状体在裂隙灯下的正常情况彻底了解，方可不致造成误诊。可以明显地看出，由于晶状体纤维的不断增长，晶状体的正常构造是随着人的年龄变化而有所不同的。晶状体前囊在窄光下是分层的，还有其他副光带出现在皮质和成人核之间，每因情况复杂易于在临床上造成误诊，现把基本情况介绍如下。

检查前先散瞳，这样可看清楚晶状体周边部的改变。为了能了解到浑浊变化的位置，应先使用宽光对不同焦点进行观察，同时也应使用镜面反光带照明法。在做进一步检查时，还得应用窄光形成光学切面。这样对晶状体缝、晶状体裂隙灯下各个光带等都能看得清楚。

通过裂隙灯窄光、直接焦点定位，由前向后，成年人透明晶状体的光学切面上，所出现的各光带如下：前囊、前皮质、前成人核、前婴儿核、前胎儿核、前胚胎及后胚胎核、后胎儿核、后婴儿核、后成人核、后皮质和后囊。所有各层光带因年龄关系在一个晶状体内不一定都能见到，但前、后光带成人核和婴儿核，一般是可以看见的。

胎儿核：由中央空隙和前边以正 Y、后边以倒 Y 为界的两个半月形光带所构成。在可能情况下，如对新生儿进行裂隙灯检查，就可发现 Y 字形缝合几乎就在囊皮下。中央空隙是胎生 3 个月前所形成的部分，也就是晶状体最早生成的部分，名胚胎核。胎儿核的其他部分也都是在出生前形成的。

婴儿核和成人核：婴儿核是由出生前至青春期所形成，检查时常不明显；成人核则是从青春期至成年期（35 岁）所形成，以后逐渐发展。从光学切面上看，成人核表面不很光滑，有时表面有空泡，起伏不平。

皮质：是位于前囊下透明间隔下的晶状体皮质，是晶状体最后形成的部分，厚度随年龄不同而有改变。在 20 岁的青年人，皮质约为核的 1/4 厚，而在 70 岁高龄的老人，皮质约等于核的一半厚，这是晶状体纤维不断增生的结果。

晶状体囊：用一般检查方法是不能把它分辨出为一独立组织的。但在使用窄光直接焦点照明法时，由于光带的出现，可以把它与囊下组织分开。如果使用镜面反光带照明法，在晶状体前后囊均可出现一种有光泽的，表面粗糙不平，状如粗面皮革的所谓鲨革状。在前囊是由于晶状体前囊表面、晶状体上皮和晶状体纤维之间起伏不平所形成的多数小反射面所致；在后囊则是由晶状体后囊和晶状体纤维之间起伏不平，所形成的多数小反射面所致。

在晶状体前囊表面常有棕黄色的星状细胞沉着，这是一种具有几个突起的色素细胞。有时是单一，也有时是多数。由于裂隙灯的使用，有学者发现很多的正常人具有这种改变。

（六）玻璃体

玻璃体是位于晶状体后面的组织。裂隙灯下可分为原始玻璃体和玻璃体两部分。晶状体后间隙即原始玻璃体所在地，其前界是玻璃体的前境界膜，称为玻璃样膜，此膜极薄，平时和晶状体囊不能分开，在白内障囊内摘除术后才能看到。晶状体后间隙呈漏斗状，并非完全透明，强光下观察，其中有纤细的网状结构。后界是皱襞膜，呈有皱褶的透明膜状结构，也就是玻璃体主体（次级玻璃体）的开始。在皱襞膜后的玻璃体主体，似为一透明的光学空间，但在裂隙灯强光照射下，可以看到其中有由疏松的支架组织所构成的复杂而变化多端的假纤维及假膜，形态多样，像悬挂的薄纱幕，纱幕的褶皱随眼球运动而飘动。在玻璃体的深部由于照明亮度逐渐减弱，构造也就显得更不规则。裂隙灯下玻璃体的病理变化，主要是在假纤维和假膜间出现棕黄色或灰白色的细小如尘埃状、丝状或片状浑浊物，有时也可见到闪闪发光的结晶状体。其次是假纤维的吸收、粘连、膜样形成或呈致密的波浪状带束。由于玻璃体结构有随眼球移动而运动的特点，故可以借此诊断玻璃体是否液化。在正常情况下裂隙灯观察可见假纤维在半固体的凝胶中向前后波动，然后返回原来位置，如为明显液化，则不能返回原来位置。在葡萄膜炎时，玻璃体内可见灰白色渗出质及色素团块。玻璃体出血时，则光线被遮蔽不能照入，但可借血液红色反光而得出明确诊断。

（于楠楠）

第二章

眼科物理疗法

物理疗法是眼科治疗的重要组成部分，是应用机械力、热、冷、光、电等物理因素进行治疗的独特治疗方法。可以单独应用，也可以与其他疗法联合应用，或作为其他疗法的补充治疗。

第一节　按摩（指压）疗法

按摩疗法是通过机械按压以达到治疗目的的简单易行的方法，多年来一直在眼科临床广为应用，最多见的是眼球按摩。

1. 白内障术前眼球按压

施行大切口白内障囊外摘除及人工晶状体植入术前常需眼球按压，以获得较低的眼压，避免术中玻璃体脱出。此技术对于该种手术来说是极为关键的步骤。人们曾设计一个 50 mmHg 的气球，于术前加压于术眼 30 分钟，以使眼球软化。也可以采取指压法，根据需要施以不同的加压时间。近些年来，随着白内障手术技术的进步，尤其是在小切口的条件下施行超声乳化白内障吸除术和人工晶状体植入术，术前眼球加压技术已经不那么重要了。但在非超声乳化，尤其是行球后或球周麻醉下大切口的白内障摘除术及人工晶状体植入者，仍需用此方法降低眼压和眶压，以保证手术安全。

2. 青光眼滤过术后的补充措施

青光眼眼外滤过术后，为了保持滤过通道引流通畅，防止瘢痕形成后阻塞滤过通道，可以采用指压眼球作为辅助治疗。指压眼球的时机如下。①滤过术后早期：当施行滤过术后，滤过泡平坦而不弥散，眼压为 12 mmHg 以上，前房恢复正常或接近恢复正常，以及无前房积血时，可以开始指压眼球。②滤过术后晚期：一般为滤过术后半年以上，原来隆起弥散的滤过泡变平，眼压升高，前房深度正常或接近正常，可以考虑施行指压眼球作为辅助治疗。通常的指压眼球的方法为：从滤过泡对侧 180°处经过眼睑用手指向着眼球中心方向持续加压大约 10 秒，撤除指压眼球约 5 秒，接着继续指压—撤除指压，根据指压后滤过泡隆起弥散情况，一般进行 3～5 分钟。指压眼球时动作要轻柔，不可粗暴。指压前要洗手。

（金　迪）

第二节 热疗法

热疗法应用已久，至今仍为广泛应用的物理治疗方法之一。可以根据不同的临床需要，采用电、光、磁、热等不同的给热途径和不同的热效应，达到临床治疗目的。

一、局部热疗法

局部热疗法是临床上最常应用、最简单易行的治疗方法。采用温热可以促使局部血管扩张，改善血液循环，增加局部血流量，促进炎性渗出和水肿的吸收。常用的有湿热敷法和干热敷法两种。

1. 湿热敷法

结膜囊所能承受的最高温度为43.6℃，因此热敷的温度一般以45~50℃为宜，每次持续15~20分钟。

2. 干热敷法

常用热水袋或胶塞玻璃瓶装以热水，垫2~3层纱布棉垫置于眼睑上，每次20分钟，每回2~3次。

上述疗法适用于急性睑腺炎、泪囊炎、角膜炎、巩膜炎、虹膜睫状体炎等。

二、经瞳孔温热疗法

经瞳孔温热疗法（TTT）多采用810 nm波长的半导体激光器，通过散大的瞳孔对某些眼底病变施以相应的热效应，以达到治疗的目的。TTT自1995年应用于临床以来，对脉络膜黑色素瘤、脉络膜新生血管等眼底病的治疗已获得一定的治疗经验。

1. 治疗机制

TTT是一种眼局部治疗技术，将一定波长（810 nm）的激光束经瞳孔及透明的屈光间质投送到眼底相关部位，可将其热能传送到视网膜、脉络膜的病灶及异常血管，以达治疗眼底肿瘤及异常血管增生的目的。其所产生的热量为45~60℃，它不像一般激光视网膜光凝术产生60℃以上的高温，使组织表层凝固坏死，阻滞了热能向深层传导，而是以亚光凝固方式将热量传递给病变组织，继续向深层扩散，对视网膜深层及脉络膜病变组织产生破坏作用，以达治疗某些眼底病变的目标。这种近红外光照射是TTT的理想选择，其穿透力强，穿过介质时能量吸收少，大直径光斑更加强了其对组织的穿透力。研究显示，治疗区的肿瘤细胞可呈现变性、坏死，而其上的感光细胞及其周围的组织细胞却无明显受损。热穿透区域的血管呈现为血栓栓塞，但却无或仅有少量出血，也无明显炎症表现，对巩膜组织的损伤也不明显。

2. 适应证

（1）脉络膜黑色素瘤：1992年开始就TTT对脉络膜黑色素瘤治疗的可行性获得了组织病理学依据，1995年从临床证实其有效性和安全性，从而为本病的治疗开辟了新的治疗领域。

研究显示，TTT对该肿瘤的最大穿透深度为3.9 mm。目前为大家普遍接受的相对适应证为：①肿瘤为眼部原发，无局部和全身转移，但有全身转移的危险因素；②瘤体基底不大于 12 mm，厚度不超过 4 mm；③患眼屈光间质透明，瘤体位于后极部，瞳孔可散大，直径不小于 6 mm。临床研究表明对邻近视神经盘或黄斑中心凹的肿瘤，治疗成功率高达 94%。

另有研究显示，对瘤体较大者，可因其已侵及巩膜或 TTT 的效应不能达其基底部而易复发，最好在 TTT 的基础上联合应用可对瘤体基底部发挥效应的近距离放疗，即"三明治疗法"。

（2）视网膜母细胞瘤：目前越来越倾向于对其进行包括 TTT 在内的更加保守的局部治疗。一般认为当瘤体小于 3~4 mm 者可单用 TTT，大于 4 mm 者先行化疗，待瘤体缩小后再行 TTT。其治疗参数为光斑直径 0.8 mm、1.2 mm、2.0 mm，起始能量 200 MW，以 50 MW 幅度调整，平均能量 437 MW，每个光斑照射时间为 1~5 分钟，瘤体较大者要用更大的能量和更长的照射时间。

（3）局限性脉络膜血管瘤：对发生于后极部并致浆液性视网膜脱离、囊样黄斑水肿者，TTT 对其可以发挥治疗作用，有时甚至可达意外疗效。有人还认为 TTT 可以用于激光光凝失败后的脉络膜血管瘤的治疗，也可以代替激光光凝对其直接治疗。鉴于脉络膜血管瘤本身色素含量少，又伴有视网膜下积液，且血管丰富易散热，有人建议采用高能量（800~1 200 MW）、大光斑（2 mm 或 3 mm）、长时间（3~6 分钟）的治疗措施。

（4）脉络膜新生血管及年龄相关性黄斑变性：特发性脉络膜新生血管（CNV）及年龄相关性黄斑变性（AMD）是损害中心视力的重要眼病，其中以渗出性 AMD 最为常见。目前认为，TTT 对黄斑下隐匿型 CNV 的治疗是行之有效，且无明显不良反应的疗法。TTT 可使 CNV 闭塞，促进出血和渗出的吸收，减少机化及萎缩斑形成，尤其适用于不能进行光凝治疗的黄斑部病变。应用 810 nm 激光，依病变大小选择 1.2 mm、2.0 mm 和 3.0 mm 光斑，起始能量 600~700 MW，每光斑照射时间 1 分钟，能量控制随光斑大小成比例增加。

3. 治疗方法

TTT 最常用的热源是产生 810 nm 近红外激光的半导体激光器，此波长激光穿透力强，屈光间质对光能吸收少，光斑直径可调范围大，为 1.0~4.5 mm，根据需要照射时间可为 1~10 分钟，能量级范围可为 300~1 200 MW，以照射区在照射最后 15~20 秒呈轻度灰白色为宜。

治疗区域温度高低与下列因素有关，即产生的能量与光斑直径成正比；屈光间质透明度高，被照射眼底组织含色素多者热能效应高。操作过程未完中断时，仅需完成剩余部分即可，不必重复全过程。

4. 并发症

（1）眼前节并发症：可见局限性虹膜萎缩、虹膜炎、虹膜后粘连、前囊下晶状体浑浊。
（2）眼底并发症：可见视网膜出血、视网膜收缩、视网膜血管阻塞、视网膜新生血管、浆液性视网膜脱离。

三、透热疗法

电透热法 20 世纪 80 年代以前在眼病治疗中占有极为重要的位置，尤其是透热凝固法，对糖尿病视网膜病变的治疗、孔源性视网膜脱离的视网膜裂孔封闭及难治性青光眼的眼压控制等，均为重要的治疗措施。但由于其并发症较多，逐渐为冷冻疗法所替代。近年来随科技的发展，波长为 810 nm 的半导体二极管激光的高透热性能，同样在难治性青光眼、孔源性视网膜脱离等疾病的治疗得以应用。

1. 难治性青光眼

（1）治疗机制：利用波长 810 nm 的近红外光穿透力强的特点，以半导体激光及接触式探头输入方式，可高效率地将热能透入睫状体，并为其丰富的色素组织所吸收，热效应导致包括睫状上皮细胞在内的组织蛋白凝固、变性、凝固、坏死，减少房水生成，降低眼压。研究还发现，睫状体扁平部光凝可以加强葡萄膜、巩膜通道房水的引流，睫状体冠部光凝后促使虹膜根部向后牵拉，有减轻小梁网阻塞的作用。这种治疗方式具有定位准确、对周围组织损伤小等优点，虹膜、巩膜等邻近组织均不受影响，较传统的睫状体破坏性手术成功率高、安全性好，且易于操作。

（2）适应证：应用普通抗青光眼滤过手术难以治愈的各种难治性青光眼，包括：①新生血管型青光眼；②复杂眼外伤继发的青光眼；③穿透性角膜移植术后、玻璃体视网膜术后继发青光眼；④绝对期或近绝对期青光眼，其他治疗不能控制眼压，有待解决疼痛的青光眼，采用较高能量参数安全有效。

（3）治疗方法：球后及表面麻醉后，将激光光纤接触头置于角巩膜缘后 1.5~2.0 mm 处，激光手柄与视轴平行，对准睫状体冠部；激光照射范围 180°~300°，15~40 烧灼点均匀分布，避开 3 点、9 点部位，以免损伤睫状后长动脉；功率 1 500~3 000 MW，以听到爆破声为宜。

（4）并发症：可见前房积血、葡萄膜炎、角膜水肿等，偶见眼球萎缩。

2. 孔源性视网膜脱离

孔源性视网膜脱离的裂孔封闭，早期曾采用电凝透热法，因其并发症多而改用巩膜外冷凝技术。20 世纪 90 年代中期以来，具有高穿透力的波长 810 nm 二极管激光，又开始应用于孔源性视网膜脱离的裂孔封闭。有研究认为较冷凝技术有更多的优越性。

（1）治疗机制：波长 810 nm 的二极管近红外激光，是目前唯一能穿过巩膜致视网膜粘连的激光，其放射能可被脉络膜色素成分及视网膜色素上皮吸收转化为热能，以达到裂孔处视网膜神经上皮层和色素上皮层粘合，封闭裂孔的目的。有研究认为，其粘连效应可能优于冷凝，对血—视网膜屏障的破坏作用也小于冷凝。

（2）治疗方法：一般采用波长为 810 的二极管半导体激光器，将一带光导纤维的透巩膜二极管激光探头手柄置于与裂孔相对的巩膜表面，施加一定压力致巩膜内陷，尽可能使视网膜色素上皮、脉络膜与脱离的视网膜接近。使用能量一般在 600~1 500 MW，曝光时间 1 000~2 000 毫秒，根据情况可以每次以 100 MW 的能量、500 毫秒的曝光时间增加，直至相应位置视网膜出现灰白色热凝斑为宜。

（金 迪）

第三节 冷凝疗法

冷凝疗法自 19 世纪应用于眼科临床以来，至今仍广泛应用。

一、冷凝的组织反应及治疗机制

冷凝引起的组织反应依冷凝温度高低、持续时间长短及不同组织的生物特性而不同，因此可以根据临床需要采取不同的冷凝方式，以达到治疗眼病的目的。

1. 冷凝的组织病理损伤

在严重冷凝状态下，组织细胞可出现内外电解质紊乱、脂蛋白变性、细胞皱缩或破裂等一系列病理改变。同时组织中淋巴、血流淤滞或局部血栓形成，微循环衰竭，终致组织凝固、坏死、脱落。临床上可以将此种组织反应用于眼外或眼内肿瘤及其他肿瘤的冷冻治疗，使肿瘤脱落、萎缩。

一定程度的组织冷凝可以引起局部炎性反应，尤其是含色素多的组织对冷冻更为敏感，通过巩膜对脉络膜、视网膜施加 $-20 \sim -50℃$ 的冷冻，所诱发的组织水肿、渗出、细胞浸润等炎性反应就可以使脉络膜和视网膜粘连。利用这一机制，临床上广泛以其治疗孔源性视网膜脱离的封闭裂孔。冷凝封洞较过去的热（电）凝封洞更为安全，这是由于其对含血管、细胞较少的巩膜组织损伤较少，而电凝过量所致的巩膜坏死可以引起穿孔。

透过巩膜对睫状体部位施以冷凝可致睫状体细胞严重损害，明显降低房水生成的功能，因此用于治疗某些类型的青光眼。

2. 冷凝的组织粘连效应

冷凝致组织形成冰晶凝固，并与冷凝头形成粘连。利用此效应可清除眼表的病理组织，如病毒性角膜炎；可以取出眼内组织，如 20 世纪 80 年代以前，广为应用的冷冻白内障囊内摘除术。

3. 冷冻组织保护效应

临床上常需将取下的眼组织暂时保存，必要时备用，如供体角膜的冷冻保存。在深低温状态下可完全抑制组织细胞的能量代谢，使其处于"休眠状态"。需要时使其复温，恢复代谢活性，用于角膜移植或其他临床需要。

为避免冷冻致冰晶形成所引起的上述系列细胞损害，在冷冻技术操作中特别加入了二甲亚砜等冷冻保护剂。以此保存的供体角膜于数月甚至数年后仍可应用。

据研究，冷冻损伤有可能致细胞膜释放抗原物质，激发体内抗体形成，因此在某些肿瘤的治疗中，除能除掉瘤体外，抗体的形成有可能提高机体的抗肿瘤能力。

二、冷凝疗法的具体应用

1. 孔源性视网膜脱离

透过巩膜冷凝的视网膜裂孔封闭技术，目前仍然广为应用。间接检眼镜在手术中的应用，使冷凝位置更为确切，冷冻量的掌握更为恰当，增加了手术成功率，减少了并发症。但是，冷凝范围过广或冷冻度过量，可以导致过重的炎性反应、血管破裂，甚至玻璃体内积血，促使增殖性玻璃体视网膜病变（PVR）形成等。

2. 糖尿病视网膜病变

一般用于增殖性糖尿病视网膜病变，尤其是屈光间质不透明、不宜行激光视网膜光凝治疗者。多采用全视网膜冷凝，分两个阶段进行，首先行赤道部和锯齿缘之间的周边部视网膜冷凝，在结膜表面进行即可；第二步行后部视网膜冷凝，需行结膜切开，在巩膜表面冷凝。采用温度为 $-60 \sim -90℃$，冷凝时间 10 秒，每次做两个象限，4 排冷冻点，每排 $5 \sim 6$ 个。每次治疗间隔 7 天。

本疗法虽能取得一定疗效，但其术后反应重，可以出现眼内出血、渗出等并发症，因此若条件允许，应当尽可能采取激光光凝法。

3. 青光眼

（1）适应证：①滤过性手术失败，且不宜再行手术的青光眼患者；②药物治疗无效，且无其他疗法的青光眼患者；③不宜行滤过手术的继发性青光眼，如新生血管性青光眼、葡萄膜炎继发青光眼等；④单纯为减轻痛苦而又不宜行滤过手术的各种绝对期青光眼等。

（2）冷凝方式：①睫状体冷凝，冷凝角膜缘后 3～4 mm 处；②小梁网冷冻，冷凝角膜缘后 1 mm 处；③睫状体小梁网冷凝，分别冷凝角膜缘后 1 mm 和 2 mm 处，有人认为这种方法最好；④睫状体联合周边视网膜冷凝，冷凝角膜缘后 8～15 mm 处，主要用于新生血管性青光眼的治疗，在减少房水生成的同时，促使新生血管萎缩退化。

（3）并发症：①结膜下出血；②前房积血；③睫状体出血；④虹膜萎缩；⑤葡萄膜炎；⑥低眼压；⑦眼球萎缩。

4. 眼部肿瘤

（1）眼睑皮肤及眼表肿瘤：如血管瘤、乳头状瘤、较良性且局限的基底细胞癌等，可用 CO_2 干冰、液氮等涂于肿物表面或其根茎部，肿物可逐渐萎缩、坏死、脱落。

（2）眼内肿瘤：对于较局限的眼内恶性肿瘤如视网膜母细胞瘤等，患者不同意摘除眼球或双眼患病拟保留眼球者，可采用冷凝疗法。具体做法是在瘤体相应的巩膜表面施以 -70～-190℃ 的冷凝，时间 30～60 秒，以直视下眼底冷凝部位呈现灰白色"冰球"样改变为宜。可重复冷凝，中间间隔 1 分钟，重复 2～3 次。因其疗效不如放疗，现已较少应用。

5. 表层角膜病变

如病毒性角膜炎等。将 CO_2 冷凝头直接冷冻于病变区 5～10 秒，可清除表层病变组织，刺激上皮增生。

6. 白内障囊内摘除

将特制冷凝器的冷凝头直接接触于晶状体前表面，以 -10～-20℃ 的低温就可使晶状体前囊、前皮质与冷凝头共同形成冷凝粘结，将晶状体完整摘除。在 20 世纪 60—80 年代，曾是我国最普及的白内障囊内摘除手术方式。随着现代白内障囊外摘除术及人工晶状体植入术的普及，此手术在临床上已不再采用。

（文晓霞）

第四节　电疗法

一、直流电药物离子导入法

该疗法是利用直流电流的电场作用，以电学上的同性相斥、异性相吸原理，将有极性的药物不经血液循环直接导入眼内的一种治疗方法。在正常情况下，眼球固有的屏障功能，使用滴眼液等局部给药法进入眼内的药物较少，而用直流电药物离子导入法，在眼内所能达到的药物浓度比局部滴药法高 20 倍。有研究者曾用 ^{32}P 核素示踪法进行动物实验研究表明，以等量的 ^{32}P 分别行离子导入、结膜下注射和滴眼后 30 分钟，房水中的 ^{32}P 峰值浓度比为 127 : 2 : 1，表明直流电药物离子导入法所导致的药物浓度比滴眼法给药高 127 倍。

常用的直流电药物离子导入法有眼杯法、眼垫法、棉片法等。眼垫法较为简便易行，一般是在眼睑表面放置和药物极性相同的电极板，枕部放置与其极性相反的电极板，在同性相斥、异性相吸的共同作用下，促使药物导入眼内。

直流电药物离子导入法的适应证范围较广，巩膜炎、角膜炎、葡萄膜炎、玻璃体浑浊、视神经炎、眼底出血等均可采用此治疗方法。

本治疗方法具有见效快、无痛苦、操作简便易行等优点，但操作时应当注意电极板不可直接接触皮肤，以免灼伤。

二、其他电疗法

其他应用于眼科病的方法主要有音频电疗法等，其作用机制及适应证见表2-1。

表2-1 音频电疗法等的作用机制及适应证

电疗法	电疗特点	作用	适应证
低频脉冲	低电压，小电流，频率50～80次/秒，脉冲持续1毫秒	肌肉受激节律性收缩，改善血液循环，增强代谢，改善神经功能	睑肌及眼外肌麻痹，眼睑血管神经性水肿，睑知觉障碍
音频电流	频率2 000Hz范围内的正弦交流电	镇痛、止痒、消肿、软化瘢痕、松解粘连	睑瘢痕，结膜囊缩窄，睑球粘连，睑皮肤带状疱疹，睑缘炎，睑腺炎，角膜炎
高频电长波	以高频长波电流产生的火花放电性刺激予以治疗	镇痛、止痒、改善血液循环	睑肌痉挛或松弛，睑皮肤瘙痒或感觉异常
高频电中波	以高频中波电流的热效应予以治疗	促进血流、淋巴循环，增强代谢及免疫功能，消炎、解痉、止痛	睑慢性炎症，睑肌痉挛，眼部神经痛

（文晓霞）

第五节 放疗法

放疗法是用电流辐射治疗疾病的一种方法，自1895年伦琴发明X线，1898年居里夫妇发现镭元素以后迅速发展起来，在近百年的医学治疗学上曾起着重要作用，至今仍不失其治疗价值。

一、放射源

1. 电磁辐射

包括X射线和γ射线。X射线是电子在X线机或加速器内加速后撞击阳极靶，由一部分能量转化而来的。γ射线为天然或人工放射性物质（如镭-226、钴-60、钽-182等）衰变过程中产生的，性质类似X射线。

2. 粒子辐射

（1）β射线：是天然或人工放射物质衰变过程中发射的电子。眼科常用的是放射性核素锶-90发射的β射线，制成眼用敷贴器，治疗眼表疾病等。

（2）电子束：电子在加速器内被加速后，可产生高能电子束或高能 X 射线。其特点是照射深度易控，适于表浅病变治疗而很少伤及深层组织。

3. 其他高线性能量转换（LET）射线

包括快中子、质子、负 π 介子及某些高能重核（如氦核、氖核等）。质子束已有效地用于治疗葡萄膜黑色素瘤，其优点是照射量能更精确地局限于肿瘤区，可将眼内其他重要组织如晶状体、黄斑和视神经等摒除在外，对整个肿瘤区的放射也比较均匀。

二、眼科照射技术

1. 远隔性外照射

X 射线、γ 射线或电子束治疗机皆属于此类。

2. 放射性物质移植或间质性应用

将放射源插入肿瘤或病变组织内。镭针、钴 - 60 针、氡小管、金粒 - 198 和钽 - 182 丝均可用作此种治疗。

3. 局部接触治疗

将放射性核素敷贴器直接放到或缝到病变组织处，如锶 - 90 敷贴器和钴 - 60 盘等。巩膜板放疗也属此种。

4. 腔内治疗

如将针状敷贴器放入眶内行放疗。

5. 注射或食入法

有时用于眶内广泛播散的淋巴瘤。

三、眼病治疗

1. 眼睑上皮癌

（1）接触放射法：适用于大小不超过 1 ~ 5 cm、深度在 0.5 cm 以内的肿瘤。总剂量 45 ~ 50 Gy（4 500 ~ 5 000 rad）。

（2）穿透性放疗法：电压需提高到 140 ~ 180 kV，总剂量 46 ~ 60 Gy（4 600 ~ 6 000 rad），适用于中等大的肿瘤。腺癌比基底细胞癌剂量要略大些。

（3）镭针疗法：适用于小肿瘤或睑缘肿瘤。

（4）电子束疗法：适用于大面积眼睑上皮癌，总剂量 70 ~ 85 Gy（7 000 ~ 8 500 rad）。

以上方法的选择主要取决于眼睑上皮癌的临床期别。1 期（T_1）：肿瘤小于或等于 2 cm，宜用接触疗法；2 期（T_2）：肿瘤小于 5 cm，皮下轻度浸润，宜用穿透性放疗法；3 期和 4 期（T_3，T_4）：肿瘤大小超过 5 cm，呈侵蚀性，侵犯深层组织如软骨、骨、肌肉，可应用电子束疗法。

2. 视网膜母细胞瘤

放疗以往多用于不宜手术、术后辅助治疗或术后复发的视网膜母细胞瘤（RB）患者。近年来研究发现，RB 对放疗极为敏感，因此对其施行眼球摘除术更为慎重，而趋于应用放疗法消除肿瘤，尤其是双眼患者。目前所采用的放疗方法有以下 4 种。

（1）外照射疗法（EBRT）：较为传统的方法，对 RB 控制率高，适用于邻近视神经盘或黄斑肿瘤等，但不良反应大，可以导致晶状体浑浊、玻璃体积血等。

（2）趋实体放疗法：为一新型放疗技术，利用直线加速器配合角度旋转，对肿瘤释放高剂量射线；适用于视神经盘及黄斑部 RB。

（3）调强放疗法（MRT）：又称强度调控放疗法，为一三维立体放疗技术，通过计算机制作出瘤体大小及形状的图像，以不同程度窄放射线从不同角度对瘤体实施放疗，可用于治疗已扩展至锯齿缘和玻璃体内的 RB。

（4）近距离（巩膜敷贴）放疗法：为最早应用于 RB 的放疗技术，是将含放射性核素物质的敷贴器置于瘤体基底部位巩膜处，以适当释放剂量，在 2～4 天时间内透过巩膜射及瘤体顶部，使肿瘤坏死萎缩。其优点是对眼部及颜面部正常组织损伤小，诱发继发肿瘤的概率低。适合于基底部 <16 mm，厚度 <8 mm 的 RB。

3. 脉络膜恶性黑色素瘤

对脉络膜恶性黑色素瘤（CMM）的治疗，眼球摘除已不是唯一的治疗手段，放疗已为广泛的治疗措施，甚至为首选的保守治疗方法。就其全身转移情况而言，和摘除眼球者相比并无明显差异。

最常使用的治疗方法仍是巩膜表面放置放射性敷贴器，碘 – 125 敷贴器已基本代替钴 – 60、铱 – 192、钌 – 106 等，但是根据肿瘤的大小和程度，选择恰当的敷贴器。

近年来国内外已有应用立体定向放疗法对 CMM 进行治疗，认为对后极部和后部脉络膜的 CMM 有较好疗效。

4. 眼球表面肿瘤

包括上皮癌、Bowen 病、恶性黑色素瘤、癌性黑变病等，用切除加放疗可获得较好效果。一般用 β 或 γ 射线，也可用低伏 X 线，剂量一般是 4～6 周内 80～100 Gy（8 000～10 000 rad）。癌性黑变病最好用氡小管移植，剂量 4 天内 40 Gy（4 000 rad）。

5. 眶肿瘤

对淋巴组织肉瘤、横纹肌肉瘤、泪腺肿瘤（混合瘤、腺癌和圆柱瘤），放疗可取得一定疗效。

6. 良性肿瘤

放疗对眼部血管瘤、浆细胞瘤、乳头瘤、角化病、瘢痕瘤等可产生一定疗效。

（陈　波）

第六节　超声波疗法

一、超声波及其治疗机制

超声波是在电或其他能源的作用下，所产生的频率超过声速、大于 2 000 次/秒的机械振动波。一般以纵波形式在介质中传播，并使介质粒子产生压缩和稀疏交替性变化。超声波具有机械波的波动性、声场特性、指向性、反射性、折射性，并具有干涉、衍射、吸收和衰减等特性。

超声波被组织吸收后可转化为热能。这种热效应随即可使局部组织温度上升，血管扩张，血流量增加，血管通透性增强。临床上可以用其治疗眼部炎性疾病，促使浸润水肿消退，炎性渗出吸收。超声波的机械效应可以产生轻微的按摩作用，也可改善局部血流和淋巴循环，加强代谢功能。超声波还能促使胶原纤维分裂，促进组织修复，松解粘连，软化瘢痕，并能改善神经的营养和功能。

超声波还可以通过其机械效应将组织粉碎，这就是超声乳化白内障吸除术的基本机制。

研究证明，小剂量超声波对眼组织无害，大剂量可引起角膜水肿乃至坏死、玻璃体液化、虹膜、睫状体及视网膜不同程度的损害。

二、低强度超声用于眼病治疗

1. 适应证

（1）睑板腺囊肿及睑瘢痕：对新鲜睑瘢痕，可有一定疗效。

（2）角膜炎：用超声导入法效果较好，可加速角膜炎性病变愈合及前房渗出的吸收。

（3）角膜瘢痕性浑浊：对于早期形成的角膜瘢痕可有一定疗效。

（4）玻璃体积血及浑浊：分解血凝快，促其吸收。

（5）中心性浆液性脉络膜视网膜病变：可以促进浆液性渗出的吸收。

2. 治疗方法

（1）水囊法：超声头通过放于闭合眼睑上的温水囊施以治疗。

（2）浴槽法（水下辐射）：超声波固定在特别的盛有 36～38℃ 生理盐水的眼浴槽中，将眼浴槽再置于经表面麻醉的眼球上。

（3）接触法：将超声头直接放于闭合的眼睑上，采用移动辐射或固定辐射。

（4）超声导入法：即同时借超声波促进药物离子透入。实验证明药物可很快扩散到深部组织，5 秒即可达眼底组织。治疗中超声头放于盛有欲导入药物的眼杯中。

以上各方法一般用超声波强度 0.2～0.3 W/cm^2，时间 5～8 分钟。超声导入法的时间可适当延长到 10～15 分钟。

三、高强度聚集超声用于眼病治疗

1. 高强度聚集超声睫状体透射治疗青光眼

（1）治疗机制：据研究有以下降眼压机制。①破坏睫状上皮，减少房水生成。②致睫状体和巩膜分离，加强葡萄膜、巩膜通道的引流。③治疗后的巩膜组织有助于睫状体上腔的房水引流入结膜下。

（2）适应证：不宜施行眼外滤过术或已经施行滤过术失败的各种难治性青光眼。

（3）治疗方法：在角膜缘后 1.5 mm 的巩膜上，以 4.5 MHz 的声束脉冲聚集透射睫状体，强度 500～2 000 W/cm^2，做 5～10 个透射点，每点 2～5 秒。透射区随即呈现结膜变白及水肿。注意声束的方向，以免损伤晶状体而致其浑浊。

（4）并发症：可有葡萄膜炎、低眼压、局灶性晶状体浑浊等。

2. 眼部恶性肿瘤

利用高强度聚集超声产生的热效应可以导致组织坏死，达到治疗恶性肿瘤的目的。有关此项治疗的研究资料甚少，有人认为其优点是：①聚集区可控制在极小的范围内，可以精确定位于眼内或眶内任何深度和部位；②与激光光凝相比，不需依靠组织的特殊成分（如黑色素）以助能量吸收；③可以透过不透明介质到达作用点；④可以重复治疗。但在治疗过程中，其对通过的正常组织（如巩膜等）的损伤如何解决，有待进一步研究。

四、白内障超声乳化术

1. 超声乳化仪

现已成功用于临床的白内障超声乳化仪多种多样，经过多次更新换代使该项技术更加成熟完善，为提高手术质量、减少并发症提供了可靠保障。如近年来博士伦公司推出的 Stellaris 超声乳化仪等，可实现 1.8 mm 的同轴微切口超声乳化术，手术创伤更小、安全性更高，术后恢复更快。这些手术仪器的基本结构虽有不同，但基本原理相同。

（1）工作原理：现今的超声乳化仪利用振动频率达 40 000 次/秒的超声乳化头（超乳头），将晶状体核粉碎乳化，再通过一负压管道的吸引将乳化的晶状体核吸出。为保持稳定的正常前房深度及消除超乳头机械振动产生的热量，在超乳头上精心设计了灌注冲洗与乳化抽吸同步进行的管道结构，既减少了机械振动对周围组织的机械损伤，又将其振动产生的热量随水流消失，同时也在这一过程中冲洗干净晶状体囊袋内的所有核和皮质碎屑。

（2）主要结构。

1）超乳头：其中央为一施行超声振动乳化晶状体核的中空管形乳化头，粉碎乳化的核碎屑即从其中空管中吸出。乳化头外装一硅胶套管，灌注液即自此灌入眼内，吸取和灌注平衡。乳化头端呈一定角度的倾斜面，常用有 15°、30°和 45°三个规格。依核的硬度可选用不同倾斜面的乳化头。

2）吸引装置：又称吸引泵，是将超乳头端的液体、乳化的晶状体核及皮质吸出眼外的装置。现应用的吸引泵有两大类型，即蠕动泵和文丘里泵。①蠕动泵：这一吸引装置是由一轮状结构实施的。将与超乳头抽吸系统相接的软管挤压于轮状结构内，因其内充满恒定量的液体，随着轮状结构的转动可以将管内液体挤压排出，随之产生负压，将眼内液体吸出。转速越快，负压越大。在术中根据需要随时调节压缩轮的转速，即调节负压的高低。以蠕动泵为抽吸装置的超声乳化仪的负压上升缓慢，较为稳定，误伤晶状体后囊膜的机会较少，尤其适合于技术欠娴熟的初学者。其缺点是吸引启动缓慢。②文丘里泵：其吸引装置是由一可以排出高速气流的容器装置完成的。该容器与超乳头的抽吸管道相连，当容器顶部有气流抽出时容器内即产生负压，负压的高低与气流的抽出速度成正比。因此在手术操作中可以根据需要控制气流排速，即控制负压。此型超声乳化仪的优点是负压启动快，吸引力快速提高。缺点是容易损伤不应吸住的组织。

2. 适应证和禁忌证

随着手术设施的改进、手术经验的积累、技术的娴熟，白内障超声乳化术已无严格意义的禁忌证，凡适宜行白内障囊外摘除术者均可行此手术。但具体到每位术者，应当根据自身手术掌握的娴熟程度，适当地掌握适合自己的适应证。例如初学者，不宜对晶状体核极硬或复杂条件的白内障患者予以手术。其他诸如角膜内皮细胞数的多少等，应根据自己的临床经验适当掌握。

3. 评价

超声乳化白内障吸除术的开展，是白内障手术的重大进展。该项技术的应用，使白内障手术以极小的切口、极轻微的创伤、极快的速度、极高的质量施行，使患者得以复明。此项技术也使可以大批量群体门诊白内障手术的开展成为可能，极大减轻了患者的痛苦及经济负担。

但此项手术毕竟是在眼前节极狭小的空间内施行的，稍有不慎即可造成角膜内皮等正常组织的严重损伤，甚至出现不可挽回的并发症，故要求术者必须经过严格的训练，有较高的操作技巧。

（陈　波）

第三章

眼科激光疗法

激光医学是近代物理疗法的重大科技成就之一，氩激光等相继问世后，激光疗法成为眼科治疗学的重要组成部分。特别是近年来激光疗法的快速发展，已使其成为眼科物理疗法的一项重要内容。

第一节　激光治疗原理与机制

光是物体内部的微观粒子的剧烈变化，从物体内部发射出来。激光（LASER）是通过受激辐射的光放大，其振幅、频率和相位都是有序的，因此具有单色性好、方向性强、亮度高的独特优点。而普通光是向四面八方发射，其振幅、频率和相位都是混乱的。

激光的受激辐射放大的概念是由伟大的物理学家爱因斯坦于 1917 年提出的。1958 年，美国科学家汤斯提出了激光实现的方法。1960 年，美国科学家梅曼研制出世界上第一台激光红宝石激光器。1961 年，我国科技人才创造了我国第一台红宝石激光器，为我国激光技术的发展打开了大门。自激光及其技术问世以来备受人们的重视，各种激光器在眼科学的广泛应用，给眼科临床与科研带来了长足的发展。

一、光的本性

光是特定波段中的电磁波。我们认识物质的时候是从波动性和粒子性两方面进行的，对光的认识也不例外。在光的传播过程中，它表现出波动性。科学家已经发现光可以像波一样向前传播，有时它也能显示粒子的特性，所以称其为"波粒二象性"。对光的波粒二象性的新认识，最终导致量子力学与相对论两个科学发现。

二、原子的能级结构

研究发现，发光的本质与原子或物质分子的能量状态变化有关。原子或分子粒子可以从高能变为低能，能量状态的转变，会以光的形式发射过剩的能量。任何物体在任何温度下都会产生辐射。当物体被加热到很高温度时还会发光，这就是热致发光，如太阳、白炽灯等。发光不是仅用高温来维持的，也可以依靠其他一些过程实现，如闪电、日光灯等。

三、光与原子的相互作用

从原子状态来说，光子无非有两种状态，即有光子或无光子。对光子来说，原子无非也有两种状态，即上能级状态或下能级状态。不考虑无光子且原子处于下能级的稳定情况，光与物质相互作用的过程有三个过程，即受激吸收、自发辐射和受激辐射，这三种基本物理现象包含在激光产生过程中。

四、粒子数反转

粒子数反转是激光产生的前提。两个能级之间受激辐射的概率与两能级粒子数的差异有关。通常，粒子数反转取决于两个以上的水平：低能量粒子通过泵能级被泵到高能级，甚至高于高能级。通常气体放电可以用来激发具有动能的激光材料，称为电激发；也可以用来照射光谐振器中的介质原子，称为光激发和热激发、化学激发等。各种激励模式可视为泵送或泵浦。为了使激光器继续输出，必须连续泵浦以补充高能粒子向下过度的消耗。

五、激光发射的条件

激光发射需要三个主要条件：粒子数反转、满足阈值条件和共振条件。原子系统已经形成了粒子数反转的分布，称为激光工作物质。处于激发态的粒子是不稳定的，需外来光子作用，否则会跳回基态，同时产生自发辐射光子，没有固定方向。它们具有相同的频率、相同的传播方向、相同的相位和偏振方向，以便产生大量的光子与粒子数反转分布系统。平行平面谐振器方法，由美国科学家汤斯和肖洛于1958年提出，由两块平行平面反射镜组成。任何不沿谐振器轴线移动的光子迅速从空腔逸出。沿着轴线移动的光子将继续在空腔中移动，并将继续穿过两个反射器反射。使处于激发态的原子产生越来越多的等量光子，使轴向运动光子不断扩大。雪崩式正反馈光放大过程使谐振腔的空腔沿轴的轴线增加，最终形成具有相同方向、频率和相位的强波束，并从谐振器反射器的端部发射，这就是激光的产生原理。

六、激光束特性

激光束的4个主要特性与普通光是不可比拟的。4个主要特点是方向性强、单色性好、相干性高和能量密度大。因为激光束的这些特性，使得它在眼科学和其他学科中的应用越来越广泛。

1. 方向性强

普通光源为立体角发射光，激光束发散角小，方向性强。由于激光器谐振腔对光束方向的严格限制，其方向特别强。因为它只是沿着谐振器的轴线来回移动传播的光才能持续地放大，从部分反射镜的一端输出。

2. 单色性好

不同波长的可见光传到人眼，可以产生不同的颜色视觉，而且波长范围越窄，色度越纯。激光器具有良好的单色特性，特别是对于某些氦氖激光器，其光谱线非常窄，小于 8 ~ 10 nm。激光优良单色性的原因为：①激光的受激发射发生在由荧光光谱固定的两个水平之间，只有频率满足一定范围的光波才能被放大；②激光谐振腔的干涉使得只有在满足谐振腔谐振条件的频率并且能够形成落在工作材料线的宽度内的光振荡的情况下才可能产生激光输出。

3. 相干性高

光的相干性是指空间中任意两点的光振动之间的相互关联的程度。普通光源的发光是自发发射过程，每个发光过程是独立的发光体，光子发射无序，彼此之间没有关系，因此相干度很低。激光是由受激辐射产生的，发射光子具有相同的频率、相位和方向，所以相干性很高。

4. 功率密度大

对于可见光激光器，光束的高功率密度是高亮度的。光源的亮度被定义为光源发射到其正常方向的单位面积单位角度的光功率。从这个定义出发，激光的亮度高是因其发光面积小，而且光束发散角也极小的缘故。例如，只有 1 MW 的氦氖激光器的输出比太阳高出100 倍。

七、激光的生物作用机制

当激光照射生物组织时，同时发生反射、吸收和透射，三者之间的比值是由辐照组织的光学特性决定的。组织吸收光能的生物效应由激光器的能量、输出模式、光斑面积和照射时间决定。激光与生物组织交互是复杂多样的，一些机制还不完全清楚。

激光与生物组织的相互作用是复杂多样的，组织产生的生物效应也有多种形式，包括热效应、电离效应和光化学效应三大类。

1. 热效应

如果组织吸收大量光子，生物分子和水分子的热运动将加剧，局部组织的温度将升高，称为光的热效应。各种激光在生物组织中的产热机制不尽相同。激光照射直接与组织损伤、组织密度和加热有关。在同一个组织中，随着温度升高，组织损伤逐渐加重，临床上可见到光凝固、光气化和光炭化 3 种类型。

2. 电离效应

激光是一种能实现高能量密度的光源，它也是电磁波。当激光束的焦点能量达到一定程度时，原子中的电子可以从原子核中去除，成为自由电子，自由电子和离子与等离子体共存。除了气体、液体和固体外，等离子体是物质的第四种状态，它具有气体的机械性质和金属的导电性。

3. 光化学效应

是指由物质分子吸收外部光子能量而激发的化学反应。例如，当光被视为紫红色时，发生漂白过程。在人体皮肤中，麦角胆固醇在阳光的作用下变成维生素 D_2，而在叶绿体的条件下，阳光可以使水和二氧化碳合成糖类和氧气。激光作为一种高度集中的单色光源，也能引起普通光引起的光化学效应。光化学反应有很多种，它们的机制是不同的，但最基本的规则是特定的光化学反应由光子的特定波长触发。一般说来，生物分子的光化学反应可以通过可见光和紫外光在 700 nm 以下引起。眼科激光治疗的光化学效应包括光去除和光辐射治疗。

（徐　樱）

第二节　眼科常用激光器及应用

自 1960 年世界上第一台激光器问世以来，已经有数百种不同类型的激光器被研发生产。它们的波长覆盖范围从远紫外段到远红外段，其结构与工作方式也是多种多样的。由于眼球独特的解剖结构和光学特性，激光在眼科领域的应用一直处于激光医学的先导地位。不同波长和工作模式的激光对眼球不同部位的作用不同，可用于治疗不同的眼病，从而极大地丰富了激光眼科学的内容。本节简要介绍一些眼科临床曾经使用过和目前正在使用的代表性激光器。

一、红宝石激光器

1. 原理与结构

红宝石激光器是一种固体激光器。产生激光的工作物质是掺有适量三氧化二铬的红宝石晶状体，呈淡红色。红宝石激光器常以氙灯做激励光源，它的工作物质属三能级系统。在聚光腔内，当红宝石晶状体受到氙灯的强光照射时，铬离子对其中波长为 410 nm 和 560 nm 的光线强烈吸收。铬离子吸收光能后，其外层电子从基态能级迁跃到高能态能级。由于红宝石晶状体内部晶格的振动，处于高能态的电子大部分在极短的时间内转移到亚稳态能级。当基态与亚稳态之间形成粒子数反分布时，在谐振腔内大量的粒子从亚稳态回到基态便产生中心波长为 694.3 nm 的深红色激光。

红宝石晶状体导热率高，机械强度大，化学结构稳定，容易生长成大尺寸晶状体。它曾是一种被广泛采用的固体激光工作物质。但是红宝石的阈值高，量子效率较低，温度对其性能也有非常显著的影响。温度升高后，输出激光的中心波长沿长波方向移动，谱线变宽，量子效率下降。因此，在室温条件下红宝石晶状体不能做成连续波和高重复频率输出的激光器，即使以单脉冲方式工作，也需要循环水冷却。红宝石激光器一般采用闪烁氙灯做泵浦源，氙灯与红宝石棒同在一个椭圆形聚光腔内。红宝石棒的一端是全反射镜，另一端是部分反射镜，它们共同构成激光谐振腔。

2. 眼科应用

在红宝石激光器诞生的第 2 年，Zaret 等（1961 年）研制了红宝石激光视网膜凝固机，开始做了大量动物实验。1963 年 Camapbell 和 Zweng 首次应用于眼科门诊治疗视网膜病变。红宝石激光在人体折射介质中的透射率很高，黑色素对其吸收率很高因而很适用于棕色虹膜的和光切除和封闭视网膜裂孔，并可以使视网膜和脉络膜之间产生牢固的粘连。但是血蛋白对它的吸收率很低，因此不适用于治疗眼底血管性病变。另外它是脉冲发射，能量掌握不准容易造成眼底出血。

二、氦氖激光器

1. 原理与结构

氦氖（He-Ne）激光器是一种连续输出的气体激光器，由激光管和激光电源组成。所述激光管包括放电管、电极和光学谐振器。放电管充满激光产生的材料：氦气和氖气。其中产生激光辐射的是氖，氦是辅助气体，用以提高氖原子的泵浦速率。

当放电管两端加上 1 000V 左右的直流高压电时，其中的氦氖气体开始放电。通过电子的碰撞激发、共振转移和串级跃迁等过程，氖原子受激产生粒子数反转，然后在谐振腔中产生激光振荡。

2. 眼科应用

氦氖激光器由 Ali Javan 等于 1961 年首先研制成功。这种激光器结构简单、性能稳定，输出激光光束的单色性、方向性和相干性优良。许多眼科激光检查仪都使用它，如激光干涉条纹视力仪、激光扫描检眼镜和激光多普勒眼底血流仪等。此外，用氦氖激光器作为准直指示光，如 Nd：YAG 激光器、脉冲染料激光器、准分子激光器和 CO_2 激光器。氦氖激光作为弱激光照射人体，产生一系列生物刺激效应，如改善机体免疫功能、促进组织生长、抗炎和扩张毛细血管等，眼科临床用它来治疗睑腺炎和弱视等。

三、氩离子激光器

1. 原理与结构

氩离子激光器的工作物质是惰性气体氩（Argon），在放电管中受到大电流激发时，处于基态的氩原子与电子发生非弹性碰撞，产生迁跃。氩离子受激辐射经过激光谐振腔中的振荡和谱线选择装置的处理，眼科用氩离子激光器输出的是蓝绿激光。其中，488.0 nm 的蓝光占 60%，514.5 nm 的绿光占 40%。

以往的氩离子激光器是连续工作的，即使没有治疗量的激光发射，激光管也有激光振荡，它的耗电量很大，能量转换效率很低。另外，激光器需要有充足的水流冷却，因而整个仪器大而笨重。

现代的氩离子激光器是使用时才工作，使用陶瓷—钨铜制造全封闭的激光管，解决了气体慢性泄漏的问题，实现了只有发射激光时激光管才通电，才有激光振荡，因此现代的氩离子激光器体积小，耗电量低，不需外部水冷却，可方便地移动。

2. 眼科应用

波长为 488.0 nm 和 514.5 nm 的蓝光和绿光在正常眼的屈光间充质中具有良好的透射率（78% ~83%）。视网膜、脉络膜和血红蛋白的吸收率分别高达 75% ~ 80% 和 72% ~74%，因此，氩激光适用于治疗视网膜和脉络膜的病变，特别是眼底血管性疾病。

四、氪离子激光器

1. 原理与结构

氪离子激光器的结构、泵浦方式和运转方式与氩离子激光器很相似，只不过放电管中的工作物质是氪气。以往商品化的眼科用氪离子激光机常与氩离子激光机组合为一体，共用一套供电系统和水冷却装置。氪激光器的效率很低，当消耗相同的能量时，激光器的输出功率仅为氩离子激光器的一半。进入 20 世纪 90 年代，随着激光技术的发展，如同氩离子激光器一样，氪离子激光器也实现了"输出时才工作"的运转方式，不仅提高了输出功率，还实现了多波长输出。

2. 眼科应用

氪离子激光器与氩离子激光器是同年问世的，由于当时没有解决耗能高而输出功率低这一技术难题，直到 1972 年才由 L'Esperance 等改制出眼科治疗机用于临床。又因输出功率的限制，以前临床上只能用氪红激光做眼底病变的光凝治疗，而氪黄激光和氪绿激光仅限于实验研究。

五、钕钇铝石榴石激光器

1. 原理与结构

钕钇铝石榴石激光器通常被称为 Nd：YAG 激光器。它是一种具有紫外钕掺杂钇铝石榴石透镜的固体激光器，其基质为钇铝石榴石（$Y_3Al_5O_{12}$），其活化离子为 Nd^{3+}。当 Nd：YAG 透镜受到强光照射时，处于基态的钕离子吸收泵浦光源的能量，跃迁到吸收带中的能级。这些激发的粒子是不稳定的，很快以无辐射跃迁的形式回到亚稳态，并在这个能级上形成粒子数反转。当这些粒子再向下能级跃迁时，就会辐射光子，在谐振腔内产生激光振荡。较低水平的粒子也不稳定，并且在没有辐射的情况下迅速返回基态。

2. 眼科应用

Nd：YAG 激光器具有连续波、自由振荡模式、倍频、Q 调制和锁模，在眼科临床应用非常广泛。常见的应用如下。①连续 Nd：YAG 激光器在巩膜透过率高，因而适用于经巩膜睫状体光凝和经巩膜脉络膜视网膜光凝。连续 Nd：YAG 激光器输出功率高，可通过石英光纤传输，因而可用于经鼻腔逆行激光泪囊造口术。②波长为 532 nm 的倍频 Nd：YAG 激光可用于黄斑和眼底血管病变的光凝治疗。Q 调制和锁模 Nd：YAG 激光器应用于激光虹膜周切术、膜性白内障切开术，也可用于切割玻璃体机化条索。

六、二氧化碳激光器

1. 原理与结构

二氧化碳激光器是一种分子气体激光器。其工作物质是 CO_2 气体，辅助气体包括 N_2、He、Xe、H_2 和 H_2O 等。二氧化碳分子是一个线性对称的三原子分子，有 3 种不同的振动模式，即对称振动、变形振动和非对称振动。因此，二氧化碳激光器的受激辐射跃迁过程较原子和离子气体激光器复杂。眼科临床上通常使用的二氧化碳激光器是一种连续输出的腔内激光管。它具有结构简单、紧凑的优点，主要由放电管、光谐振器、电极、水冷却系统等组成。

2. 眼科应用

第一台二氧化碳激光器在 1964 年由 Patel 研制成功。1967 年，Fine 等开展了二氧化碳激光对角膜作用的研究。1972 年，L'Esperance 等将这种激光用于眼科临床治疗。二氧化碳激光器能够容易地汽化切除软组织，并且切口不会出血，因此被广泛应用于多种外眼手术，如睑板腺癌切除、翼状胬肉切除、结膜乳头状瘤和色素痣切除等。此外，它还可用于青光眼的外引流手术。

七、半导体激光器

1. 原理与结构

半导体激光器是一种以半导体材料为工作材料，又称为激光二极管（LD）的激光器。目前的半导体激光器有两种化合物：三元化合物（镓铝砷）和四元化合物（镓铟砷磷）。半导体激光器有多种类型，它们的工作原理不尽相同，现以最简单的注入式同质结砷化镓激光二极管激光器的工作原理为例。当直接给同质结砷化镓激光二极管通电时（P-N 结正向注入），就会在 P 型半导体和 N 型半导体之间发生电子跃迁，形成粒子数反转分布。当电子从高能带返回到低能带时，过剩的能量以光子的形式辐射。半导体晶状体的解理面形成两个平行的反射镜面，构成谐振腔，光子在其中振荡、反馈，进而从 P-N 结区发射出激光束。

2. 眼科应用

自从 1962 年 GaAs 同质结半导体激光器问世以来，人们一直在不断改进和发展。1970

年，制成室温下连续运转的镓铝砷—砷化镓双异质激光二极管，设备的寿命已经增加到了数万个小时。近年来发展起来的量子阱半导体激光器在其激光束性能方面已有很大改善，这类激光器的实用价值越来越高。

半导体激光器体积小，光电转换效率高，不需要外部冷却，因此优于其他的眼科激光器。接检眼镜连接，做经瞳孔的眼底光专用的探头连接，实施眼内激光光凝、巩膜睫状体光凝和巩膜脉络膜光凝等。810 nm 半导体激光对巩膜睫状体的透射率为 71%，睫状体色素上皮的吸收率是 Nd：YAG 激光的 2 倍，显示出其在治疗难治性青光眼方面的优越性。

八、准分子激光器

1. 原理与结构

准分子激光器是以稀有气体、稀有气体的卤化物或氧化物为工作物质的一类激光器，脉冲激光主要从紫外波段发射。常用的准分子激光器有 ARF（193 nm）、KrF（248 nm）、XeCl（308 nm）、XeF（351 nm）等。这些激光器被称为"准分子"（ExcMeLe）的原因是因为它们的工作气体在正常条件下是化学稳定的原子，当被外部能量激发时，可暂时形成寿命极短的分子，称为准分子。

用于屈光矫治的准分子激光机，其角膜切削精度要求很高，所以激光器的输出和传输系统中光学元件的动作都是由计算机来控制的。该计算机还随时处理检测系统的反馈信息。由于准分子激光是不可见的紫外光，因而常用红色氦氖激光或半导体激光对靶组织瞄准定位，术者通过手术显微镜观察瞄准情况和激光切削过程。自动化程度高的准分子激光器还装有自动追踪术眼的系统，并能实时显示切削信息，从而提高切削精度。

2. 眼科应用

准分子激光是 20 世纪 70 年代发展起来的一种高能紫外激光器。1983 年，Trkelet 等首次使用氟化氩准分子激光治疗角膜切口。1985 年，Seiler 等将准分子激光用于眼科临床试验的结果表明，紫外波段的激光几乎全被浅层角膜吸收，波长越短组织穿透力越浅。紫外波段激光主要以光化学作用打断组织分子的化学键，从而实现组织切割。这类激光产生的组织切口边缘整齐，而且没有热损伤。

由于不同的工作物质，准分子激光器的波长为 157～351 nm。目前，商品化的眼科用准分子激光器都是以氩氟气体为工作物质，输出 193 nm 激光。准分子激光在眼科临床应用主要包括两类：一类是用于矫治屈光不正的光学屈光角膜切除，治疗近视、远视和散光；另一类是光学治疗性角膜切除术，治疗角膜不规则散光、角膜浅表瘢痕等。

（徐　樱）

第三节　激光治疗注意事项和导入途径

一、适应证

（1）视网膜裂孔边缘或裂孔盖上存在中度玻璃体牵引。

（2）视网膜裂孔附近有视网膜前膜形成或玻璃体积血。

（3）视网膜裂孔附近有局限性视网膜脱离或视网膜下液。

（4）视网膜脱离手术复位后发现裂孔闭合不全。

（5）视网膜裂孔合并有眼底异物或寄生虫等，需做手术取出。

二、相对适应证

（1）视网膜裂孔伴有 5D 以上近视存在。

（2）视网膜裂孔位于水平子午线上。

（3）视网膜裂孔周围无色素增生，也无其他证据表明视网膜裂孔形成时间较短。

（4）日常生活中需要做重体力劳动。

（5）有对侧眼视网膜脱离史或视网膜脱离家族史。

三、禁忌证

（1）在裂孔周围已经有一个大范围的视网膜脱离或一个巨大的孔不应该用光凝固治疗。

（2）裂孔周围脱离的视网膜有条索牵引，此时应采用巩膜外加压术。

（3）屈光间质有明显的浑浊，如角膜水肿、角膜瘢痕性浑浊、晶状体浑浊、玻璃体浑浊积血、裂孔前有机化膜遮挡等。

四、术前准备和麻醉

术前无特殊准备。激光可选择氩激光、氪激光、二极管激光。光凝术中可使用三面镜或检影镜，也可以在手术中于间接检眼镜下进行。治疗前必须充分扩瞳，角膜表面用麻醉。

五、手术步骤

（1）调整激光机参数。氩激光器的参数为：光斑直径 200～300 nm，功率 200～400 mV，曝光时间为 0.2 秒，光斑响应为低电平。从原理上讲，激光能量从弱到强，以出现白色反应为准。

（2）视网膜裂孔周围的光斑呈融合性反应，在一般的 2～3 排中，每个光凝点被分为 1 个点。

（3）若视网膜裂孔太靠周边，可用带压陷器的三面接触镜行周边裂孔的光凝，也可在间接激光检眼镜下，借助巩膜顶压器做激光光凝。

六、注意事项及并发症处理

（1）如果视网膜裂孔边缘已发生视网膜浅脱离，则不宜在脱离区激光，因脱离区光反应不明显，若增加激光的能量，则可造成视网膜神经上皮的损伤。

（2）若视网膜下或视网膜前有出血，激光能量应该减少，因为出血会吸收大量的激光能量，导致过度光凝。

（3）对于马蹄形破裂孔的后缘光凝，一般为 2～3 排，切不可行孔盖或牵拉的玻璃体条索光凝，否则会使牵拉加重。

（4）视网膜下液较多时激光反应更差。激光能量增加后，发生激光视网膜穿孔，激光能量应迅速降低，激光或冷凝用于密封孔。

（5）激光误激玻璃体条索或裂孔的盖，造成玻璃体视网膜牵拉收缩加重，若裂孔增大或视网膜脱离程度加重，巩膜扣带术可减轻视网膜脱离。裂孔前有自由浮动的牵引条索，或有后退收缩的裂孔会妨碍裂孔周围某些部位的光凝，此时可嘱患者转动眼球或偏转一面镜位置以暴露需光凝的部位。不能以增大能量企图让光线穿过条索来凝固视网膜。

（6）牵引性视网膜裂孔光凝不当或玻璃体吸收散射激光的能量，牵引条索收缩，导致视网膜原裂孔扩大。如果光凝后 3 ~ 7 天发现对视网膜裂孔和黄斑牵引增加，周围视网膜分离的程度增加，可考虑巩膜扣带术，以缓解玻璃体牵引。

（7）玻璃体积血。光凝后，玻璃体条增加视网膜血管的裂孔或裂孔盖的牵引，血管可能破裂，血流入玻璃体；治疗区域内的视网膜血管直接光凝后，管壁坏死，引起严重出血，都可造成玻璃体积血。如果出血不多，并确定是来自静脉，可进一步光凝静脉的远端，以防止继续出血，如果受损血管是动脉，则应直接凝固，闭塞此动脉。

（8）脉络膜破裂罕见，可见于过度严重的视网膜反应，增加光斑的功率光凝脉络膜破裂周围区域，有助于防止脉络膜液体流入破裂区。

（9）视网膜脱离极少见，一旦发生，应采取手术治疗。

七、激光治疗的导入途径

能用于眼科治疗的激光波长范围相当宽，从 193 nm 的远紫外段一直延伸到 10.6 μm 的远红外段。与普通光一样，激光也是电磁波，因而也具有普通光的物理特性，即通过透明的眼屈光间质产生折射和透射，进入眼内被组织吸收和散射。但是，激光的单色性极好，光束能量高度集中，它照射到组织上可产生普通光无法比拟的物理变化和生物效应。

眼球结构精细复杂，不同组织光学特性大不相同。不同部位用相同激光或同一部位用不同激光照射，都可产生截然不同的效果。因此，彻底了解和掌握眼球组织结构和光学特性，以及激光与组织的相互作用情况，对指导正确应用激光治疗眼病是十分必要的。现将眼的各组织结构与光学特性及激光治疗的导入途径分别介绍如下。

（一）角膜

角膜是表面光滑、高度透明的组织。它是凹凸的，形状像凸凹透镜。角膜前曲率半径约为 7.8 mm，角膜曲率半径约为 6.8 mm，其水平直径约为 11 mm。角膜中央厚度约为 0.52 mm，周边厚约为 0.7 mm，折射率为 1.375。

正常的角膜没有血管分布，但有丰富的无髓鞘神经纤维呈放射状分布在上皮细胞间和前弹力层，它们对触压、强光和异物等有灵敏的感觉。活体角膜的含水量约为 76%。角膜的组织结构从外到内分为五层，分别是上皮细胞层、前弹性层、基质层、后弹性层和内皮层。

角膜对可见光和近红外光（400 ~ 1 400 nm）是透明的。400 nm 以下波长或 1 400 nm 以上波长的光线角膜的透射率显著降低，波长低于 3 nm 和高于 1 900 nm 被角膜完全吸收。

（二）巩膜

巩膜是眼球的最外层。其质地坚硬，厚度为 0.5 ~ 1.0 mm。它的组织结构分为三层：巩膜上层、巩膜实质层和巩膜下层。

由于巩膜的纤维束排列不规则，所以可见光被大量地漫反射和散射，巩膜呈瓷白色。虽然光线照射到角膜也会有反射和折射，但是这种反射和折射是有规律的，符合 Snellen 定律，而光束照射到巩膜时，其反射和折射都是杂乱无章的。由此可知，可见光在巩膜的透射率很低，近红外光在巩膜中的透射率较高，如 Nd：YAG 激光在 1 064 nm 波长处的透射率可达 53%～77%。因为巩膜含有一定量的水，因此，中、远红外光被全部吸收，不能透过巩膜。

（三）虹膜

虹膜是色素膜的前部，位于角膜和晶状体之间。将眼房分隔为前后两部，中央有圆形孔，称为瞳孔。虹膜的结构由五层组成：内皮细胞层、前界膜、基质层、后界膜和色素上皮。

虹膜前表面的结构、颜色、组织的疏密和薄厚因人而异，差别很大。但是，紫外线和红外线波长可以被虹膜阻断和吸收，吸收程度与组织中黑色素和血红蛋白含量密切相关。

（四）睫状体

睫状体是色素膜的中间部分，它连接到虹膜根部并连接到脉络膜上。从眼球的前后切面观，睫状体呈三角形，前部为睫状冠，后部为睫状环。组织学上，睫状体分为六层：上睫状体、睫状肌和睫状体、基质层、色素上皮细胞层和无色素睫状上皮层。睫状体通过其肌纤维的舒缩可以改变晶状体的形状，进而调节眼的屈光状态。

（五）脉络膜

脉络膜位于巩膜与视网膜之间。视神经盘的后缘延伸到锯齿状边缘，并含有丰富的血管和黑色素细胞。外周脉络膜有一个大体感觉神经分布，因此对周边眼底光凝时会引起痛觉。脉络膜具有外层视网膜营养的功能。前部较薄，后部较厚，相应的黄斑最厚。组织学上脉络膜可分为四层：脉络膜上层、脉络膜中央血管、毛细血管层和玻璃膜（Bruch 膜）。视神经盘周围及后极部脉络膜较厚，为 2～4 μm，向周边部变薄，仅厚 1～2 μm，它与视网膜色素上皮层共同构成视网膜脉络膜屏障，光凝时一定不要破坏此膜。

（六）晶状体

晶状体为一双凸透镜样透明体，借助于许多睫状小带悬挂在虹膜与玻璃体之间。晶状体直径约为 9.5 mm，厚约为 4.5 mm。在组织学上，晶状体可分为晶状体囊、晶状体上皮和晶状体纤维三部分。原始纤维居于晶状体中心部，形成胚胎核，以后由赤道部晶状体囊膜上皮分化出的新鲜纤维包绕其外。随着年龄的增长，晶状体中央部位的纤维脱水硬化，物质密度逐渐增大。

晶状体的折射率是不均匀的，皮质部折射率低，核心部折射率高。在调节时，随着晶状体的变形，折射率的分布状态也有变化。晶状体的含水量约为 65%，透过角膜和房水的红外光一部分被晶状体吸收，部分到达眼底。红外光通过热凝固作用引起晶状体蛋白变性。穿过角膜和房水的紫外光几乎被晶状体吸收。

（七）房水和玻璃体

房水和水一样，可见光波段几乎完全通过，对红外波段的光有不同程度的吸收。在正常情况下，由于角膜和晶状体的存在，房水和玻璃体相比对光线的透射影响较小。但在临床上却常是因为玻璃体或房水的积血浑浊导致激光的透过率显著下降，从而影响治疗。人类的屈光系统整体包括角膜、房水、晶状体和玻璃体，光波对屈光系统的透射率与波长有关。目前临床使用的可见光波段激光及波长为 810 nm 的近红外半导体激光，都能够顺利地通过屈光间质到达眼底。紫外光和中远红外光不能穿透屈光间质到达视网膜。

（八）视网膜

视网膜是眼球壁的最内层，起自视神经盘边缘，前起于锯齿缘。检眼镜下观察，视神经盘位于后极部偏鼻侧，呈圆形或稍椭圆形，直径约为 1.5 mm，呈橘黄色。视网膜中央动脉、静脉从此出入，并分为鼻上、鼻下、颞上和颞下四大支系，分布于视网膜。黄斑在视神经盘颞侧中心有一个亮点，称为中央凹。视网膜是透明的膜，内衬有脉络膜的内表面，除了中央凹和锯齿状边缘。组织学上由外向内分为 10 层。

1. 色素上皮

为六角形单层色素上皮，内含黑色素。它与脉络膜的玻璃膜紧密结合，但与视细胞层的内表面松散结合。每个细胞都有胶体。不同的人种及同一眼不同部位，其色素上皮细胞的色素含量并非一致，周边部视网膜的色素细胞较大，每一细胞可含多个核，光凝后容易出现色素堆积。黄斑部的色素上皮细胞较为狭长，光凝后不易出现色素沉着。黑色素对所有波长的光波均有良好的吸收，因而色素上皮层是视网膜的主要吸光处。

2. 视细胞层

包括视锥细胞和视杆细胞两种，前者主要分布在黄斑部，后者分布在黄斑以外的视网膜，视锥细胞和视杆细胞都是感受光刺激的原始细胞，它们可将光能变为神经冲动传向第二级神经元视细胞层，厚约 40 μm，主要包括锥体和杆的内、外段。

3. 外膜

是薄的网状膜，视锥细胞和视杆细胞的纤维穿过它。

4. 外核

层厚约为 40 μm，由锥核和杆状细胞组成。

5. 外丛状层

厚约 20 μm，是松散的网络结构，包括锥体和杆的轴突、双极细胞的树突、水平细胞的突起和 Müller 纤维。黄斑区的外丛状层失去了网状结构，代之以斜行的纤维组织，又称为 Henle 纤维层。

6. 内核层

厚约 30 μm，包括双极细胞的细胞核、水平细胞、无长突细胞和 Müller 纤维的细胞核，视网膜毛细血管也位于此层。

7. 内丛状层

厚为 18~36 μm，有双极细胞轴突、神经节细胞树突、无长突细胞突起、Müller 纤维分支和视网膜血管。

8. 神经节细胞层

厚为 10~320 μm，它主要由神经节细胞组成，包括 Müller 纤维、神经胶质细胞和视网膜血管分支。

9. 神经纤维层

厚约为 25 μm，主要由神经节细胞发出的轴突组成，包括离心神经纤维、Müller 纤维、神经胶质细胞和视网膜血管。

10. 内界膜

是视网膜和玻璃体之间的透明膜。

（九）血红蛋白、黑色素和叶黄素的光谱吸收特性

视网膜、脉络膜的光学特性除了与它们的组织结构有关外，其中所含的血红蛋白、黑色素和叶黄素对光波能量的吸收也起着重要的作用，它们在眼组织中的含量与分布决定了临床治疗时激光波长的选择。

1. 血红蛋白

又分为氧合血红蛋白和还原血红蛋白两种，前者存在于视网膜脉络膜动脉系统中，后者主要存在于静脉系统，以及视网膜内、视网膜前和玻璃体的出血中。血红蛋白对不同波长的激光有不同的吸收率。

2. 黑色素

在眼底主要分布于视网膜色素上皮和脉络膜中。从体外实验看，黑色素对光波的吸收率与波长成反比，波长越短吸收越多。但从整体眼的实测结果看，视网膜色素上皮的光谱吸收曲线呈山形。这是由于波长在 440 nm 以下的紫色和紫外光被角膜和晶状体散射和吸收，而眼底无法到达，并不是色素上皮对其吸收减少。

3. 叶黄素

在眼底主要分布于黄斑部视网膜的内、外丛状层，它对波长为 400 ~ 488 nm 的紫光和蓝光吸收率很高，波长超过 500 nm，吸收率迅速下降。叶黄素对绿光（波长为 532 nm）吸收很少，对黄光、红光和近红外光几乎不吸收。因此，对黄斑部实施光凝治疗时，应选用不被叶黄素吸收的红、黄、绿激光，它们在眼屈光间质不仅有良好的透过率，而且不易损伤视网膜内层细胞。

（徐　樱）

第四节　各种眼病的激光治疗

一、糖尿病视网膜病变

（一）糖尿病性视网膜病变的临床表现及分期

糖尿病（DM）是一种糖代谢紊乱，它可分为胰岛素依赖型和非胰岛素依赖型两大类。视网膜病变的发生与糖尿病的持续时间有关，病程越长，发病率越高。胰岛素和抗生素的广泛使用大大降低了糖尿病的死亡率，并且疾病的持续时间相对较长。使眼部并发症的发病率逐渐增高。

1. 临床表现及分型

目前有两种分期法，国内大多应用 1984 年中华眼科学会推荐的简单易行的 6 期分法，此种分期因按疾病的病程及出现体征的先后分期，较易掌握。由轻而重分为 6 期，其中 I、II、III 期属非增生性，IV、V、VI 期属增生性。I 期有微动脉瘤或点状出血：（+）较少，易计数，（++）较多，不易计数。II 期眼底表现为刚性渗出或出血斑：（+）较少，易计数，（++）较多，不易计数。III 期眼底出现棉絮状（软渗出）或出血：（+）较少，易计数，（++）较多，不易计数。IV 期眼底可见新生血管形成或纤维增生。V 期眼底出现玻璃体积血及新生血管。VI 期视网膜脱离可见视网膜新生血管和纤维增生。

在新生血管增殖膜中可有静脉串珠或裷状改变，也可并有虹膜和房角新生血管。

2002 美国眼科学会（AAO）在悉尼设立并推荐的 5 个阶段国际标准。①无糖尿病视网膜病变的表现。②轻度非增殖性糖尿病性视网膜病变（NPDR）：仅能发现微血管瘤。③中度 NPDR：程度重于轻度，轻于中度。④严重 NPDR（4 ∶ 2 ∶ 1 原则）：出现任何非增殖在一个象限内，糖尿病视网膜病变的征象＞20，2 个象限在内侧静脉内呈串珠状，或象限内微血管有显著变化。⑤增殖性糖尿病性视网膜病变（PDR）：出现一处或多处新生血管（虹膜、房角、视神经盘或视网膜任何一处）或玻璃体及视网膜前出血。

2. 糖尿病黄斑病变

（1）糖尿病黄斑水肿（DME）：可在任何阶段发生。其主要临床表现为视网膜水肿和增厚。两种二甲醚分布具有分散性和局限性，前者局限于黄斑或其附近，后者累及整个后极部，是毛细血管扩张渗漏、色素上皮屏障与转运功能损害所致，严重者可导致囊样水肿甚至囊样变性，黄斑周缘毛细血管床缺血。按照美国 AAO 制定的标准 DME 可分为四期：①DME 后未见明显的视网膜增厚或渗出；②轻度 DME，后极部有部分视网膜增厚或硬渗出，但远离黄斑中心；③中度 DME，视网膜增厚或硬渗出接近黄斑，但不涉及黄斑中心；④严重 DME，视网膜增厚或硬渗出涉及黄斑中心。

（2）临床有意义的黄斑水肿：根据 ERTDS 小组 1985 年的定义，符合如下任何一条的都可被定义为临床上显著的黄斑水肿（CSME）。①视网膜增厚，黄斑病灶 500 μm（1/3 视神经盘直径）；②以黄斑为中心，500 μm（1/3 视神经盘直径）和相邻视网膜增厚（除邻近视网膜）。水肿消退后遗留的局部硬性渗出，视网膜增厚范围超过 1 个视神经盘直径，其中的一些在 1 个视神经盘中心有黄斑。

（二）糖尿病性视网膜病变的激光治疗

激光光凝可破坏代谢性强、耗氧量大的光敏细胞，从而改善视网膜内层缺氧状态，提高视网膜血管自主调节功能。同时，因色素上皮细胞破坏而释放新生血管抑制因子，抑制新生血管形成。对糖尿病性视网膜病变进行激光治疗的目的是延缓糖尿病视网膜病变的发展，保护视功能，减少增殖性 DR 的并发症，如虹膜发红、玻璃体积血和牵引性视网膜脱离。根据病变的性质和程度不同，可采用不同的激光治疗方法。

激光光凝是目前治疗 DR 的首选方法，已被眼科医师认可。在各种波长中，氩—绿激光（波长为 514.5 nm）不仅效果好，而且对视细胞的损害相对较轻，因此特别适用于黄斑及其附近的光凝。但当玻璃体伴积血（尚能勉强透见眼底）等屈光间质浑浊时，氪红激光（647 nm）或二极管半导体激光器（810 nm）应被使用。因为 DR 不同，激光光凝技术处理也不同。

1. 黄斑区光凝

必须保持从 500 μm 到乳头边缘的距离。如果＞500 μm 远离黄斑中心，则可以在乳头的黄斑区进行治疗。点阵光凝区域中的局部泄漏也可以在局部进行。

局灶性光凝适用于上述国际 DME 分类标准的轻度和中度 DME，光凝距离黄斑中心小凹 500～3 000 μm 范围内显著的渗漏点、血点、成簇的微血管瘤、蜡样渗出斑环状排列中的视网膜局限性水肿增厚。氩绿激光直接照射，光斑直径为 50～200 μm，曝光时间为 0.1 秒，能量以照射处发白为度（距中心小凹 500 μm 之内用 50 μm 小光斑，时间为 0.05 秒）。

2. 格栅样光

主要用于重度 DME，此时黄斑中心凹已被累及，整个黄斑区甚至视网膜后极部弥漫性视网膜渗漏、广泛水肿、增厚和（或）不存在灌注。光凝目的在于促使水肿渗出的吸收。对中心凹外 $500 \sim 3\,000$ μm 的膜进行格栅状光凝。

光采用绿光、黄光、红光或近红外光，曝光时间为 0.1 秒，光斑直径为 $100 \sim 200$ μm，光斑强度是肉眼能辨别的最弱反应。如果有临床上显著的黄斑水肿，应考虑补充光凝。曝光时间的能量均应小于首次光凝。

对于增殖期或前期视网膜病变伴有临床意义的黄斑水肿应先行光凝治疗。光凝或全视网膜光凝（PRP）后水肿消失，相反，黄斑水肿不会消退，但会加重视力的暂时或永久性损害。如果增生性视网膜病变严重，应赶紧做 PRP，这时可采取 ETDRS 方案，采用聚焦或格栅样光凝治疗黄斑水肿，结合 PRP，鼻下象限第一次光凝，并对颞下象限进行后续治疗，以避免在新生血管性青光眼中出现玻璃体积血。

3. 全视网膜光凝、次全视网膜光凝及超全视网膜光凝

（1）全视网膜光凝（PRP）：指视网膜光极性（上、下血管弓）和视神经盘 PD 边缘光凝后的所有视网膜。

1）适应证：①视神经盘新生血管超过 $1/4 \sim 1/3$ 视神经盘直径的范围；②任何程度的视神经盘新生血管，伴随视网膜前出现或玻璃体积血；③视网膜新生血管超过 $1/2$ 视神经盘直径范围，伴视网膜前出现或玻璃体积血；④虹膜或房角新生血管。

2）治疗方法及光凝范围：①前缘为赤道或赤道以上，后缘为椭圆形，距视神经盘边缘 500 μm，距黄斑中心、颞部和下端 $3\,000$ μm，也就是说，在光凝后，杆子的末端，下血管弓、视神经盘缘一个 PD 以外的所有视网膜，光凝斑之间相隔一个光斑间隙；②光斑直径设置为 $200 \sim 500$ μm，后极部宜用小光斑，赤道部宜用大光斑，曝光时间为 0.2 秒，逐步增加激光功率直到产生灰白色光斑为止。PRP 通常首先治疗视网膜，因为一旦发生玻璃体积血，血液就会下沉，使其难以凝结。

3）注意事项：①PRP 必须分 $3 \sim 6$ 周做，光凝斑为 $1\,500 \sim 2\,000$ 个；分多次做全视网膜光凝可降低黄斑水肿、渗出性视网膜脱离、脉络膜脱离和闭角型青光眼的风险；②治疗必须避免视网膜出血、主要视网膜血管或脉络膜视网膜瘢痕的光凝。视网膜出血的直接光照可引起视网膜内层不必要的损伤；血管上的光凝固点可导致血管闭塞或破裂，光凝斑可导致色素性脉络膜视网膜瘢痕过度烧伤和引起视力丧失。

（2）次全视网膜光凝（SPRP）：适用于毛细血管广泛渗漏，以视网膜水肿为主要表现的重度非增生性 DR。该方法光凝斑点、曝光时间、激光功率及光凝斑分布范围与 PRP 相同，但斑点之间的距离较大，$600 \sim 800$ 个斑点被划分为 1 个或 2 个点。其目的是防止形成视网膜、视神经盘面的新生血管。

（3）超全视网膜光凝（EPRP）：是除了视神经盘的视网膜和视神经的黄斑纤维束外，视网膜的光凝在赤道之外延伸到远侧边缘，而连接到黄斑光凝区域，而且光斑的分布更密集，主要用于视神经盘和视神经新生血管面积大、PDR 出血或 PDR 合并新生血管性青光眼的病例。

4. 局部融合光凝

对于周围区域少量扁平化的新生血管，可以直接做局部融合光凝（汇合局部光凝）。光凝斑块需 0.1~5 秒，中度灰白反应为 200~1 000 μm，覆盖有轻度凝固点的新生血管超过 500 μm 的界线。

视神经盘新生血管、邻近视神经盘新生血管或突起于周边视网膜新生血管，不能直接光凝，否则会引起视神经损伤，导致继发性视网膜下、脉络膜视网膜或脉络膜玻璃体新生血管形成及视网膜、玻璃体积血。

新生血管的直接光凝有时可导致出血，立即停止使用隐形眼镜，低功率、长曝光时间的绿色激光可用于凝固出血点。

（三）激光治疗后的随诊

激光光凝后必须定期复诊（3~6 个月），如发现有新的活跃的新生血管（渗漏显著），应做补充光凝。

二、视网膜静脉阻塞

（一）治疗时机与指征

激光治疗视网膜静脉阻塞的目的是抑制出血、促进吸收，减轻黄斑水肿和封闭无灌注区、抑制新生血管。通常的观点认为预防性视网膜光凝术不能有效预防虹膜新生血管的发生。视网膜新生血管的形成与视网膜缺血密切相关，缺血越严重，新生血管的可能性越大，因此有学者主张对有大片无灌注区的患者，尚无新生血管时也考虑激光光凝。

（二）治疗方法及注意事项

根据视网膜静脉阻塞的类型、有无黄斑水肿、无灌注区大小及是否有新生血管生成，激光治疗视网膜静脉阻塞的方法分为视网膜分支动脉凝缩术、黄斑格栅光凝术和阻塞区视网膜光凝术等。

（1）治疗后，立即拍摄眼底图像，记录并确认斑块的正确位置。2 周后也可拍照，为以后的光凝治疗提供参考。

（2）患者术后球囊麻醉后应戴护目镜。

（3）在新生血管形成的情况下，避免在治疗后用力或剧烈运动，应避免过度使用眼睛。

（4）记录激光功率大小、光斑直径、处理长度等。

（5）两周后，检查视力和瞳孔，检查眼底和眼底图像。4~6 周后如需要可再次行眼底荧光血管造影，如有黄斑渗漏和视力，表明视网膜循环和水肿改善。如果新生血管无渗漏，说明其萎缩。如果仍有泄漏，根据泄漏程度，可考虑再次进行激光治疗。

（6）对于新生血管的病例，经过 1 个疗程的激光治疗，应定期进行复查（6 个月），并进行荧光素眼底血管造影以观察新生血管的复发或其他部位的血管新生。

三、视网膜静脉周围炎

（一）治疗机制

激光治疗视网膜静脉周围炎的效果是肯定的。过去认为激光直接光凝可抑制视网膜静脉和新生血管，以减少出血。但很多患者在光凝治疗前后仍有玻璃体积血的发生。目前更多学者倾向在病变血管和新生血管周围做广泛、密集的光凝，使局部视网膜萎缩。

（二）治疗时机和指征

屈光间质清晰是首要条件，经眼底详细散瞳检查和荧光素眼底血管造影检查可显示异常血管，如视网膜新生血管、微动脉瘤及大片毛细血管非灌注区（包括周边部和后极部），玻璃体无或有轻度纤维增殖者可考虑行视网膜光凝术。新生血管纤维增殖膜向后极部广泛增生，或大量伸入玻璃体腔，合并广泛牵引性视网膜脱离者为光凝的禁忌证。

（三）治疗方法

一般选择如下参数：选用蓝、绿、黄色激光，因为它们都可以被血红蛋白和黑色素吸收。光斑为 300 μm，功率为 200～250 MW，曝光时间为 0.2～0.5 秒，光斑可间断点亮，也可逐一排列。视网膜反应以变轻度白为宜（对Ⅲ级轻度至中度者，在无灌注区做象限性散射光凝）。散射光凝对视网膜静脉周围炎是一种积极有效的治疗方法。周围视网膜血管首先被破坏，然后被清除。然而，由于其丰满度，新血管不能直接光凝，否则容易破裂出血，只能通过大面积散射光凝使其萎缩。对微血管瘤可以直接光凝。另外，清楚鉴别营养血管与新生血管，应避免对明显扩张、迂曲的供养血管进行光凝，因为这样可能导致这些高流量血管管壁内的坏死和破裂，从而有发生大出血的危险。

（四）随访与观察

由于视网膜静脉周围炎病因不明，没有特殊的药物治疗，血管病变有进一步发展的趋势，常有新生血管和出血，因此光凝后应定期检查，每 2 个月随访 1 次。玻璃体切割术对于大量的长期玻璃体积血患者是可行的，术后再行光凝治疗。

四、中心性浆液性脉络膜视网膜病变

（一）治疗机制

视网膜色素上皮在可见光波段有良好的吸收，能将光能转化为病变的色素。上皮有热凝固反应，随着光凝损伤的修复，渗漏点被封闭。

（二）治疗适应证

中心性浆液性脉络膜视网膜病变 90% 可自愈，浆液性的视网膜脱离在数周后消失，视力逐渐恢复。

在少数情况下，浆液性视网膜脱离有很长的持续时间。如果病程超过 3 个月，仍可见荧光渗漏，并有持续性浆液性脱离，可以考虑激光光凝。氪黄激光或氩激光可治疗视神经盘乳头状黄斑纤维束外的明显荧光泄漏和渗漏点，并从中心凹部超过 250 μm。距离中心小凹 250 μm 以内，可以考虑光动力疗法。光凝的目的是缩短病程，从而尽快消除视力障碍，但不能防止复发。光凝 1 周后，神经纤维层浆液性脱落在 2～3 周开始消退。

（三）治疗方法

1. 传统激光治疗

氪黄激光为首选，黄体制剂吸收较少，色素上皮较多，对黄斑区神经纤维层有保护作用。此外，可选用氪红或氪绿激光。光斑直径为 100～200 μm，能量为 100～200 MW，光凝时间为 0.1 秒。光凝强度：可获得灰斑效果（Ⅱ级）。激光治疗时以近期的荧光素血管造影做指导，准确定位渗漏点。大多数的渗漏点可一次完全封闭，但该病容易复发，复发多是新的渗漏点。

2. 光动力治疗

（1）光动力治疗指征：渗漏点在离中心小凹 250 μm 以内，缺乏明显渗漏边界，有潜在发生 CNV 的可能或已有可疑 CNV 发生的病例。

（2）光动力治疗方法：用半量的维速达尔治疗效果满意。

五、青光眼

（一）Nd：YAG 激光虹膜切除术

1. 适应证

（1）急、慢性闭角型青光眼。

（2）尚未形成虹膜周边前粘连的瞳孔阻滞所致的继发性青光眼。

2. 治疗机制

YAG 激光（波长为 1 064 nm）在施行周边虹膜切除术时是很有用的。它是应用光切的作用来完成周边虹膜切除，因此不依赖于虹膜色素的多少，无论虹膜后发障是何种颜色，都能很好地完成周边虹膜切除术。与氩激光相比，Nd：YAG 激光完成穿通性周边虹膜切除比较省时，所需的激光能量比较少。在角膜雾状浑浊眼中，Nd：YAG 激光比氩激光更容易进行周边虹膜切除。Nd：YAG 激光完成的周边虹膜孔洞晚期关闭的可能性小。

3. 操作方法

（1）使用 Nd：YAG 激光时，激光能量的设置决定于每个激光器所产生的能量密度，重要的是术者在治疗患者前，要熟悉所用激光器的能量特点，并检查激光的聚焦是否良好。对于单次烧灼可以提供多次爆破的激光器，开始使用时应用的能量为每次爆破 1～3 mJ，这对于大多数虹膜是有效的。如果应用单次爆破的激光器，通常需要较高一些能量。对于一些特别厚的棕色虹膜，就需要设置高能量（2～5 mJ）。

（2）在治疗中，将激光束仔细聚焦是非常关键的，可以通过接触镜将激光束聚焦于虹膜表面。因为 Nd：YAG 激光是不可见的，所以采用氦氖激光束作为瞄准光线。由于激光烧灼时从聚焦点产生的冲击波会冲向术者，因此最好将激光束聚焦于虹膜基质内。可以将两束红色的氦氖瞄准光线聚焦于虹膜表面的一个点，然后向前稍微移动，使焦点位于虹膜基质内一定深度，这时单点再次变成两个点，表示聚焦的位置在虹膜表面之后的基质内。

（二）准分子激光小梁切除术

1. 适应证

（1）原发性开角型、闭角型青光眼。

（2）尚未形成虹膜周边前粘连的瞳孔阻滞所致的继发性青光眼。

2. 禁忌证

（1）前房角关闭的各类青光眼。

（2）眼部炎症未控制的各类青光眼。

3. 治疗机制

准分子激光能量波长为 308 nm，可以应用导光纤维传导，所以能用于施行经内路的小梁切除术，制作一个滤过泡，使房水经制作的新管道流入管。由于是通过导光纤维将激光能量直接传递到治疗的所在部位，所以对周围组织干扰很少，不足之处是应用这种激光没有止血作用。

4. 操作方法

在局部麻醉下，前房内注入黏弹剂，将导光纤维引入前房内，向前移动，到达前侧的预定小梁网处。导光纤维的位置在前房角镜下或内镜下进行确认，用激光做 5 ~ 10 个切口进入 Schlemm 管，这时有小量血液反流常见，但并不会造成严重后果。然后从前房内拔出导光纤维，清除黏弹剂。术后不会产生巩膜瘘管和滤过泡。

六、虹膜病变

（一）先天性永存瞳孔膜

胎儿时的晶状体被血管膜包围，在绝大多数情况，胎儿发育到 8 个月时该膜被完全吸收。但也有极少数在出生后晶状体前囊仍残存部分血管膜，其颜色与虹膜相同，有丝状膜和残膜。丝状膜的一端位于虹膜环上，另一端与瞳孔区、晶状体前表面或角膜内皮相连。残膜也起源于虹膜的小环，呈网状，遮挡部分通孔的残余膜通常不影响瞳孔运动，而且视力受损的人并不多。对于影响视力者可用激光切除。

用来切除永存瞳孔膜的激光以 Nd：YAG 激光为宜。由于残膜各部位厚度不一致，激光切除应以每脉冲 2 mJ 试起，可用激光接触镜。激光治疗前是否散大瞳孔可根据情况而定。瞳孔扩大后，残膜张力增大，有利于切断永存瞳孔膜与虹膜的连接。但是，有的患者瞳孔扩大后残膜中部都贴靠到晶状体前表面，做中心切开易伤及晶状体前囊，这种情况下不宜扩瞳。永存瞳孔膜激光切除的目的是以增加视力为主，对膜状残膜与虹膜连接广泛，且中心与晶状体表面无粘连，可行残膜中心切开；对与虹膜连接较少者，可做残膜周围切除；对残膜中央与晶状体有广泛粘连者不宜做激光切除。

永存瞳孔膜切除的并发症主要有激光损伤晶状体，造成视力减退。因而在实施激光切除时，需要患者保持眼球稳定，切断处宜选在瞳孔缘外，并从小能量试起。由于激光切除残膜的过程中可造成大量色素脱落于前房中，会引起视力异常，大量的颜料和组织碎片堵塞角过滤器也可导致眼压升高，故术前应给予降眼压药物预防。术后给予散瞳剂和激素类滴眼液滴眼，直到裂隙灯显微镜检查房水闪光消失方可停药。对那些与虹膜小环部连接甚多的永存瞳孔膜可做分次切除，每次间隔 1 周左右。

（二）激光扩瞳

激光扩瞳前无须特殊处理，一般也不用接触镜。正在用缩瞳药滴眼治疗的患者应在术前 24 小时停药。激光功率为 250 ~ 500 MW，曝光时间为 0.2 秒，首先在瞳孔 1 mm 处用 200 μm 的光斑，进行一次光凝治疗。然后用 500 μm 光斑在第一圈光凝外再做一圈光凝，激光能量适合虹膜收缩，无明显色素沉着。这种光凝方法的缺点是易造成瞳孔缘色素外翻。另外一种氩激光散瞳的方法是用 500 μm 的光点，功率为 200 ~ 300 MW，曝光时间为 0.2 秒，在瞳孔边缘和虹膜根部有密集的光凝环，从而放大瞳孔，不会造成色素外翻的瞳孔边缘。但是这种方法需要的光凝点较多，引起的虹膜色素脱落也较多。

光凝术后给予 0.5% 可的松滴眼液滴眼，每天 6 次，连用 1 周。口服乙酰唑胺，每天 2 ~ 3 次，待裂隙灯显微镜检查房水闪光消失后可改用毛果芸香碱滴眼液滴眼。这种治疗的并发症有前房色素播散、瞳孔缘色素外翻和一过性眼压升高。

七、泪道疾病

1. 适应证

（1）泪小管及泪总管阻塞。

（2）泪管阻塞及慢性泪囊炎。

（3）泪囊鼻腔吻合术失败。

（4）生理性鼻泪管阻塞。

2. 相对适应证

（1）泪小点闭塞。

（2）化学性泪道灼伤。

（3）严重沙眼继发泪道阻塞。

（4）伴有正常骨结构的鼻泪管阻塞。

（5）泪囊较小的鼻泪管阻塞。

（6）新生儿鼻泪管膜。

3. 禁忌证

泪囊明显缩小或纤维化，有严重萎缩性鼻炎。

4. 手术方法

可用于逆行激光泪囊鼻腔内激光治疗的方法有多种，包括氩氖激光、磷酸钛激光、Nd：YAG 激光、二氧化碳激光、钬激光、铒激光等。不同的激光器具有不同的波长和输出方式，所以其治疗技术和激光参数也有差异。

影响激光泪囊鼻造术成功率的因素很多，主要有以下 4 个方面。

（1）吻合口的大小：鼻腔吻合术吻合口的大小是决定其预后的关键因素。只有开口宽敞才能获得远期良好效果，扩大造口、减少出血是保证形成吻合口足够大的关键。

（2）吻合口的位置：设计好骨窗的位置是保证手术顺利进行的重要环节。泪囊鼻腔造孔术的吻合口应开在中鼻道的外上侧壁。若因骨窗位置发生偏差，术中易伤及筛窦而造成中鼻甲大出血，从而延长手术时间，容易导致手术失败。

（3）激光的总能量：经鼻内镜激光造骨孔时使用的激光总能量大小也会影响手术的成功率。激光对周围组织造成热损伤，容易造成瘢痕，从而导致骨孔的膜性闭塞。因此在造骨窗时最好使用高功率脉冲激光，若使用低功率连续激光，则以达到炭化和止血为目的。

（4）激光术后骨孔的膜性闭塞：是这种泪囊鼻腔吻合术失败的最常见原因。膜性闭塞可由肉芽形成和癫痫粘连引起。对于此类患者，可在鼻内镜下用激光环切割闭塞，将膜瘢痕汽化，然后通过泪小管插入鼻腔，保留 3 个月，这种简单的方法可以使一些失败的病例恢复正常。在鼻内镜下行激光泪囊鼻腔造孔术不仅安全、无瘢痕、创伤小、出血少、视野清晰，还能明显暴露泪囊内壁，造瘘，缩短术后恢复时间，并减轻术后疼痛。

（岳彩虹）

第五节　飞秒激光治疗

一、飞秒激光在准分子激光手术中的应用

在准分子激光手术中制作角膜瓣有以下主要优点：①避免使用机械刀具，减少角膜瓣并发症，如游泳皮瓣、扣瓣、皮瓣折断、皮瓣过厚或过薄等；②提高角膜瓣厚度的可预测性，从而增加精确性；③可制作薄瓣（90 μm 或更薄），适合于薄角膜及高度屈光不正患者的手术；④增加手术医师对瓣直径、厚度、边缘角、蒂位置和长度，以及激光参数的选择。

飞秒激光角膜瓣厚度具有均匀性、规律性、准确性和可预测性。飞秒激光角膜瓣厚度均匀，与一平面相似，由传统的角膜刀制成的角膜瓣厚度与晶状体相似。飞秒激光制瓣的这些优势有利于增加手术安全性，减少术后散光及高阶像差，提高患者视觉质量。由于飞秒制瓣的精确及可预测性，精确制作薄角膜瓣后可以留下更多的基质厚度用于准激光切削，不仅可以允许进行更高度数矫治或采用更大的切削区，而且可以降低发生术后角膜扩张的风险。然而，价格昂贵、设备庞大限制了飞秒激光完全取代机械角膜刀。另外，一些新型角膜刀系统也已经具有高精确性并能制作薄角膜瓣，这对飞秒激光是一种新的挑战。

二、全飞秒激光角膜屈光手术（飞秒激光微透镜取出术）

飞秒激光微透镜取出术（FLEx）是一种完全由飞秒激光完成的角膜屈光手术。该手术由飞秒激光对角膜同时进行制瓣和其下角膜基质内矫治近视相应微透镜的切割，然后打开角膜瓣，医师用特殊设备分离和取出微透镜，最后角膜瓣复位。该手术过程中不使用准分子激光，也不进行角膜基质的切削，只使用飞秒激光按设计的瓣和微透镜的大小、形状进行精确的板层切割。最新出现的飞秒激光小切口微透镜取出术（SMILE）是屈光改善的结果，其原理与 FLEx 相同，手术过程中不制作角膜瓣，取而代之的是制作一个位于微透镜边缘的小切口，属于一种无瓣微创角膜屈光手术。经过小切口由特殊器械将微透镜分离后经过侧切口一次性取出，完成手术。SMILE 已非常成熟，屈光矫治效果好，已成为目前主流的角膜屈光手术。

三、飞秒激光辅助角膜基质环植入术

角膜基质环植入术是将人工合成材料制作的角膜环片（ICRS）植入角膜深层基质中，通过调节角膜曲率来影响角膜形态及屈光度。角膜基质环的概念首先是由 Reynolds 在 1978年提出的，其最初是设计用于矫正屈光不正的，但是其结果预测性及有效性都较差，无法和准分子激光角膜屈光手术相比，因而很少成为屈光手术医师的选择。但是后来发现，ICRS的植入对扩张疾病如圆锥角膜能产生矫治作用，原因是其能重塑角膜形态。

利用飞秒激光角膜内任意深度聚焦特性，能精确聚焦在设定的角膜基质中的位置，制作环植入隧道。另外，由于飞秒激光对焦点外组织不具有热损伤及冲击波作用，因此隧道规则大小合适，角膜损伤控制在最低程度，一些机械方法会产生的术中和术后并发症不会出现，而且由于隧道良好的预测性和与 ICRS 的匹配性，手术后的临床效果较传统方法有了明显提高。飞秒激光辅助角膜基质环植入术首先是在预定深度（70%~80% 厚度）精确地使环形矩

阵切割平面，然后在角膜表面切开，使角膜基质环可以插入。采用飞秒激光制作角膜基质隧道，明显缩短了手术时间，大大提高了手术的准确性和安全性。与传统技术相比，可以获得更好的视觉效果。

四、前板层角膜移植术

飞秒激光在前板层角膜移植术（ALKP）中的具体应用是，利用飞秒激光在设置深度上进行板层基质分离和所需直径大小的周边环形切割的制作。该过程也需要飞秒 LASIK 手术中使用的压平镜进行角膜的压平和固定。受体角膜板层分离的深度由角膜浑浊的深度决定。环形切割的直径为 6.0 ~ 9.0 mm，由飞秒激光以环形连续扫描模式从板层分离界面由深到浅、由后到前连续切割至角膜上皮形成。激光能量参数的设置与飞秒 LASIK 术相似，但环形切割过程中的能量水平要高些，原因是需要切断角膜基质纤维。对于较深的 ALKP，激光能量需要增加，点距需要减少，以克服相对多的激光散射和衰减。捐献者角膜处理与上述相同。角膜板层需用器械从基质床上分离下来，最后捐献者角膜板层植入植床，以 10-0 尼龙线连续或间断缝合。

五、深板层内皮角膜移植术

深板层角膜内皮移植（深层角膜内皮移植术，DLEK）是一种角膜板层移植术，角膜内皮由后弹性层和后基质薄层所支配，用于替代病变的后弹力层和内皮层，主要用于大泡性角膜病变、角膜内皮失代偿和不可逆角膜内皮综合征（ICE 综合征）。与 ALKP 相比，DLEK 中飞秒激光的处理顺序正好相反：后方的板层边缘环形切割要先于前方的板层基质界面切割，这是为了防止板层界面内空化气泡对激光脉冲聚焦的影响。该处使用的压平镜与飞秒 LASIK 和 ALKP 使用的不同，其可使激光脉冲聚焦于更深的层次。边缘环形切割从前房开始，逐渐通过内皮层、后弹力层和后基质，直径为 6.0 ~ 9.0 mm，通常由于角膜后基质的水肿，为确保切割完全必须加大激光脉冲能量。之后，板层界面开始制作，位于内皮面之前 150 ~ 350 μm。

六、飞秒激光辅助穿透性角膜移植术

虽然许多新的内皮移植术，如 DLEK，在某些方面具有很大的优势和良好的前景，但穿透性角膜移植术（PKP）的现状对于全角膜病变患者仍然是不可替代的。飞秒激光不仅可以精确地聚焦在角膜的任何表面，便于穿透整个层的切口，而且更重要的是，它可以精确地控制各种切割点，使每个点可以精确地对接成复合几何表面，形成一个 HOL。

（岳彩虹）

第四章

眼睑病

第一节　眼睑充血、出血、水肿

一、眼睑充血

眼睑充血可因眼睑皮肤的炎症、睑腺炎症、睑周围组织炎症的蔓延引起，此外，虫咬、化学物质刺激、物理性刺激如热、辐射等也可造成眼睑充血。睑缘炎、屈光不正、眼疲劳、卫生条件差等可引起睑缘充血，充血一般为亮鲜红色。黯红色的充血为血液回流障碍，凡是血液回流障碍的疾病均可引起，常同时伴有眼睑水肿。

治疗：根据发病的原因治疗。

二、眼睑出血

全身原因如咳嗽、便秘、高血压动脉硬化、败血症可引起眼睑出血，有出血素质者、胸部挤压伤等，一般出血较局限。

局部原因造成的眼睑出血多为外伤，可以是眼睑直接外伤引起，也可以是眼眶、鼻外伤或颅底骨折引起，出血渗透到眼睑皮下，可以沿着皮下疏松的组织向四周蔓延，一直跨过鼻梁侵入对侧眼睑。严重的是颅底骨折所致的出血一般延着眶骨底部向鼻侧结膜下和眼睑组织渗透，多发生在受伤后的数日。眶顶骨折所致的出血沿提上睑肌进入上睑，眶尖骨折沿外直肌扩散，眶底骨折出血可进入下睑。

随血量的多少，出血可为鲜红色、黯红色、紫红色或黑红色。

眼睑出血治疗如下。

（1）少量浅层出血无需治疗，数日后可自行吸收。

（2）出血多时，于当时立即作冷敷以制止出血，同时可使用止血药如止血敏、维生素K、止血芳酸、三七粉或云南白药等。数日后不再出血时可作热敷促进吸收。

（3）用压迫绷带包扎。

（4）有眶顶、眶尖、颅底骨折需请神经外科会诊，治疗。

三、眼睑水肿

眼睑水肿是眼睑皮下组织中有液体潴留，表现为皮肤紧张、光亮感。

1. 炎性水肿

多为局部原因引起。①眼睑炎症或附近组织炎症，如眼睑疖肿、睑腺炎、睑皮肤炎、泪囊炎、眶蜂窝织炎、丹毒、严重的急性结膜炎、鼻窦炎等。②眼睑皮肤红、肿，局部温度升高，有时有压痛，可伴有局部淋巴结肿大，严重者全身畏寒、发热。

2. 非炎性水肿

为血液或淋巴液回流受阻引起。局部原因：见于眶内肿物。全身原因：见于心、肾疾病，贫血，非炎性者皮肤颜色苍白。

治疗：根据病因进行治疗。

（许　品）

第二节　眼睑皮肤病

一、眼睑湿疹

（一）概述

眼睑湿疹又称眼睑湿疹性皮炎，是由眼睑部慢性炎症或致敏物质引起的急性或慢性眼睑皮肤炎症；也可能是全身或面部湿疹的一部分，单独出现在眼睑。

（二）临床表现

（1）有致敏物质接触史。

（2）患处奇痒、烧灼感。

（3）急性者眼睑突然红肿，继而出现丘疹、水疱、糜烂、结痂、脱屑等。

（4）亚急性者表现为眼睑皮肤黯红色斑块，伴有结痂、鳞屑、少量丘疹、渗出等。

（5）慢性者起病缓慢，眼睑皮肤增厚，表面鳞屑脱落，也可伴有结膜和角膜炎症表现。

（6）多见于过敏体质者。

（三）诊断

根据致敏物质接触史、患处奇痒及临床表现可以诊断。

（四）鉴别诊断

1. 眼睑疱疹

常发生于感冒、高热或身体抵抗力下降时。病变多发生在下眼睑三叉神经眶下支分布的范围内。患处有刺痒和烧灼感，出现多个或成群的针尖大小、半透明疱疹，结痂脱落后通常不留痕迹。严重者耳前淋巴结肿痛。

2. 眼睑脓疱病

眼睑脓疱病是由金黄色葡萄球菌或溶血性链球菌感染引起的眼睑皮肤脓疱病。眼睑出现鲜红色丘疹、水疱、黄色脓疱，脓疱破溃后形成一层黄色的痂皮，脱落后不留瘢痕。

（五）治疗

（1）仔细询问病史，寻找致敏原，去除病因，避免接触外界刺激因素。

（2）急性期可应用生理盐水或2%～3%硼酸溶液湿敷，每次30分钟。待炎症控制后改用糖皮质激素软膏、氧化锌油剂或糊剂局部涂用，每日 3~4 次。

（3）全身应用抗组胺药，如口服苯海拉明、阿司咪唑（息斯敏）、特非那定（敏迪）等，可减轻局部反应。

（4）严重病例可口服或静脉给予糖皮质激素，以便迅速控制症状。

（5）如有继发感染应给予敏感的抗生素治疗。

二、单纯疱疹病毒性睑皮炎

（一）概述

本病是由单纯疱疹病毒感染所引起的眼睑部病变，多发生于感冒、高热或身体抵抗力降低时，易复发，也可并发单纯疱疹病毒性角膜炎。

（二）临床表现

（1）常有感冒发热史。

（2）自觉眼睑患处刺痒和烧灼感。

（3）病变多发生在下眼睑的三叉神经眶下支分布的范围内。

（4）眼睑或睑缘部出现多个或成群的针尖大小、半透明疱疹，多在 7 日后结痂脱落，通常不留瘢痕。

（5）鼻翼皮肤以及口唇部也可出现疱疹。

（6）严重者耳前淋巴结肿痛。

（三）诊断

（1）根据病史和典型的眼部表现，可做出诊断。

（2）实验室检查，如疱液涂片检查、疱液病毒培养与接种、间接荧光抗体检查、血清抗体测定等，有助于诊断。

（四）鉴别诊断

1. 眼睑脓疱病

本病是由金黄色葡萄球菌或溶血性链球菌感染引起的眼睑皮肤脓疱病。眼睑出现鲜红色丘疹、水疱、黄色脓疱，脓疱破溃后形成一层黄色的痂皮，脱落后不留瘢痕。

2. 眼睑湿疹

本病为急性或慢性过敏性睑皮炎症，多有过敏史，局部皮肤潮红、水疱、奇痒、增厚。

（五）治疗

（1）保持局部清洁，防止继发感染。

（2）结膜囊内滴用抗病毒滴眼液如阿昔洛韦，皮损处涂敷更昔洛韦眼膏。

（3）支持疗法，多饮水，适当休息。

（4）可酌情选用干扰素。

三、带状疱疹病毒性睑皮炎

（一）概述

本病是由带状疱疹病毒感染三叉神经半月神经节或三叉神经第一支所致。多见于老年人或体弱者。

（二）临床表现

（1）多有发热、乏力、全身不适的前驱症状。

（2）随后病变区出现剧烈的神经痛和皮肤知觉减退或消失的症状。

（3）数日后可出现相应部位额部和眼睑皮肤潮红、肿胀，出现成簇的透明水疱。水疱基底有红晕，疱疹间可见正常皮肤。随之水疱破溃、结痂、色素沉着及皮肤永久性瘢痕。

（4）病变通常局限于单侧，以颜面正中为分界线。

（5）带状疱疹除侵犯眼睑前额皮肤外，常合并角膜炎、虹膜炎等。

（6）炎症消退后，皮肤感觉数月后才能恢复。

（三）诊断

根据病史和典型的眼部表现，可做出诊断。

（四）鉴别诊断

1. 单纯疱疹病毒性睑皮炎

本病是由单纯疱疹病毒感染所引起的眼睑部病变。多发生于感冒、高热或身体抵抗力下降后。眼睑或睑缘部出现多个或成簇的针尖大小的疱疹，大多数在 7 日后结痂脱落，通常不留瘢痕。

2. 眼睑湿疹

本病为急性或慢性过敏性睑皮肤炎症。多有过敏史。局部皮肤潮红、水疱、奇痒、增厚。

（五）治疗

（1）一般治疗，适当休息，提高机体抵抗力，必要时给予镇痛剂和镇静剂。

（2）疱疹未溃破时，局部无须用药治疗。

（3）疱疹破溃无继发感染时，患处可涂敷 3% 阿昔洛韦眼膏或 0.5% 疱疹净眼膏。

（4）患处如有继发感染，加用抗生素滴眼液湿敷，每日 2～3 次。

（5）滴用 0.1% 阿昔洛韦滴眼液，防止角膜受累。

（6）对重症患者应全身应用阿昔洛韦、抗生素及糖皮质激素。

（7）伴有角膜炎、虹膜睫状体炎患者，除抗病毒治疗外，应滴用睫状肌麻痹剂。

四、眼睑丹毒

（一）概述

眼睑丹毒是由溶血性链球菌感染所致的眼睑皮肤及皮下组织的急性炎症。常因眼睑擦伤、伤口感染、面部或其他部位丹毒蔓延而引起。常同时累及上下眼睑。

（二）临床表现

（1）眼睑局部剧烈疼痛和压痛。

（2）常有高热、寒战、乏力等全身中毒症状。

（3）眼睑皮肤呈鲜红色，充血、肿胀、隆起、质硬，表面光亮、紧张，病灶边缘与正常组织之间分界清楚，周围有小疱疹包围。严重者皮肤呈黑色，深部组织坏疽。

（4）炎症可向眶内或颅内蔓延，导致蜂窝织炎、视神经炎、海绵窦炎或脑膜炎。

（5）耳前和颌下淋巴结常肿大。

（6）血常规检查可见白细胞特别是中性粒细胞占比升高。

（三）诊断

根据急性发病过程和临床表现，可以确诊。

（四）鉴别诊断

1. 眼睑麻风

是麻风分枝杆菌感染的眼部表现。皮肤病变主要累及眉部及眼睑。皮肤涂片检查可查到麻风分枝杆菌。

2. 鼻窦炎

眼睑丹毒合并有眶蜂窝织炎的患者应拍 X 线片（除外鼻窦炎）。

（五）治疗

（1）积极抗感染治疗，早期、足量、有效使用敏感的抗生素。

（2）眼部热敷或理疗，涂抗生素软膏，局部紫外线照射。

（3）炎症控制 1 周后，皮肤颜色逐渐恢复正常，但仍需继续给药，以防复发或转为慢性。

（4）支持疗法，尽量卧床休息，补充维生素。

（5）寻找眼睑附近的原发病灶，如鼻窦炎、咽炎、口腔疾病等进行治疗。

五、眼睑脓疱病

（一）概述

眼睑脓疱病是由金黄色葡萄球菌或溶血性链球菌感染所致的眼睑皮肤脓疱病。病变位于真皮内，为广泛的皮肤表层化脓性炎症。

（二）临床表现

（1）眼睑出现鲜红色丘疹及水疱，水疱很快变成黄色脓疱，破溃后形成一层黄色的痂皮，脱落后皮肤不留瘢痕。

（2）新生儿的眼睑脓疱病称为新生儿脓疱病，多发生在颜面并常伴有全身症状。

（3）成人眼睑脓疱病常波及眉弓部、面部、头部等部位。

（三）诊断

根据临床表现可以做出诊断。

（四）鉴别诊断

1. 单纯疱疹病毒性睑皮炎

是由单纯疱疹病毒感染所致的眼睑病变。多发生于感冒、发热之后。在下睑三叉神经眶下支分布的范围内出现成簇的半透明疱疹，1 周左右结痂脱落，不留瘢痕。严重者伴有耳前淋巴结肿大及压痛。

2. 眼睑湿疹

是由于致敏物质引起的急性或慢性眼睑皮肤炎症。症状为眼睑红肿、丘疹、水疱、糜烂、结痂、脱屑或眼睑黯红色斑块等。

（五）治疗

1. 局部治疗

用 3% ~4% 硼酸溶液或 1 : 5 000 高锰酸钾溶液清洗局部，除去皮痂，涂抗生素眼药膏。

2. 全身治疗

选择敏感的抗生素进行治疗。较大的脓疱可切开排脓。

六、眼睑疖

（一）概述

眼睑疖又称毛囊炎，是由葡萄球菌感染所致的眼睑毛囊及毛囊周围的急性或亚急性化脓性炎症。皮肤有轻微擦伤或体质虚弱者容易发生。

（二）临床表现

（1）毛囊口处发炎，其周围逐渐形成硬结。
（2）硬结周围皮肤肿胀充血，数日后疖的顶端形成脓栓。
（3）脓栓和坏死组织脱落、溃疡形成、结疤。
（4）眼睑患病局部明显触痛。
（5）可伴有全身发热、耳前淋巴结肿大。

（三）诊断

根据临床表现可以做出诊断。

（四）鉴别诊断

1. 单纯疱疹病毒性睑皮炎

是由单纯疱疹病毒感染所致的眼睑病变。多发生于感冒、发热之后。在下睑三叉神经眶下支分布的范围内出现成簇的半透明疱疹，1 周左右结痂脱落，不留瘢痕。严重者伴有耳前淋巴结肿大及压痛。

2. 眼睑湿疹

通常有致敏物接触史。急性起病者眼睑突然红肿，继而出现丘疹、水疱、糜烂、结痂、脱屑等。亚急性者表现为眼睑黯红色斑块，伴有结痂、鳞屑、少量丘疹、渗出等。

（五）治疗

（1）局部热敷或理疗；大脓点可切开排脓，避免挤压以免感染扩散；局部涂抗生素眼膏。
（2）全身应用抗生素。
（3）给予支持疗法及局部超短波治疗。

七、眼睑炭疽

（一）概述

眼睑炭疽是炭疽杆菌经损伤的皮肤或黏膜进入眼睑皮下组织所引起的急性、无痛性皮肤坏疽性炎症。患者多为从事畜牧、屠宰等工作的人员。

（二）临床表现

（1）有畜牧类接触史，潜伏期2~3日。

（2）眼睑皮肤炎性丘疹迅速发展为含脓或血的大疱，周围组织红肿，很快中央坏死形成黑色结痂，周围有珍珠样透明紫色水疱。

（3）数日后，轻者水疱结痂、痂皮脱落、遗留瘢痕，重者焦痂腐烂、化脓、肉芽性溃疡，逐渐缓慢愈合，形成较大瘢痕，常导致眼睑畸形、外翻，甚至眼睑闭合不全。

（4）耳前淋巴结肿大、疼痛，有发热、乏力等全身不适症状。

（三）诊断

（1）根据畜牧类接触史、发病急和临床表现，可以诊断。

（2）局部病变组织或水疱涂片检查可找到炭疽杆菌。

（四）鉴别诊断

1. 眼睑丹毒

是由溶血性链球菌感染所致的眼睑皮肤及皮下组织的急性炎症。眼睑部剧烈疼痛和压痛，常有高热、寒战、乏力等全身中毒症状。眼睑皮肤呈鲜红色，充血、肿胀、隆起、质硬，表面光亮、紧张。严重者皮肤呈黑色，深部组织坏疽。耳前和颌下淋巴结常肿大。血常规检查可见白细胞特别是中性粒细胞占比升高。

2. 眼睑脓疱病

是由金黄色葡萄球菌或溶血性链球菌感染所致的眼睑皮肤脓疱病。病变位于真皮内，为广泛的皮肤表层化脓性炎症。眼睑出现鲜红色丘疹及水疱，水疱很快变成黄色脓疱，破溃后形成一层黄色的痂皮，脱落后不留瘢痕。

（五）治疗

（1）充分休息，隔离治疗。

（2）局部用双氧水或1∶5 000高锰酸钾溶液洗涤，以保持创面清洁，涂抗生素油膏。

（3）严禁切开、挤压，以防炎症扩散。

（4）全身抗生素治疗，如应用青霉素或磺胺类药物。原则为足量、长期（10日以上），待全身症状消失且皮肤局部反复查菌阴性后方可停药。

（5）病情严重者同时加适量糖皮质激素治疗。

八、眼睑麻风

（一）概述

眼睑麻风是麻风分枝杆菌感染所致的一种慢性全身性传染病的眼部表现，主要累及眉部及眼睑。

（二）临床表现

（1）全身性麻风感染可分为结核样型、界限类偏结核样型、中间界限类、界限类偏瘤型和瘤型5种。

（2）眼睑皮肤出现对称性边界不清的淡色斑或红斑；以后斑疹可转变为浅黄色或浅褐

色圆形的疙瘩或肥厚斑块；晚期皮肤增厚，凹凸不平，使面貌丑怪，呈假面具状。

(3) 眉毛发白、脱落，甚至脱光。

(4) 早期眼睑感觉敏感，晚期感觉消失。

(5) 瞬目运动减少。

(6) 眼轮匝肌麻痹，眼睑闭合不全，睑外翻。

(7) 可发生眼球萎缩。

(8) 伴有面神经麻痹时可出现暴露性角膜炎，甚至角膜穿孔等。

(9) 眼睑及附近可有粗大的皮神经。

（三）诊断

(1) 根据典型的皮肤改变、感觉障碍等临床表现，可以诊断。

(2) 皮肤涂片查出麻风分枝杆菌，可以确诊。

(3) 组织病理的典型改变及发现麻风细胞，可以确诊。

（四）鉴别诊断

1. 眼睑结核

由结核分枝杆菌感染所引起的慢性眼睑皮肤疾病。溃疡灶直接涂片找到结核分枝杆菌可以鉴别。

2. 眼睑丹毒

全身症状明显，周围血白细胞增多，周围浅神经不粗大，检查抗酸杆菌阴性。

（五）治疗

1. 治疗原则

终止麻风传播，有效治疗，防止耐药，减少复发。

2. 应用抗麻风药

如氨苯砜、醋氨苯砜、氯法齐明（氨苯吩嗪）、利福平等，通常两种以上联合用药。

3. 免疫治疗

如麻风疫苗、转移因子等。

4. 局部治疗

清洁眼睑，局部涂抗麻风药。必要时清创、引流以清除溃疡组织。

5. 对症治疗

面神经麻痹者应做上下眼睑缝合。

九、眼睑结核及眼睑寻常狼疮

（一）概述

眼睑结核及眼睑寻常狼疮均是由结核分枝杆菌感染引起的慢性眼睑皮肤疾病。

（二）临床表现

(1) 眼睑结核表现为结核性溃疡，多发生于睑缘，呈小结节状，逐渐形成溃疡。溃疡底部凹凸不平，疼痛，溃疡逐渐愈合，形成瘢痕，导致睑外翻。

(2) 眼睑寻常狼疮初期表现为皮肤小而软的结节，红色或褐色，半透明，周围有红圈，表面有细小鳞屑的苹果酱样软性结节。结节逐渐扩大形成狼疮红斑，最终导致严重的瘢痕性眼睑外翻，甚至失明。

（三）诊断

（1）根据其缓慢的病程、典型的临床表现，可以诊断。

（2）溃疡灶直接涂片找结核分枝杆菌。

（3）结核菌素试验阳性可辅助诊断。

（四）鉴别诊断

1. 眼睑麻风

为麻风分枝杆菌感染的眼部表现。皮肤主要累及眉部及眼睑。皮肤涂片可查到麻风分枝杆菌。

2. 睑板腺囊肿

结核性溃疡的初发期眼睑极小的结节，类似睑板腺囊肿。应注意根据结节周围及全身情况加以鉴别。

3. 睑板腺癌

眼睑结核性溃疡表现为睑缘逐渐扩大的结节及边界不整齐的溃疡，类似睑板腺癌的溃疡，必要时需要溃疡灶直接涂片查找结核分枝杆菌进行鉴别。

（五）治疗

（1）全身抗结核药治疗。

（2）辅助治疗，口服或肌内注射维生素 D，特别是维生素 D_2。可服用钙制剂。

（3）病变周围皮下注射链霉素及普鲁卡因混合液，局部涂抗结核药如 5% 的链霉素软膏。

十、眼睑真菌感染

（一）概述

眼睑真菌感染是指由真菌引起的眼睑皮肤病变，由于真菌类型不同，临床表现也有差异。临床上分为浅层型和深层型：浅层感染多由念珠菌、小孢子菌等引起；深层感染多由孢子丝菌引起。

（二）临床表现

（1）有眼部长期应用抗生素、糖皮质激素史或全身长期应用糖皮质激素史。

（2）皮肤表层感染时，表现为睑缘充血水肿、眼睑部皮癣，病变逐渐扩大，病灶互相连接成环形。炎症大多局限于表层，个别病例也可由化脓转为溃疡。睫毛脱落，逐渐再生。患处皮肤有瘙痒、烧灼感。

（3）皮肤深层感染时，表现为逐渐扩大的炎性结节，肉芽组织增生，溃疡形成。疼痛症状往往不明显。但感染可向深层如眼眶骨、眼球发展。

（4）刮取鳞屑直接镜检可发现大量菌丝，真菌培养可鉴定出菌种。

（三）诊断

根据临床表现和实验室检查，如直接刮片或涂片检查，真菌培养、真菌荧光反应，免疫试验及组织病理检查等，可以诊断。

（四）鉴别诊断

需与眼睑湿疹鉴别。眼睑湿疹是由于致敏物质引起的急性或慢性眼睑皮肤炎症。表现为眼睑红肿、丘疹、水疱、糜烂、结痂、脱屑或眼睑黯红色斑块等。

（五）治疗

（1）尽可能停用抗生素及糖皮质激素。

（2）局部涂碘酊及抑制真菌的软膏，0.05%氯己定溶液局部湿敷后以0.01%克霉唑霜涂患处。必要时全身抗真菌治疗，两性霉素 B 对于念珠菌有较强的抑制作用，伊曲康唑或酮康唑对深、浅部真菌都有抑制作用。

（3）支持疗法，加强营养，适当休息，增强抵抗力等。

十一、眼睑寄生虫感染

（一）概述

眼睑寄生虫感染少见，可通过蚊虫叮咬或毛囊蠕螨造成眼睑感染，也可因阴虱侵犯而致眼睑感染。

（二）临床表现

（1）多无自觉症状。但少数患者可有眼睑红肿、奇痒，皮肤丘疹，眦部结膜充血、溃疡或泪道受累等。

（2）病程缓慢。

（3）镜下可见蠕螨或成虫阴虱。

（三）诊断

根据临床表现和镜下可见寄生虫，可以诊断。

（四）鉴别诊断

1. 眼睑湿疹

是由致敏物质引起的急性或慢性眼睑皮肤炎症。眼睑红肿、丘疹、水疱、糜烂、结痂、脱屑或眼睑黯红色斑块等。

2. 睑缘炎

是睑缘皮肤、结膜、睫毛毛囊及其腺组织的炎症，睑缘充血、肿胀或肥厚，分泌物增多或糜烂或鳞屑。

（五）治疗

（1）针对感染寄生虫治疗。

（2）去除病因，局部清洁。

（许　品）

第三节　睑腺疾病

睑腺疾病指眼睑腺体急性、慢性，化脓或非化脓性炎症。因睑腺位于眼睑组织深部，但开口于睑缘，细菌可通过开口处进入腺体而引起睑腺炎症。睑腺炎有外睑腺炎及内睑腺炎。

一、外睑腺炎

（一）病因

外睑腺炎俗称"针眼"，又称睑缘疖或外麦粒肿，为睫毛毛囊根部皮脂腺（Zeis 腺）及睑缘腺体（Moll 腺）的急性化脓性炎症。为葡萄球菌感染所致。

（二）临床表现

（1）自觉眼睑胀痛或眨眼时疼痛，尤其发生在眦角者疼痛更明显。

（2）初起眼睑局限性红肿，如炎症严重可以是上睑或下睑弥漫性红肿，指触有硬结及压痛，发生在眦角者常伴有球结膜水肿。

（3）轻者经治疗消退或未治疗自行消退，或过 3～5 日后硬结变软、化脓，脓头在睫毛根部，破溃排脓后红肿、疼痛逐渐消退。

（4）重者伴有耳前或下颌下淋巴结肿大。致病毒力强或全身抵抗力弱者，可发展为眶蜂窝织炎，伴有畏寒、发热等全身症状。

（三）治疗

（1）早期用超短波治疗或局部热敷，促进浸润、硬结吸收，或促进化脓。但也有学者主张用冷敷，局部滴抗生素眼药水及眼药膏。

（2）如已出现脓头，在皮肤消毒后切开排脓，切口应平行于睑缘以免损伤眼轮匝肌，痊愈后瘢痕不明显。如脓腔大未能排净脓液，应放入橡皮引流条，每日换药更换引流条，直至无脓后取出。1～2 日后伤口即可愈合。

（3）局部炎症重者或伴有淋巴结肿大者应全身使用磺胺制剂或抗生素口服或肌内注射，必要时可静脉滴注。

（4）顽固反复发作者，可作脓液培养，结合药敏结果选用敏感的抗生素。

注意睑腺炎未成熟或已破溃出脓，切忌不可挤压，以免感染扩散，引起蜂窝织炎、海绵窦脓栓等严重并发症。

二、内睑腺炎

（一）病因

内睑腺炎为睑板腺（Meibomian 腺）急性化脓性炎症或睑板腺囊肿继发感染。多为葡萄球菌感染所致。

（二）临床表现

（1）眼睑红肿、疼痛，由于炎症为致密的睑板纤维组织所包绕，红肿一般较外睑腺炎轻，但疼痛却较之为重，相应的睑结膜面充血明显。

（2）数日后化脓，脓点出现在睑结膜面，并从该处自行穿破，向结膜囊内排脓，也有从睑板腺开口处排脓者。

（三）治疗

（1）同外睑腺炎治疗。

（2）化脓后切开应在睑结膜面，切口应与睑缘垂直，但注意切口勿达及睑缘，以免愈合后留有切迹。

三、睑板腺囊肿

（一）病因

睑板腺囊肿为睑板腺非化脓性、慢性炎症，是由睑板腺排出受阻、分泌物潴留而形成的慢性炎性肉芽肿。

（二）临床表现

（1）可发生于任何人、任何年龄，尤以儿童多见，自觉症状很少，常在闭眼时发现囊肿处皮肤隆起，皮肤颜色正常，可单发、多发、单眼或双眼，也有上下睑同时发生的。

（2）囊肿局限于睑板腺内者，仅于皮肤面囊肿处摸到硬结，无压痛，与皮肤不粘连，相应的结膜面为局限性紫红色或紫蓝色充血，较小的囊肿如小米粒大小，大的如豌豆大小。

（3）小的囊肿可自行吸收，大的囊肿可自结膜面脱出，排出半透明的胶样物，该处常留有红色息肉，少数囊肿也可自睑缘或皮肤面脱出，呈一淡红色隆起，该处皮肤极薄，破溃后则肉芽组织突出。

（三）治疗

（1）较小的囊肿可用1%白降汞眼药膏涂于结膜囊内，每日2次，并按摩，可帮助吸收。囊肿内注射地塞米松（5 mg/mL）0.1 mL或泼尼松龙（25 mg/mL）0.1 mL有效。国外用地塞米松（24 mg/mL）0.1 mL注射于囊肿内。

（2）较大的囊肿应手术切除，切除时如不能刮出胶样物质，应考虑有睑板腺癌的可能性，应切除一块送病理检查以进一步确诊，尤其是老年患者更应送活检。

（3）眼睑皮下脱出或睑缘脱出的肉芽组织可手术治疗，但因皮肤破溃，切除肉芽组织后皮肤极脆，难于对合，缝合易豁开。如果选择冷冻治疗，选择合适大小的冷冻头，待出现冰霜时，将冷冻头压在肉芽肿上，持续2～3分钟，待肉芽肿全部变白，取下冷冻头，待其自行复温。间隔2～3周后，再行第二次冷冻，一般冻2～3次，愈后不留瘢痕，但该处睫毛会脱落，而不再生。

（许　品）

第五章

结膜病

第一节　结膜炎

一、概述

结膜炎类型繁多，致病原因较繁杂，可分为许多类型，通常可分感染性和过敏性。

临床上各型各类结膜炎的共同特点是结膜充血和分泌物增多。充血在程度上和分布上可有不同，分泌物的性质和量也有差异。

结膜炎诊断通常是根据发病急缓及临床表现，但要确定病原诊断则需要做细菌学检查、分泌物涂片、结膜上皮刮片、血清学检查，尤其在特殊感染中，细胞学检查更为重要。

（一）临床表现

根据结膜充血、结膜局部病变、分泌物、症状和邻近组织改变，通常可以明确诊断。

1. 眼睑

各类急性结膜炎都伴有眼睑充血、水肿，严重者甚至上睑不易翻转。睑缘变化对某些结膜炎的病原诊断可有参考价值。溃疡性睑缘炎或曾患过睑腺炎者常提示葡萄球菌感染。合并有眦部睑缘炎的慢性结膜炎通常是摩—阿（Morax-Axenfeld）双杆菌感染，睫毛黏着脂溢性鳞屑者可能为睑腺分泌过多性结膜炎，结膜炎合并面部皮肤脓疱病者可能是葡萄球菌感染，口、鼻、眼睑有疱疹者表明其结膜炎可能为疱疹病毒感染。

2. 结膜

急性结膜炎充血、水肿明显，慢性结膜炎则程度轻。除充血、水肿外，结膜改变主要有乳头增生、滤泡形成、分泌物增多、假膜形成、出血、溃疡、瘢痕等。

（1）结膜充血、水肿：轻者和慢性时充血、水肿多局限于睑结膜及穹隆结膜。急性者睑结膜及穹隆结膜一片赤红，由于水肿渗出而失去透明度，球结膜周边充血水肿。淋菌性结膜炎，球结膜水肿可覆盖角膜周边部，甚至突出睑裂之外。

（2）乳头增生、滤泡形成：乳头由结膜上皮细胞增生及炎性细胞、浆细胞、嗜酸性细胞浸润形成，中央有血管通过。乳头多位于睑结膜睑板上缘和近内、外眦部的睑结膜，呈红色天鹅绒状，细小隆起。多见于慢性单纯性结膜炎、沙眼。春季卡他性结膜炎的乳头为乳白色，大而扁，呈多角形。滤泡是由淋巴细胞集聚而成，较乳头大，位于睑结膜者较小，呈微黄色，位于穹隆结膜者大而呈圆形或不规则形，不透明。多数滤泡可互相融合，见于沙眼、各类病毒性结膜炎、一些特殊综合征和细菌感染。

正常小儿有时在穹隆部可以有少量小滤泡，但滤泡出现于睑结膜者则为异常。沙眼的滤泡多见于穹隆部及睑结膜。而发生在小儿的结膜滤泡症通常都在下穹隆部。

（3）结膜下出血：结膜炎早期在网状充血之间有小点状、片状结膜下出血，炎症增重充血明显时，在穹隆部及球结膜下可有大片状出血。柯—魏杆菌感染时，常可见点状、小片状出血，流行性出血性结膜炎时常伴有大片结膜下出血。

（4）分泌物：分泌物可为水样（浆液）、黏液性、黏液脓性和脓性。水样分泌物状如泪液，见于麻疹等急性热性传染病引起的结膜炎之早期；病毒性结膜炎的分泌物量中等，多为黏液性，较稀；细菌性感染时分泌物量多且黏稠，为黏液脓性或脓性；葡萄球菌感染时分泌物呈淡黄而稠的脓性；分泌物呈乳白色者见于春季结膜炎。

（5）膜和假膜：结膜表面的假膜在很多情况下都可发生，由炎性渗出纤维蛋白沉积形成。春季卡他性结膜炎在扁平的乳头表面可以形成假膜，膜薄而白，易消失。肺炎链球菌、柯—魏杆菌性急性结膜炎也常形成假膜，特点是色灰白而不透明，易剥离，消失快。真膜厚而污秽，灰白，不易剥离，见于白喉棒状杆菌性结膜炎。

（6）结膜瘢痕：弥漫性结膜瘢痕见于膜性结膜炎（白喉棒状杆菌性）、类天疱疮、多型性红斑、严重化学及热烧伤之后。沙眼瘢痕多发生在上睑结膜及穹隆部，呈线状、网状和片状。

3. 耳前淋巴结

急性滤泡性结膜炎，伴有肿大、质软、无压痛的耳前淋巴结时是病毒性感染的特征，这种情况很少见于细菌性感染。在疱疹病毒和腺病毒感染时耳前淋巴结压痛。结膜结核、梅毒感染的耳前淋巴结肿大、压痛，有时可形成瘘管。

4. 并发症

结膜炎多属于良性、自限性眼病，通常并发症不多，且多不影响视功能。有些类型的结膜炎可合并有眼睑、角膜、前葡萄膜、眼肌等的损害，造成不同程度的视力受损。急性细菌性结膜炎在角膜缘内可有细小点状、灰白色浸润点，排列成行，小点状浸润相互融合，形成线形，平行角膜缘的浅层溃疡，主要见于柯—魏杆菌感染。流行性出血性结膜炎角膜多合并浅层点状上皮炎。流行性出血性结膜炎可合并前葡萄膜炎、眼肌麻痹和神经系统损害。流行性角结膜炎的角膜病变为浅点状角膜炎，点状浸润波及上皮细胞及上皮下组织，呈大小不一的浑浊，多集中在角膜中央部，持续数月或经数年后方消失，对视力影响不大。沙眼的角膜并发症主要是血管翳前端新月形溃疡，血管翳之间的小圆形溃疡和角膜中央部的浅层圆形溃疡。角膜血管翳、睑内翻倒睫可造成角膜浑浊，严重影响视力。

（二）辅助检查

结膜炎细胞学检查有分泌物涂片、结膜刮片及滤泡挤压物涂片等，可以用来作为区别细菌性、病毒性或过敏性疾病的重要参考。

正常结膜刮片中上皮细胞的胞核较大，位于中央，胞质颗粒纤细。结膜炎之刮片中则可见到许多炎性渗出细胞，包括多形核白细胞、淋巴细胞、嗜酸性粒细胞、嗜碱性粒细胞、浆细胞以及渗出纤维和黏液。刮片中还可见到一些特殊细胞如杯状细胞，上皮细胞内包涵体。下述细胞学所见是值得注意的。

1. 多形核白细胞

见于急性细菌性感染，亚急性期则相对减少，同时出现单核细胞，分泌物中黏液增多，纤维素减少。

2. 单核细胞

病毒性感染疾病的刮片中，以出现大量单核细胞为特点。在慢性感染性炎症和慢性刺激性炎症的结膜刮片中淋巴细胞增多。

3. 嗜酸性粒细胞

变态反应性结膜炎，如春季卡他性结膜炎，多出现大量嗜酸性粒细胞。但在细菌性过敏和泡性眼炎时则不可见。

4. 浆细胞

除了在沙眼刮片中可见到较多的浆细胞外，其他类型的结膜炎中很少见到。

5. 上皮细胞的变化

（1）角化：在维生素 A 缺乏的结膜干燥症刮片中，上皮细胞角化明显。上皮细胞质染为淡红色，含有角蛋白颗粒，胞核变性或消失。长期暴露的结膜干燥症刮片中，也能见到上皮细胞角化。

（2）变性：上皮细胞扁平，形状不规则，细胞核染色不良，见于沙眼和一些慢性结膜炎。

（3）多核上皮细胞：是病毒性感染的表现，疱疹病毒感染时尤为显著，而细菌性感染则见不到这种变化。

6. 滤泡挤出物涂片

滤泡挤出的内容物涂片对鉴别沙眼和滤泡性结膜炎很有价值。沙眼滤泡中多为未成熟的淋巴母细胞，少量淋巴细胞、浆细胞和巨噬细胞，细胞有变性和坏死的变化。结膜炎的滤泡中为淋巴细胞，没有巨噬细胞，也没有细胞变性和坏死。

细胞内包涵体对沙眼、包涵体结膜炎诊断有重要价值。

（三）预防和治疗

结膜炎多为传染性炎症，加强预防工作，对于避免发病和控制蔓延及流行十分重要。微生物感染性结膜炎的传播方式是接触传染，控制并消灭传染源和加强个人卫生，切断传播途径是最重要的方法。在结膜炎暴发流行的情况下，要对公共服务事业（浴池、理发店、游泳池、公用车辆等）加强卫生管理和流通货币的消毒处理。加强个人卫生也是十分重要的。

预防为主和积极治疗患者是控制结膜炎蔓延、解除患者痛苦相辅相成的两个方面，缺一不可。治疗是消灭传染源的重要手段。

结膜炎的治疗主要是局部用药治疗，严重或特殊感染的情况需要全身用药。局部用药有滴剂、眼膏、冲洗溶液等。

滴剂有各种抗生素和磺胺类药的溶液。抗感染药应选用对微生物针对性强、敏感度高者。但在通常情况下，临床上很少做细菌学检查，故以选用广谱抗生素或磺胺类药物为佳。皮质激素类药物对变态反应性结膜炎效果较好，对于细菌性结膜炎可以与抗生素合并应用，以减少炎症渗出，降低炎症反应。对于病毒性结膜炎不用或慎用。

眼膏剂所含的药物与滴剂相同，作用较缓而较持久，宜于每晚睡前使用，除抗感染作用外，同时还可避免分泌物使上下睑及睫毛粘在一起。

二、细菌性结膜炎

细菌性结膜炎是指结膜因遭受致病细菌感染所致。临床可分为急性卡他性、膜性、假膜性和淋菌性4种。

（一）急性卡他性结膜炎

急性卡他性结膜炎是常见的细菌感染性眼病。特点是结膜明显充血，脓性或黏液脓性分泌物，有自发痊愈趋势。

1. 病因

传染来源各有不同，多以手帕、毛巾、手、水等为媒介。在集体单位、公共场所、家庭之中不讲究卫生的情况下最易蔓延，尤以春秋两季为甚。在这两个季节中由于呼吸道流行病较为普遍，所以患急性卡他性结膜炎者，同时也可能患有呼吸道流行病。在鼻腔分泌物中也可能含有与结膜炎相同的细菌，借助咳嗽、喷嚏传播。

通常所见的细菌有4种，即柯—魏杆菌、肺炎链球菌、葡萄球菌和流感嗜血杆菌。这些细菌在发病三四日内繁殖旺盛，晚期则不易找到。柯—魏杆菌性结膜炎多在春季发生，而肺炎链球菌性结膜炎以冬季为多。

2. 临床表现

本病发病急速，可单发，有时引起暴发流行。初起感眼部干涩、痒感、异物感。病变发展则眼部有灼热感、眼睑沉重、异物感加重和畏光。异物感和分泌物于清晨较轻，由早至晚逐渐加重，晚间尤甚。本病对视力无影响，但当分泌物附着在角膜表面时，也可视物模糊，如将分泌物除去，则视力立即恢复。

发病初期和轻型者，眼睑轻度充血、水肿。睑结膜及穹隆结膜充血呈红色、网状，球结膜轻度周边充血。角膜、前房正常。结膜囊有少量浆液或黏液性分泌物。较重者眼睑红肿明显，睑结膜及穹隆结膜充血，一片赤红，球结膜中度周边充血，分泌物为黏液性，量较多。严重者眼睑水肿，充血显著。睑结膜及穹隆结膜血管高度扩张充血。由于充血、水肿、渗出，使结膜失去透明度，不见正常纹理。球结膜重度周边充血及水肿。肺炎链球菌、柯—魏杆菌感染者，穹隆部及其附近球结膜下常见有点片状结膜下出血。分泌物量增多，为黏液脓性，分布在结膜囊、内眦部及睑缘。有时分泌物黏附于角膜表面瞳孔区，以致暂时影响视力，因分泌物的三棱镜作用使患者在夜晚看灯光周围有虹晕围绕。这种虹晕应与青光眼所致者有所区别。分泌物经一夜的蓄积，在睑缘、睫毛处变干，结成黄痂，使患者在翌晨醒来时上下眼睑黏合在一起。

肺炎链球菌感染的结膜炎通常水肿更为明显，结膜表面可形成假膜。急性卡他性结膜炎多为双侧性，双眼同时或先后发病，轻症和无角膜并发症者，通常在3~4日内发展到最高峰，8~14日消退。肺炎链球菌所致者，持续8~10日开始消退，而后立即好转。重者为柯—魏杆菌所致，潜伏期36小时，3~4日达炎症高峰。葡萄链球菌所致者常有下睑及角膜下部点状染色，伴有睑缘炎或睑腺炎，易复发或转为慢性。急性结膜炎重要的并发症是角膜溃疡，其主要症状为疼痛和畏光。开始在角膜缘内侧出现灰色小点状浑浊，排列成行，名为卡他性点状角膜浸润。数日后灰色浸润点增大，互相融合，最后表面坏死脱落，形成新月形浅层溃疡，这种溃疡称为卡他性角膜溃疡，为结膜卡他的特殊病变。若及时治疗可迅速痊愈，仅留一弓形角膜云翳。肺炎链球菌性结膜炎如果发生角膜损害，可能发展成为前房积脓性角膜溃疡。

婴幼儿有时并发泡性结膜炎，多见于葡萄球菌感染者。

3. 预防

本病虽然预后良好，但传染性极强，常造成广泛流行，所以预防工作十分重要。一旦发现患者，个人和集体单位都要作好严密消毒隔离工作。本病通过接触传染，所以对患者日常用品如毛巾、手帕、脸盆、玩具、文化用品等应予消毒。医务人员接触患者后及检查用具都应注意消毒，以免扩散传染。

4. 治疗

急性发作、病情较重者可用冷敷以减轻不适症状。脓性分泌物较多者可用3%硼酸溶液或生理盐水眼浴法或冲洗法除去。眼部严禁包扎，以利于分泌物排出。如畏光可带黑色眼镜。

最重要的治疗是选用药物控制感染。最有效的方法是选用细菌敏感的抗感染药局部滴用。由于需要做细菌敏感试验，这在临床上难以做到，最常选用2~3种广谱抗生素，同时交替频繁滴用。晚间结膜囊内涂用眼膏，这可保持结膜囊内药物浓度，预防分泌物存留，免除上下睑被粘在一起而睁眼时的疼痛之苦。

在急性期过后，要继续滴用抗感染眼液，直至结膜逐渐恢复正常状态，以避免迁延成慢性。治疗细菌性结膜炎的常用抗感染眼液有10%~15%磺胺醋酰钠、0.1%利福平、0.25%氯霉素、0.2%庆大霉素、0.3%环丙沙星（CPLX）、诺氟沙星（NFLX）、氧氟沙星（OFLX）等。

（二）膜性结膜炎

膜性结膜炎又称白喉性结膜炎，病原为白喉棒状杆菌。在我国由于白喉疫苗的广泛接种，本病目前已极为少见。特点是急性化脓性结膜炎，结膜表面覆盖灰白色不易剥脱的厚膜。患者多为儿童。

1. 临床表现

为急性化脓性炎症，似淋病性结膜炎。通常双眼发病。患者体弱不安，多合并鼻、咽部白喉。有体温升高和昏迷等全身中毒症状。

临床分为轻、重二型。

（1）轻型：眼睑轻度充血、水肿，分泌物为黏液脓性，翻转眼睑后可见睑结膜表面有一层灰白色膜覆盖，此膜与睑结膜浅层组织粘连，较易剥脱。膜下结膜充血、水肿，无组织缺损及出血。此膜在发病1~2周后逐渐消退，而结膜仍有充血、水肿等炎症反应。愈后不留瘢痕。此型很少造成角膜损害。

（2）重型：病变侵犯结膜深层组织。表现为眼睑高度充血、水肿、硬韧、难以翻转。睑结膜及穹隆结膜表面覆以灰黄色类固体的厚膜，此膜与其下的结膜、结膜下组织连接牢固，不易分离，强行剥离则造成组织损伤及出血。此膜部分或全部覆盖睑结膜，通常起始于睑缘部，很少见于球结膜。由于炎症浸润渗出深及睑板，且渗出物在组织内凝结，眼睑变硬，压迫血管，更兼白喉毒素造成血管栓塞，妨碍正常血液供应而使结膜、角膜坏死。

在发病6~10时，角膜形成溃疡，且多伴继发感染。大约在此时膜开始脱落，分泌物增多。结膜呈鲜红色，愈后结膜瘢痕形成，且易发生睑球粘连。

2. 治疗

此病为法定传染病，要及时作传染病报告。严格消毒隔离，单眼患者应特别注意防止另眼发病。

治疗要局部治疗和全身治疗并重。局部可按急性卡他性结膜炎、淋病性结膜炎治疗。更需要涂较大量抗生素眼膏，以预防睑球粘连及保护角膜。有角膜并发症时应滴阿托品散瞳。此外，眼局部滴白喉抗毒血清。全身疗法应注射抗白喉血清，用药越早效果越好，血清用量宜大，以减少角膜受损害的危险性。轻者可注射 2 000 U，严重病例首量用 4 000 U、6 000 U，甚至 10 000 U，且于注射 12 小时后重复给药。同时全身联合应用抗生素。

（三）假膜性结膜炎

假膜性结膜炎是以睑结膜、穹隆结膜表面形成灰白色不透明假膜为特点的急性化脓性结膜炎。假膜易剥离。多见于学龄前儿童及青年人，新生儿及老年人少见。

病原菌主要是肺炎链球菌、链球菌、葡萄球菌、柯—魏杆菌，常为混合感染。链球菌中溶血性链球菌为病原菌，非溶血链球菌为腐生菌。链球菌性假膜性结膜炎往往非常严重，主要发生在伴有麻疹、猩红热、百日咳等热性传染病的小儿。老年人多见于面部、眼睑皮肤丹毒患者。非微生物感染原因可见于化学物质，如氨、石灰、硝酸银等腐蚀，以及热、创伤、手术等，假膜只在上皮细胞缺失处形成。

本病自觉症状与急性卡他性结膜炎相似，除结膜充血、水肿、分泌物增多外，在睑结膜及穹隆结膜附有一较薄的灰白色假膜，此膜由渗出的纤维蛋白、黏液、炎性细胞等组成，易于剥离，但假膜又迅速形成。炎症约在第 5 日达高峰，2～3 周后消退。链球菌性结膜炎常导致角膜感染坏死，造成视力损害。

治疗与急性黏液脓性结膜炎相同，但需要局部和全身联合应用抗生素，按细菌敏感度来选用抗生素。

（四）淋菌性结膜炎

淋菌性结膜炎是急性化脓性结膜炎，是急性传染性眼病中最剧烈的一种，病情严重，常造成严重的视力损害。

病原菌是奈瑟淋球菌，为面包型双球菌，在结膜上皮细胞、炎性细胞内存在。革兰染色阴性，形态上与脑膜炎球菌不易区分，二者需通过凝集试验鉴别。

1. 成人淋病性结膜炎

淋球菌直接来自性器官或通过手、衣物等作为传染媒介间接传播到眼部。男多于女，右眼多先发病。潜伏期从几小时到三日。初起眼睑和结膜轻度充血、水肿，继而症状迅速加重。眼睑高度水肿、痉挛。睑及球结膜高度充血、水肿，有小出血点及薄层假膜。高度水肿的球结膜可掩盖角膜周边部。分泌物初起时为血水样，耳前淋巴结肿大，3～4 日后眼睑肿胀渐消，但分泌物剧增，呈黄色脓性，不断从结膜囊排出，俗称脓漏眼。2～3 周后分泌物减少，转为亚急性，1～2 个月内眼睑肿胀消退。睑结膜充血、肥厚，表面粗糙不平，呈天鹅绒状，球结膜轻微充血，持续数月之久，此时淋球菌仍存在。

角膜并发症常导致失明。最初角膜表面轻度浑浊，继则形成灰色浸润，迅即变灰黄、坏死、破溃、穿孔。角膜溃疡可发生在角膜各部位，由角膜上皮坏死，细菌直接侵入引起。最终形成粘连性角膜白斑、角膜葡萄肿或全眼球脓炎。淋菌性关节炎、败血症、心内膜炎也是重要并发症。

细菌学检查对诊断十分重要。在分泌物涂片和结膜刮片中可见到上皮细胞内外聚集成对的革兰阴性（红色）奈瑟淋球菌。

本病为接触传染。患淋病性尿道炎者尤应注意保持清洁，经常用肥皂洗手，对用品消毒，并积极治疗尿道炎。若一只眼已经患病，必须设法避免波及健眼和传染他人。在为患者检查治疗时应戴防护眼镜，接触患者后应认真消毒双手。用于拭眼的棉花纱布等物品须焚毁，脸盆、毛巾等煮沸消毒。发现淋病患者应进行病源追查，对传染源给予抗淋病治疗。

治疗要局部用药与全身用药，以下药物可供选用：青霉素钠盐或氨苄青霉或阿莫西林，肌内或静脉给药，但近年因抗药菌株较多而疗效欠佳。先锋霉素Ⅳ、先锋霉素Ⅴ每日2g，肌内注射，头孢曲松0.5g肌内注射。大观霉素2g肌内注射，伴服丙磺舒1g，疗效良好。

局部用1：10 000高锰酸钾、氯己定、生理盐水等冲洗结膜囊。也可用杆菌肽眼药、红霉素、四环素眼膏。

2. 新生儿眼炎

原因是胎儿出生时被患淋菌性阴道炎的母体分泌物污染，有时也被污染淋球菌的纱布、棉花等所污染。

潜伏期一般少于48小时，双眼发病，轻重程度不同，症状与成人淋病眼同，但不像那样猛烈。特点是球结膜高度水肿，脓性分泌物中常有血，有些结膜有假膜形成。角膜并发症发生较迟而轻，但多发生在角膜中央，严重影响视力。

诊断可根据产妇的淋病史，典型脓漏眼症状及结膜刮片细菌检查而确诊。

新生儿眼炎除淋菌性外，也可由衣原体、链球菌、肺炎链球菌或其他微生物引起，但通常较轻。由于新生儿出生后无泪液，新生儿出生后第一周内任何眼部分泌物都应怀疑有新生儿眼炎。

对于全部新生儿应常规滴用1%硝酸银溶液（Crede法）或2 000～5 000 U/mL青霉素眼溶液预防新生儿眼炎。治疗与成人淋病相同，全身用药按体重计算。有报道用头孢噻肟效果良好。

3. 转移性淋病性脓漏眼

患淋病性尿道炎数月后，双眼突然发炎，睑结膜、球结膜充血、水肿，分泌物为黏液性或脓性。此病为淋球菌通过血行转移到眼部，患者常伴有淋病性关节炎。无并发症时1～2周可痊愈。治疗与成人淋病脓漏眼同。

三、滤泡性结膜炎

结膜上发生滤泡，不论是急性、亚急性还是慢性都是结膜病最常见的体征。滤泡形成是由于炎症刺激，在结膜上皮下、腺层有淋巴细胞集聚。小儿出生后2～3个月内，由于淋巴系统不健全，所以不发生滤泡，而只发生乳头性结膜炎。

（一）急性滤泡性结膜炎

这是指由一组各种原因引发的急性结膜炎，在睑结膜、穹隆结膜出现滤泡。这种情况最常见的原因是单纯疱疹病毒、腺病毒感染。某些化学品或毒素刺激也可产生滤泡，最常见于长期局部应用毒扁豆碱、阿托品，而毛果芸香碱和异氟磷（DFP）则相对较轻。起病急，多同时或稍先后侵犯双眼。眼灼热感、异物感，眼睑沉重，有大量黏液脓性分泌物。有些病例伴有耳前淋巴结肿大，压痛不明显。

眼部改变除充血、水肿、分泌物增多等急性结膜炎体征外，结膜有滤泡形成。滤泡大小不一，呈圆形或不规则形，不透明，凸起于结膜面，数量一般较多，可互相融合排列成行，以下睑结膜及下穹隆部为多。滤泡由淋巴细胞组成，有少量多形核白细胞、单核细胞。结膜复原后滤泡也随之消散，不留痕迹。微生物感染者应给予抗感染的药物治疗。由于阿托品等药物所致者，应立即停止用药，局部用 3% 硼酸水湿敷，滴用可的松、地塞米松等眼液。

（二）Beal 综合征

Beal 综合征又称 Beal 型急性滤泡型结膜炎，是 Beal（1907）首先提出的。其特点是起病急，症状轻，耳前淋巴结肿大，滤泡很快完全吸收等。

本病多侵犯成年人，先单眼发病，2～5 日内另眼发病。眼睑充血、水肿，下睑较显著。球结膜轻度周边充血，穹隆部充血较重。滤泡形成，下穹隆部较上穹隆之滤泡数量多且大，睑结膜滤泡较小而少。泪阜部也有滤泡形成。分泌物少，为浆液纤维素性，常在睑结膜表面形成假膜。分泌物中含有多量单核细胞。病变 3～6 日达最高峰，2～3 周内完全吸收，不留瘢痕。在结膜炎的同时，耳前淋巴结无痛性肿大。部分病例合并有角膜损害及虹膜炎。有时因呼吸道感染引起发热及全身不适。

本病可能是病毒感染，临床上颇似单纯疱疹病毒和腺病毒感染。可滴用抗病毒药物，如磺苷、盐酸吗啉胍和阿糖胞苷等，同时应用广谱抗生素以预防继发性感染。

（三）Parinaud 眼—腺综合征

本病甚为少见，由 Parinaud 在 1889 年首先描述，并认为是动物传染所致。本病特点是单眼发病，有急性滤泡性结膜炎，耳前淋巴结和腮腺肿大。

临床主要症状为眼睑肿胀而硬，睑结膜和穹隆结膜有大而密集的滤泡，初为半透明，继则浑浊，形成浅灰色溃疡。分泌物为黏液纤维素性。初期就有耳前淋巴结和腮腺红肿，可延及颈部。有不规则体温升高。睑结膜病变在 4～5 周自行消退。但淋巴结肿大容易发展成为化脓性炎症，可迁延达数月之久。

四、病毒性结膜炎

（一）流行性角膜结膜炎

流行性角膜结膜炎是一种曾在全世界广泛流行的眼部传染病。散发病例遍及世界各地，也常造成流行。临床特点是急性滤泡性或假膜性结膜炎及角膜上皮细胞下浸润。

1. 流行病学

本病由腺病毒感染所致，目前世界各地分离出的腺病毒已有数十种，其中以腺病毒Ⅷ最多，常造成暴发流行。其他型者多为散发病例。通过接触传染，在家庭、学校、工厂很易流行，在医疗单位通过医务人员的手传染者也非罕见。

多见于 20～40 岁的成人，男多于女。除腺Ⅶ型常见于夏季外，无明显季节性差异。

2. 临床表现

本病潜伏期为 5～12 日，以 8 日为最多。常双眼发病，开始单眼，2～7 日后另眼发病。初起结膜突然充血、水肿，特别在半月皱襞处更为明显，有异物感、烧灼感和水样分泌物。通常在发病第 3 日睑结膜出现滤泡，迅速增加，以上、下穹隆部为最多，有时由于结膜表面覆有薄层假膜而看不清。此时耳前淋巴结肿大，有压痛，甚至颌下腺和锁骨上淋巴结也被侵犯。结膜炎发病 8～10 日后，出现角膜损害并伴有明显畏光、流泪和视物模糊。

角膜病变为浅层点状角膜炎，侵及上皮细胞及上皮下组织。点状损害数量多少不等，多位于角膜中央部，较少侵犯角膜周边部，故对视力有不同程度的影响。浑浊点大小不等，腺Ⅶ型病毒所致者较大，可达 0.4～0.7 mm，呈圆形或多角形。偶尔病变较深，引起后弹力层皱褶、虹膜充血，但无虹膜后粘连。角膜不形成溃疡，无新生血管翳。角膜知觉减退。角膜损害持续数月或数年后消失。较重患者可遗留圆形薄层云翳，对视力影响不大。

3. 预防和治疗

同流行性出血性结膜炎。

（二）咽—结膜热

本病多为急性高度传染性结膜炎，具有发热、咽炎和非化脓性急性滤泡性结膜炎 3 个特点，可同时发病或单独出现。多伴有耳前淋巴结病变。常流行发病，多侵犯年轻人和小儿。病原主要是腺Ⅲ型病毒。

潜伏期 5～6 日。直接接触传染，也可由游泳传染。

发病可逐渐或突然开始。体温升高，可突然升高达 39 ℃以上，持续 3～7 日。伴有肌肉酸痛、头痛、胃肠不适或腹泻。咽炎的特点是咽部不适、咽后壁充血、散在透明滤泡。有无痛性淋巴结肿大。

发病最初几日传染性最强。可单眼或双眼同时发病，眼睛有痒感、烧灼感和流泪。结膜充血、弥漫性水肿，以下穹隆部尤为明显。滤泡形成主要在下睑及下穹隆部结膜，可融合成横行堤状。分泌物为典型浆液性，很少为黏液脓性。本病有时合并角膜炎，开始为浅层点状，最后可扩展到上皮细胞下组织。病程一般 2～3 周，平均 7～10 日。连同角膜损害逐渐消失，预后良好。

预防和治疗与流行性出血性结膜炎相同。

（三）流行性出血性结膜炎

流行性出血性结膜炎是一种暴发流行、剧烈的急性结膜炎。1971 年曾在我国流行。特点是发病急、传染性强、刺激症状重、结膜滤泡、结膜下出血、角膜损害及耳前淋巴结肿大。

1. 临床表现

本病潜伏期短，根据国内（北京、上海）外的观察，接触传染源后，大部分在 24～48 小时内发病。起病急速，有时在稍感眼部不适 1～2 小时内就开始眼红。自觉症状明显，眼睛有剧烈异物感、刺痛以及畏光、流泪和分泌物。

本病多同时侵犯双眼，也可先后发病。主要表现为眼睑红肿、睑及球结膜高度充血、水肿，球结膜水肿严重时可高出于角膜面，睑结膜及穹隆结膜有大量大小不等的滤泡，尤以下睑结膜及穹隆部较多，大约 80% 的患者发病第 1 日即有结膜下出血。发病早期裂隙灯下即可观察到细小点状出血，继之结膜下出血扩大呈点片状，严重者可遍及全部球结膜。角膜损害发病率高，早期即可出现，最常见的是上皮细胞点状脱落，荧光素染色后裂隙灯下为绿色细小点，呈散在、群集或排列成线状和片状。重症病例可发生小片状上皮细胞下及实质浅层浑浊。个别严重病例也可发生轻度前色素膜炎。此外可有病毒性上呼吸道感染和神经系统症状。多伴有耳前或颌下淋巴结肿大。

根据病情严重程度和病程长短，可分为轻型、中型和重型。轻型病程约 1 周，无角膜损害；中型病程 1~2 周，角膜有少许浅层点状染色，角膜损害常与结膜炎同时消退；重型病程在 2 周以上，症状重，角膜损害广泛而顽固。在结膜炎消退后，角膜损害仍持续数月或一两年，且常复发，但最终痊愈而不留瘢痕。

2. 预防

预防的原则是控制传染源，切断传染途径。前者在于早期发现、严格隔离、积极治疗患者；后者应加强公共场所的卫生管理，禁止患者到公用浴池、游泳场所，加强个人卫生，不用手揉眼，不用公共面具及经常洗手等。集体单位如托儿所、学校、工厂等，不宜采用集体滴药方法预防。

3. 治疗

以局部用药为主。病情重、伴全身症状者加用系统给药。常用局部抗病毒药有 4% 吗啉胍、0.2% 阿糖胞苷、安西他滨、0.5% 无环鸟苷、0.1% 磺苷等，每 30 分钟~1 小时用药一次。可选用 2~3 种药物交替滴用，直至炎症消退。为预防继发细菌性混合感染，也可适当加用抗细菌类药滴眼液。口服药如吗啉胍、无环鸟苷、板蓝根冲剂等，根据病情酌情给予。

（四）急性疱疹性结膜炎

急性疱疹性结膜炎为疱疹感染的原发表现。通常见于小儿，接触了病毒携带者而感染。可能伴有颜面部水疱性损害，耳前淋巴结肿大。眼部表现为急性滤泡性结膜炎，滤泡通常较大。可能合并角膜损害，常见的是树枝状角膜炎，伴有角膜知觉减退。

（五）单纯疱疹性结膜炎

常呈典型急性滤泡结膜炎改变，但通常不伴有颜面、眼睑、角膜损害，临床表现似流行性角膜结膜炎。结膜损害的另一特点是在靠近睑缘内侧有针尖大小的局限性溃疡，荧光素染色可以见到。角膜可有小的树枝状损害。角膜知觉减退，角膜可有血管翳。

本病临床上在无角膜损害时难于与流行性角膜结膜炎区别，化验室上皮内病毒抗原只能通过荧光抗体测定，或发病后 1~2 周时血清抗体滴度升高及病毒分离来证明。

（六）牛痘疫苗性结膜炎

本病是由减毒牛痘疫苗引起。在接种牛痘疫苗过程中疫苗溅入眼部或通过手指将疫苗带入眼部而发病。由于各人对天花病毒免疫力不同，局部反应不一。未接种过牛痘疫苗及多年前接种过牛痘疫苗，对天花病毒免疫力低下者都可能发病。

潜伏期约为 3 日。绝大多数患者伴有眼睑、睑缘部牛痘疱疹。眼睑水肿、充血，睑结膜充血，有多发性小溃疡，溃疡表面覆以坏死性假膜，边缘绕以增生的肉芽组织。病变 7~10 日愈合。

发生角膜病变者预后较差。轻者出现浅层点状角膜浸润，重者可发展成树枝状、地图样、环形或盘状角膜炎，造成视力损害。

本病预防十分重要。防止被接种牛痘疫苗之婴幼儿搔抓接种部位；医务人员在接种过程中应戴眼镜；一旦疫苗溅入结膜囊，应立即冲洗，并滴用抗病毒药物。

治疗应尽早。局部滴抗病毒类眼液或天花免疫血清，全身治疗以注射抗天花病毒效价高的免疫血清最佳。丙种球蛋白、干扰素等也有良好疗效。

（七）艾滋病患者结膜炎

获得性免疫缺陷综合征（AIDS）是由人类免疫缺陷病毒（HIV）导致的性传播疾病。眼部受侵可出现在本综合征各期，由于患者免疫系统受损，抵抗力极度低下，导致最易发生各种机会性感染。病原体为巨细胞病毒（CMV）、单纯疱疹病毒（HSV）、带状疱疹病毒，多种细菌，多形体原虫，真菌等，以及由于营养吸收障碍和消耗而引起的营养缺乏病变，并可发生 Kaposi 肉瘤等恶性肿瘤。

结膜的改变主要是非特异性结膜炎，大约10%的 AIDS 患者有非化脓性结膜炎，10% ~ 15%的患者有干燥性角膜结膜炎，也有发生 Reiter 病和淋巴肉芽肿性结膜炎的报道。结膜也可发生 Kaposi 肉瘤。

多数 AIDS 患者结膜有微血管改变。表现为毛细血管阶段性扩张，各段管径不一，血管呈逗号状或球形血管瘤样改变，这些变化常出现在狭窄的结膜血管两端或一侧，由于红细胞凝聚力增加，血纤维蛋白原水平增高，结膜血流淤滞呈球样外观或线状外观。

五、衣原体性结膜炎

（一）沙眼

沙眼最初源于埃及，后流传于中东和欧洲，现今广泛流行于世界各地，特别是亚洲各国、太平洋诸岛及南美各国。它是由于沙眼衣原体引起的传染性眼病。其传播与环境卫生不良、居住拥挤、通风不良、尘埃、营养欠佳、医疗条件差等因素密切相关，所以在发展中国家和地区此病多盛行。

沙眼在我国曾广泛传播，发病率高，并发症也多，中华人民共和国成立前是我国致盲的主要原因之一。中华人民共和国成立后由于经济发展，人民生活水平不断提高，居住条件改善，医疗卫生条件逐步改善，以及广大医务人员的努力，沙眼这一严重危害人民健康的疾病，得到了有效的控制，发病率显著下降。

沙眼二字是因结膜表面的粗糙状态而得名，中医称为粟疮，英文名 trachoma，是由希腊字 trachys 而来，都是粗糙不平之意。病变侵犯结膜角膜。结膜有乳头增生和滤泡形成。这两种病变逐渐消失形成瘢痕而自愈。但也可引起各种并发症和后遗症，造成视力减退甚至失明。

1. 临床表现

沙眼的自觉症状一般轻微，甚至无任何不适，仅于体检时才被发现。少数病例有痒感、异物感、烧灼和干燥感等症状。当合并有睑内翻、倒睫、角膜溃疡时，则出现明显刺激症状。视力也可同时减退。

沙眼自然感染起始于儿童时期，表现为急性、亚急性过程，以浸润、滤泡为主。通常临床所见者为慢性炎症过程。表现为弥漫性睑结膜及穹隆结膜充血，乳头肥大，滤泡形成，瘢痕和角膜血管翳。

（1）乳头增生肥大：乳头的形成是由于慢性炎症刺激，使上皮细胞增生，淋巴细胞浆细胞浸润，其下有扩张的新生毛细血管及少量结缔组织，呈细小颗粒状，成簇聚集，外观呈天鹅绒状。好发于睑结膜近穹隆部及内外眦部。此种改变任何慢性炎症刺激均可发生，非沙眼所特有。

（2）滤泡形成：滤泡是由结膜上皮细胞下，淋巴细胞、浆细胞浸润而成，滤泡中央部变性坏死呈胶样。发生在睑结膜处的滤泡较小，轻微隆起；发生在穹隆部者一般较大，呈圆形或椭圆形，色黄红，外观呈胶状不透明。滤泡多时，可互相融合呈平行岗状。多见于上、下穹隆部。滤泡见于多种结膜炎，非沙眼的特异性病变。乳头、滤泡均为沙眼的活动性病变。

（3）瘢痕：沙眼是一种自限性传染性眼病，在炎症过程中，伴随有修复退行、瘢痕形成。沙眼瘢痕呈线状、网状、片状。灰白色线状、网状瘢痕穿行于乳头、滤泡之间，将其分割成岛状，是典型Ⅱ期沙眼的特有临床表现。瘢痕广泛者，呈白色片状，炎症消退，血管中断。由于瘢痕收缩，使穹隆部变浅，称为睑球后粘连。睑结膜、睑板纤维化，瘢痕收缩变形，使睑板呈舟状畸形，睑缘钝圆、内翻。睫毛毛囊处瘢痕使睫毛位置变化，形成倒睫，是沙眼重要并发症。

（4）角膜血管翳：沙眼性血管翳是沙眼衣原体侵犯角膜造成的原发损害，为沙眼特异性改变，具有诊断意义。新生血管的形成开始于角膜上缘，呈垂帘状。位于角膜透明部分浅层，众多新生血管停留在同一水平线上。血管之间有细胞浸润，使角膜失去透明度。有时在血管翳之间形成小的隆起滤泡，这些滤泡经粗糙的上睑结膜机械性摩擦破溃形成浅的溃疡。当上皮修复后呈小凹状，称 Herbert 小窝。

角膜血管翳因其长入角膜的长短、伸入方向、充血浸润程度不同可分为血管性血管翳、肉样血管翳、干性血管翳等。因其侵入角膜范围不同，可分为 4 级。将角膜水平分为 4 等份，侵入上 1/4 以内者为（+），达到 1/4～1/2 者为（2+），达到 1/2～3/4 者为（3+），超过 3/4 者为（4+）。血管翳侵及部分或全部角膜，角膜浑浊明显，可导致视力极度下降。

2. 分期

沙眼在国际上有多种分期法，现仅介绍 MacCallan 分期法、我国现行（1979）分期法及世界卫生组织分期法。

（1）MacCallan 分期法：分为四期。

第Ⅰ期（浸润初期）：睑结膜及穹隆结膜充血、红肿，组织浑浊粗糙。有乳头增生及胚胎滤泡，有短而稀疏的角膜血管翳。此期诊断的主要依据是穹隆部结膜血管模糊，睑结膜表面粗糙，有短小角膜血管翳。轻者可自行消退，多数转入第Ⅱ期。

第Ⅱ期（浸润进展期）：结膜充血，浑浊增厚，乳头增生显著，结膜血管不复能见，同时滤泡形成。乳头多位于睑结膜，滤泡多见于穹隆部。乳头占大多数者称为乳头型沙眼，滤泡占多数者称为滤泡型沙眼，如果两者数量相近则为混合型。

第Ⅲ期（瘢痕形成期）：沙眼活动性病变部分被吸收、破坏变为瘢痕。瘢痕可为白色线状、网状或片状。瘢痕之间仍有活动性病变。

第Ⅳ期（瘢愈期）：活动病变消失，完全结瘢呈淡灰白色，无传染性。

（2）1979 年 11 月，中华医学会眼科学会将沙眼分为三期（表5-1）。

表5-1　中华医学会眼科学会沙眼分期（1979）

期别	依据	分级	活动病变占上睑结膜总面积
Ⅰ	上穹隆部和上睑结膜有活动病变（血管模糊，充血，乳头增生，滤泡形成）	轻（+）	<1/3
		中（++）	1/3～2/3
		重（+++）	>2/3

期别	依据	分级	活动病变占上睑结膜总面积
Ⅱ	有活动性病变，同时出现瘢痕	轻（＋）	<1/3
		中（＋＋）	1/3～2/3
		重（＋＋＋）	>2/3
Ⅲ	仅有瘢痕，而无活动性病变		

（3）世界卫生组织（WHO）沙眼分期标准。

1）滤泡性沙眼（TF）：上睑结膜有 5 个以上滤泡，直径≥0.5 mm。

2）浸润性沙眼（TI）：上睑结膜水肿、肥厚、弥漫性浸润，半数以上血管模糊不清。

3）瘢痕性沙眼（TS）：睑结膜出现瘢痕。

4）沙眼性倒睫（TT）：至少有一根倒睫摩擦眼球，包括新拔除者。

5）角膜浑浊（CO）：浑浊侵及瞳孔区，且视力低于 0.3。

（4）WHO 沙眼分期标准意义。

1）TF 表明有沙眼性炎症和近期有感染，应采用局部治疗。

2）TI 表明有严重的沙眼性炎症和严重的近期感染，并有形成瘢痕的危险，需采用局部加全身治疗。

3）TS 表明患者有或曾经有沙眼。

4）TT 表明患者可能出现角膜浑浊和视力损害，需进行睑内翻矫正术。

5）CO 表明此患者有视力损害或已失明。

（5）WHO 沙眼分期标准对评估沙眼严重性的关键性指标如下。

1）TF 和 TF ＋TI 在 10 岁以下儿童中所占比例表明沙眼在该地区感染的广度。

2）TI 和 TF ＋TI 在 10 岁以下儿童中所占比例表明沙眼在该地区的严重程度。

3）TS 所占比例表明过去该地区沙眼是否常见。

4）CO 在人口中所占比例表明该地区中由沙眼造成的视力损坏情况。

3. 诊断

典型的沙眼在临床上很容易作出诊断。轻型早期病例则较为困难，因为乳头滤泡并不是沙眼的特异性改变，在其他的结膜病中也可出现。按照中华医学会眼科学会（1979）决定，沙眼诊断依据如下。

（1）上穹隆部和上睑板结膜血管模糊充血，乳头增生或滤泡形成，或两者兼有。

（2）用放大镜或裂隙灯角膜显微镜检查可见角膜血管翳。

（3）上穹隆部和（或）上睑结膜出现瘢痕。

（4）结膜刮片有沙眼包涵体。

在第一项的基础上，兼有其他三项中之一者可诊断沙眼。

疑似沙眼：上穹隆部及毗邻结膜充血，有少量乳头或滤泡，并已排除其他结膜炎者，不作统计。

4. 预防

沙眼发病率高，是我国主要致盲疾病之一，必须采取预防为主、防治结合的方针，争取早日消灭沙眼。

（1）在各级党政机关的领导和支持下，依靠群众，采用各种宣传手段，广泛进行卫生宣传教育。专业人员要大力开展沙眼普查和防治工作。特别对有传染性的沙眼和后发病要抓紧治疗，是防盲工作的重要一环。如能与治疗各种眼病相结合，则收效更大。

（2）加强公用事业、集体生活单位的卫生管理，搞好家庭和个人卫生。洗脸用具分开或用流水洗脸等，理发店、浴池、旅店的面巾、浴巾，用后应严格消毒。医务人员于治疗检查沙眼患者后应彻底洗手。养成良好卫生习惯，注意经常洗手，不用手揉眼，不使用别人的毛巾等。

5. 治疗

有些药物局部和系统用药对沙眼有效，但到目前为止尚无理想的抗衣原体药。

（1）药物疗法：以局部用药、坚持长期用药为主，严重浸润性沙眼要局部用药与系统给药。

1）局部用药：红霉素、四环素、利福平、氯霉素及磺胺类药物，能抑制微生物生长繁殖，临床效果尚佳。常用滴眼液有 10% ~15% 磺胺醋酰钠、0.25% 氯霉素、0.1% 利福平、0.5% 红霉素等，眼膏剂主要是四环素族的各种眼膏。眼液每日 4~6 次，睡前涂眼膏于下穹隆部结膜囊内。

局部用药需坚持每日滴用，连续 2~3 个月，根据病情变化延长滴用时日。

局部结膜囊下注射给药法，只适用于严重浸润性沙眼，一般每周注射 1 次。

2）系统给药：四环素、红霉素、利福平、磺胺类制剂，在系统给药时有效。不幸的是每种药均有不良反应，除特殊情况外，应避免全身用药。

（2）手术疗法：睑结膜及穹隆结膜滤泡大而密集者，宜采用手术疗法——滤泡挤压术，清除所有滤泡，以促使修复。乳头较多者可用摩擦术或冷冻治疗。不论滤泡挤压还是摩擦术、冷冻治疗后，都应继续药物疗法，直至病变消失。

（二）包涵体性结膜炎

包涵体性结膜炎是一种性源性，急性或亚急性滤泡性结膜炎。特点是主要在下睑及下穹隆结膜有滤泡形成，几周后吸收消退，不留瘢痕，无角膜血管翳。组织学检查很像早期沙眼。病原分离可发现有和沙眼衣原体形态、生物特性都相同的衣原体，所以多数学者认为两者都由 TRIC 衣原体引起，只是在抗原性上有所不同。沙眼是 TRIC 的眼型，包涵体结膜炎是从泌尿生殖器到眼的传染。包涵体性结膜炎有两种类型。

1. 新生儿包涵体脓漏眼

为轻型、良性、病程有一定限度的新生儿眼病。本病是婴儿出生时眼部被母体非淋菌性阴道炎排泄物侵入，这些分泌物中因含有 TRIC 衣原体而致病。结膜刮片瑞氏或吉姆萨染色可找到与沙眼包涵体相同的细胞内包涵体。此病潜伏期比淋菌性脓漏眼长，多数为 1 周以上。通常为双眼发病，睑结膜充血，穹隆结膜水肿。由于新生儿淋巴系统尚未发育成熟，无滤泡形成。分泌物为黏液脓性。结膜病变持续数周后逐渐转入慢性结膜炎状态，结膜于 3~6 个月即恢复正常，仅重症患儿有时遗留细小瘢痕。本病确诊前应按淋菌性脓漏眼处理，确诊后按沙眼药物治疗。

2. 成人包涵体性结膜炎

又称游泳池结膜炎。临床特点是眼睑水肿，结膜显著充血水肿，睑结膜滤泡形成，有黏液脓性分泌物，耳前淋巴结肿大和结膜刮片有上皮细胞内包涵体。

传染途径可由于患者本身患有 TRIC 衣原体尿道炎、宫颈炎，通过污染的手或毛巾等直接传染到眼，也可由游泳池水不洁而污染，传染到游泳者的眼。

潜伏期 3～4 日，常单眼先发病，在 2～3 周内另一眼也受染发病。最初结膜微充血，眼睑略水肿，并有畏光等刺激症状，耳前淋巴结肿大。3～4 日后结膜极度充血水肿，粗糙不平，组织不清，有黏液脓性分泌物。7～10 日后滤泡开始出现，3～4 周后急性症状逐渐消退，但睑结膜肥厚和滤泡仍继续存在 3～6 个月之久才恢复正常。在发病过程中大约 50% 可发生浅层点状角膜炎、角膜上皮细胞下实质层浸润等并发症。治疗和沙眼用药相同。口服四环素 0.25 g，每 6 小时 1 次，共服 14 日，有较好疗效。

六、四种慢性结膜炎

（一）慢性卡他性结膜炎

慢性卡他性结膜炎致病因素有多种，包括细菌感染，急性结膜炎治疗不彻底，不良工作居住环境，空气污浊、粉尘、有害气体、风沙，照明不足、强光，过度饮酒、吸烟，睡眠不足等。局部因素有慢性泪囊炎，睑腺炎，睑缘炎，睑内、外翻，屈光不正，隐斜视等。

临床症状轻微或无症状。主要有眼部瘙痒、异物感、眼干涩、视疲劳等。睑结膜及穹隆结膜充血，乳头增生，表面粗糙，穹隆部血管走行清楚，无中断现象，无瘢痕形成。球结膜不充血，角膜无血管翳。分泌物少量，为黏液性，有的患者晨起时内眦部有黄白色或外眦部有白色分泌物。慢性结膜炎病因比较复杂，除局部用抗感染眼液治疗外，还要找出病因，采取相应治疗措施。

（二）睑腺性结膜炎

由于睑腺体分泌物分解后的产物，刺激睑腺本身及结膜，引起睑板、结膜充血、水肿、乳头增生等慢性炎症反应。本病常见于睑腺分泌旺盛者，如酒渣鼻患者。治疗同上。

（三）眦部结膜炎

由眦部睑缘炎蔓延扩及结膜所致。靠近眦部的皮肤脱屑、潮红、充血，结膜充血局限在近眦部的睑及球结膜，分泌物也集中于眦部。病原菌为摩—阿双杆菌，有时为葡萄球菌，在 B 族维生素缺乏时也可有类似症状。本病突出症状是痒。0.5% 硫酸锌眼液、氧化锌眼膏效果甚佳。

（四）泪道阻塞性结膜炎

泪道阻塞、慢性泪囊炎时，分泌物中细菌、毒素不断释放排入结膜囊中，刺激结膜造成慢性炎症反应，具有结膜充血、乳头增生等慢性结膜炎改变，在近内眦部、泪阜处充血明显。本病常为单侧性，除滴抗菌眼液治疗外，应以各种措施（如手术）解除泪道阻塞。

七、与皮肤黏膜病有关的结膜炎

（一）眼—尿道—滑膜综合征（Reiter 病）

眼—尿道—滑膜综合征包括急性卡他或黏液脓性结膜炎、尿道炎和多发性关节炎。

多见于 19～38 岁的青壮年，其他年龄组发病较少。发病期间有轻度体温升高，白细胞总数升高，红细胞沉降率增快等。约 3/4 的患者以尿道炎，1/4 的患者以结膜炎为先导。大多数患者在 1~5 周内上述三种症状都将出现。

　　眼部症状多轻而短暂，常表现为黏液脓性结膜炎。持续 2~8 日，但也有迁延数周者。结膜急性充血、水肿，如果炎症持久则可有滤泡形成。痊愈后不留瘢痕。可伴有睑缘炎及角膜损害。后者主要是周边部浅层上皮糜烂或前弹力膜下点状浸润。巩膜炎、虹膜炎、视神经盘炎等极为少见。

　　治疗效果差，多为对症治疗。可局部和全身联合应用抗生素和大剂量皮质激素。除了关节炎影响关节活动之外，本病为良性自限性。

（二）良性黏膜类天疱疮

　　良性黏膜类天疱疮又称瘢痕性天疱疮，病因不明，可能是自身免疫性疾病。除眼结膜外，可侵犯鼻、咽、口、肛门、生殖器各处黏膜。由于多侵犯眼部，故又名眼天疱疮。多侵犯 60 岁左右的老年人，双眼先后发病。本病初期表现为单纯性卡他性结膜炎，以后结膜发生多数水疱，疱壁甚薄，易破溃出血，形成结膜糜烂，糜烂面覆以白色、黄白色假膜，假膜脱落后，形成瘢痕。由于病变反复发作，破坏了结膜分泌腺及结膜瘢痕收缩，造成穹隆变浅、结膜干燥、角膜浑浊。约 1/4 患者导致失明。本病无特效疗法，局部滴用或结膜下注射皮质激素有助病情缓解。环磷酰胺、硫唑嘌呤的应用可能有益。

（三）酒渣鼻

　　多发于中年人，女性较多，但男性患者病变多较重。表现为颜面中部弥漫性皮肤潮红，有丘疹、脓疱及毛细血管扩张。病因尚不清楚，与多种因素有关。在皮脂溢出基础上，血管舒缩神经失调，毛细血管长期扩张，毛囊虫感染是致病的重要因素。胃肠功能障碍、饮食不节、长期便秘、嗜酒、精神因素等都与发病有关。

　　酒渣鼻患者几乎都有眼部病变，且均为双眼，最多见者为睑缘炎、结膜炎、角膜炎，偶有浅层巩膜炎、虹膜炎。

　　结膜炎为慢性、亚急性，较多者为弥漫性结膜炎，睑及球结膜血管扩张、充血、迂曲。睑裂部及下部较重，分泌物为水样，伴继发感染时为黏液或黏液脓性。结节性结膜炎较少，在睑裂部球结膜及下部角膜缘有似泡性眼炎之小结节，可互相融合并形成溃疡，结节的出现与消失均快。溃疡处有袢状血管翳长入。

　　治疗要纠正胃肠功能，调节内分泌，避免过冷过热、精神紧张，忌酒及辛辣食物。服用维生素 B_2、维生素 B_6、复合维生素 B，甲硝唑 0.2 g 每日 3 次，连服 2 周后改为每日 2 次，服 1 个月。局部滴用可的松眼液有效。为预防继发感染滴用抗感染眼液。

（四）眼带状疱疹

　　眼带状疱疹的病因为带状疱疹病毒感染半月神经节或三叉神经分支。三叉神经节第一、第二分支感染者影响到眼部，皮肤出现剧烈烧灼痛、刺激、潮红、肿胀、小疱疹，单侧发病。病变只局限在三叉神经分布区。病变愈后留有色素沉着及瘢痕；眼部改变为结膜充血、水肿，有时可见滤泡，分泌物为浆液性，量少而稀。本病除结膜炎外，易合并角膜炎、虹膜睫状体炎、青光眼、视神经炎，视网膜损害及眼外肌麻痹者很少。

八、发热性传染病引起的结膜炎

（一）麻疹

麻疹潜伏期约 10 日，在潜伏期内，眼部即有充血、流泪、畏光等症状。表现为睑、球结膜充血，分泌物初为水样，后为黏液性。有时结膜下有出血。结膜炎常合并有肺炎链球菌、葡萄球菌等细菌性混合感染。结膜炎症加重，分泌物变为黏液脓性或脓性，有时结膜面有假膜形成。个别病例早期在泪阜处可出现麻疹斑（Koplik 斑）。并发症有浅层点状角膜炎、疱疹性角膜炎、化脓性角膜炎。这种患儿由于消耗过多，常发生维生素 A 缺乏引起的结膜、角膜干燥和角膜软化，要引起警惕。

（二）流行性感冒

结膜炎可发生在流行性感冒早期，结膜表现充血、水肿，分泌物一般较稀薄、黏液性，有滤泡形成。结膜下点状出血。结膜炎常合并细菌性感染，单疱病毒感染或并发角膜炎。

（三）流行性腮腺炎

结膜炎表现为充血、水肿，分泌物为浆液性，量少，有时伴结膜下出血。严重病例可合并弥漫性浅层巩膜炎、浅层点状角膜炎、角膜溃疡、深层基质性角膜炎。

（四）猩红热

结膜炎多出现在发疹期，脱屑期加重，结膜炎为急性卡他性，多为细菌感染或细菌毒素刺激所致。易伴发泡性结膜炎，或发生假膜性结膜炎。

九、变态反应性结膜炎

常见的结膜变态反应有 4 种类型，即普通型急性、亚急性变态反应性卡他性结膜炎，泡性眼炎，春季结膜炎，巨乳头性结膜炎。

（一）普通型急性、亚急性变态反应性卡他性结膜炎

这一类结膜炎分为即刻变态反应和迟缓型变态反应，前者常由某些花粉引起，后者多为局部接触药物、化学物质引起。

1. 枯草热结膜炎

是最常见的急性型结膜炎，变应原可能是各种植物花粉。由空气传播，有明显季节性发病特点，多发生于干草收割季节，故称为枯草热。除眼部病变外，同时伴有哮喘、血管运动性鼻炎。这些都表明呼吸道黏膜上皮细胞对植物花粉的变态反应。患者有过敏体质，且有时有遗传倾向。有时也在春末夏初发病，特别是在富有花粉的地区发病。随年龄增长有自然脱敏现象，变态反应程度减低或消失。

眼部典型症状是，突然发病，双眼睑可在几分钟内突然水肿，结膜水肿、充血，有浆液性分泌物。自觉症状较重，主要是难以忍受的瘙痒及烧灼感、流泪。同时伴有鼻炎，泪液血浆中 IgE 升高。如果将变应原去除，数小时内反应即可消退，不留遗迹。再次接触变应原时以上症状又立即出现。直到花粉季节过后为止。

如能找到致敏物质，作脱敏治疗或避免接触即可取得治本的效果。局部滴用皮质激素及血管收缩药物可减轻症状。

2. 接触性变态反应性结膜炎

由于长期局部应用某种药物引起的迟发型结膜变态反应，是临床上最常见的接触性结膜炎。因常伴有眼睑皮肤的变态反应，而表现为接触性皮肤结膜炎。常见的致敏药物有阿托品、青霉素、毛果芸香碱、毒扁豆碱、汞剂和可卡因，以及一些化妆品、染发剂、眼睫毛染料等。变态反应与药物直接刺激引起者不同，作为变应原第一次应用时不引起结膜反应，多次反复应用才发生变态反应。

各种药物引起的变态反应性结膜炎，症状及局部病变相同。眼睑、结膜极度瘙痒并有烧灼感和刺激症状。眼睑潮红、水肿、湿润或湿疹样损害。病变多于眦部开始，迅速遍及上下睑，下睑多较显著。睑结膜充血水肿，有乳头增生及多数排列成行的滤泡。球结膜轻度充血，水肿较重，呈粉红色隆起。有少量浆液性或黏液性分泌物。角膜炎不常见，为上皮或上皮下损害，极个别严重病例可发生角膜实质层损害及虹膜炎。有时伴有变应性鼻炎。停用致敏药物后症状和体征可在较短期内消退，不留遗迹。如再次接触致敏药物则症状又复出现。根据长期用药史、局部改变、极度瘙痒，停药后症状自行消退，细菌学检查阴性，结膜刮片有嗜酸性粒细胞等即可做出正确诊断。

3. 通过口服或注射用药引起的结膜变态反应

致病作用与接触性变态反应性结膜炎不同。药物作用如同变应原（不是抗原），而没有循环抗体，产生不同程度的过敏性。皮肤敷贴试验阳性。比较常见的有磺胺类药、青霉素、巴比妥类药物。反应多局限在皮肤，可引起剥脱性皮炎，眼睑皮肤也不例外。严重病例偶引起结膜炎，如磺胺类药物引起膜性结膜炎、鼻炎及咽炎，严重者可引起结膜干燥症。

全身应用金和砷制剂可发生严重的角膜结膜炎，结膜呈天疱疮样改变，角膜可发生溃疡、急性坏死穿孔或慢性血管性实质层角膜炎。金制剂引起的结膜炎可伴有边缘性角膜溃疡。

4. 微生物性变态反应性结膜炎

为结膜对微生物蛋白质的迟发型变态反应，通常在鼻咽腔、扁桃体存在感染灶，以溶血性葡萄球菌为最多。细菌产生的外毒素（蛋白质）数量虽少，但反复感染，毒素不断释放，使黏膜、结膜产生高度敏感性，而出现变态反应。有时这种结膜炎也可能由霉菌或寄生虫等引起。

临床上结膜炎为慢性过程，逐渐发病。睑及球结膜水肿、充血，有少量浆液性分泌物。球结膜充血在睑裂暴露部位更为明显。睑结膜常有乳头增生，滤泡形成。有间隙性浅层点状角膜炎，多在角膜下部。自觉症状以瘙痒和干燥感最为显著。可因过度用眼而加重。

总的治疗原则如下。①首先停用致敏药。如病情需要，可选用作用相似而化学结构不同的药物代替。如用毒扁豆碱代替毛果芸香碱，以后马托品、东莨菪碱代替阿托品等。②局部滴 0.5% 可的松眼药水、0.1% 肾上腺素，3% 硼酸水湿敷。口服氯苯那敏、曲比那敏等抗过敏药。小儿常有变态反应与细菌性混合感染，所以应局部加用抗生素。③为了消灭致敏细菌可局部及全身应用抗生素，也可选用混合疫苗或自身疫苗作脱敏治疗。

（二）泡性眼炎

泡性眼炎是一种特异性内源性变态反应病。根据病变发生部位不同，临床上将其分为泡性结膜炎和泡性角膜、结膜炎。

1. 泡性结膜炎

单纯泡性结膜炎自觉症状较轻。病变可发生在结膜各部，多发于球结膜部分，尤其是睑裂部分的球结膜。病变初期呈圆球形隆起结节，不透明，色灰红，直径 1~4 mm，四周局限性球结膜充血，此期很短暂，临床上不易见到。病变进展，在结膜中央顶部组织坏死、脱落，形成火山口状溃疡，初时溃疡底部脏污，荧光素染色呈黄色，继而四周有上皮细胞长入，修复愈合，愈后局部不留瘢痕。整个病变过程 8~10 日，但此病变常多发，且结节出现时间不一，故可此起彼消，病程延续数月或终年。有时病变直径较大达 4~5 mm，病变可深及巩膜浅层，称为巨泡性或坏死性泡性结膜炎，这种情况病程较长。泡性病变发生在睑结膜及睑缘者较少，病变通常较大，隆起不明显，溃疡呈灰白色，愈后常留瘢痕。

2. 泡性角膜结膜炎

由于病变侵及角膜，刺激症状明显，畏光症状严重。流泪、眼睑痉挛等症状明显。泡性病变位于角膜缘处，形态、病变过程与泡性结膜炎相似。泡性病变一般直径 1~2 mm，可单发或多发，位于角膜部分病变荧光素呈绿色，位于结膜部分呈黄色。痊愈后角膜部分留有瘢痕，结膜部分无瘢痕，使角膜缘呈虫蚀状不齐。有时病变直径 <1 mm，几个或十几个沿角膜缘排列，称为粟粒型泡性角膜结膜炎。此类病变有时未形成溃疡即吸收消失，或互相融合呈溃疡。粟粒型者刺激症状及局部充血明显。

泡性眼炎治疗应局部全身并重。本病可自限、易复发，所以改进全身状况、清除致敏原以预防复发很重要。

以往曾用汞剂（氧化汞）有效。0.5% 可的松眼液或地塞米松眼液对减轻充血、缩短病程效果好。为预防继发感染应同时滴用 0.1% 利福平等抗菌眼液。

全身用药主要是补充各种维生素、钙剂，调节饮食成分，增加蛋白质，减少淀粉类食物的摄入，参加户外运动，提高身体素质，增强体质，对预防本病复发有帮助。

（三）春季结膜炎

春季结膜炎又称春季卡他性结膜炎或结角膜炎，是一种复发性、双侧性、增生型变态反应性结膜炎。此病好发于儿童、少年。发病特点是季节性发病，见于春夏季，秋冬季缓解。主要症状是眼部奇痒，病变特点是睑结膜上有巨大、形状不规则、扁而平的乳头增生。分泌物呈乳白色，量少而黏，内含大量嗜酸性粒细胞。

本病是对外源性变应原的高度变态反应，过敏原通常是花粉，尤其是禾本植物花粉。患者家族中常有同样疾病或其他变态反应性疾病患者。本病双眼发病，多见于年轻人，通常是小儿，发病季节性强，天气热的季节症状加重，夏季多于春季，至凉爽寒冷季节逐渐平息下来。尽管病变损害仍然存在，眼部烧热、奇痒、轻度畏光、流泪等症状消失。次年天热时症状又复出现，反复多年，但有脱敏趋势，反复数年后症状可缓解或消失。此病可散发，无传染性。

本病分为三种类型：①睑结膜型；②球结膜型或角膜缘型；③混合型。

1. 睑结膜型

病变位于上睑结膜，一般不侵犯穹隆部结膜，下睑结膜很少受侵，如有病变也很轻微。病变损害为结膜充血，在上睑结膜发生扁平、肥大、地图样、形状不规则、硬韧的乳头。乳头色粉红，颇似铺路石子样外观。

组织学上结膜下有淋巴细胞、浆细胞、嗜酸性粒细胞浸润，胶原纤维增生，上皮细胞增生，细胞层增多，毛细血管增生，形成乳头而非滤泡。初起时乳头较小，众多小乳头增大，簇拥在一起形成典型的扁平巨大乳头。分泌物量较少，色乳白、黏稠，可拉成丝状，内含大量嗜酸性粒细胞及嗜酸性颗粒。

2. 球结膜型

又称角膜缘型。初始病变发生在上方角膜缘附近，球结膜增厚呈胶样，病变可扩展波及整个角膜缘，增厚的球结膜绕角膜形成环状隆起岗。在增厚隆起的胶状结膜内出现多个黄白色结节。在病变区内有时出现小的灰白小点，称为 Homor-Trantas 点。在病变附近结膜轻度充血，通常以上方及睑裂部明显。

3. 混合型

同时兼有以上两种病变，刺激症状明显。

本病季节性强，随着秋冬季节的到来，症状和病变会自行缓解消失，从来不发生并发症，预后良好。春夏到来病变复发，可反复数年症状逐渐减轻，最终将平静消失。由于变应原难以确定，即使确定也难以避免接触变应原，所以治疗完全是对症，目的在于减轻患者痛苦。

局部滴用激素类药对减轻症状有帮助，用激素与抗生素混合剂，对减轻症状、减少黏液性分泌物有益。0.5% 硫酸锌 9 mL 加 0.1% 肾上腺素 1 mL 滴眼也可减轻症状。增生病例在每年 2~3 月使用 β 线局部照射或冷冻疗法，对预防复发有价值，但不能治愈此病。

2%~4% 色甘酸钠对消除瘙痒、畏光症状有明显疗效，但病变可能无明显消退。此药长期使用无不良反应。色羟丙酸钠能阻止钙离子进入肥大细胞，稳定肥大细胞膜，阻止过敏介质释放，达到抗过敏作用。此药是一种无激素作用的抗过敏药，滴眼液浓度为 2%。症状严重者可加用 0.1% 肾上腺素、皮质激素药物。西咪替丁全身应用短期疗效较好。

（四）巨乳头性结膜炎

巨乳头性结膜炎（GPC），见于长期佩戴软性、硬性角膜接触镜，白内障术后和角膜移植术后保留缝线，或长期佩戴义眼者。此病并非是结膜组织对接触镜、义眼制作材料的变态反应，而是附着在接触镜、义眼表面的细菌蛋白质及其他蛋白质颗粒，作为抗原进入上睑结膜淋巴组织内，发生免疫反应，释放出免疫介质，产生新的胶原蛋白，使嗜酸性粒细胞、嗜碱性粒细胞、肥大细胞增生和组胺释放，通过刺激导致黏液性分泌物增加，沉淀物增加和结膜乳头增生。

眼部症状和病变损害与春季卡他性结膜炎相似，有扁平、巨大、形状不规则，外观似铺路石子样的乳头。病变久者可出现 Trantas 点或结节。

（张　雪　吉林省中医药科学院）

第二节　结膜囊肿及肿瘤

一、结膜囊肿

（一）先天性结膜囊肿

结膜囊肿并不少见，先天性结膜囊肿少见。较小的见于结膜痣中含有透明的小囊肿，较大的见于隐眼畸形，有的为一小眼球并发囊肿，有的为一大囊肿后壁上附有极小眼球。这种囊肿多见于下穹隆部。

（二）上皮植入性结膜囊肿

结膜裂伤或手术中，将上皮细胞植入结膜下，这些上皮细胞成活，增生成团，继而在中央部分发生变性液化，形成囊腔。腔内充以透明液体，囊壁由上皮细胞组成，菲薄透明，附着在浅层巩膜。

（三）上皮内生性结膜囊肿

由于结膜长期慢性炎症刺激，上皮细胞增生，向内陷入增长，形成细胞团，中央部变性液化形成囊腔。这种情况好发于上睑结膜，上穹隆部及泪阜半月皱襞处。

（四）腺体滞留性结膜囊肿

由于结膜慢性炎症刺激，浸润压迫及瘢痕收缩，使结膜腺体（副泪腺）排泄口被阻塞、闭锁，腺体分泌物不能排出而滞留、淤积，形成囊肿，囊肿内含黏液及上皮碎片，多见于上穹隆部，见于沙眼患者。

（五）寄生虫性结膜囊肿

常见者为猪囊虫病患者，儿童、青少年较多见。猪绦虫的囊尾蚴游行到结膜下，呈圆球形，黄豆粒大小，周围绕以扩张的血管，活的囊尾蚴可游动改变位置，偶可见到头节伸出，强光刺激可使其蠕动。囊尾蚴死亡则引起局部炎症反应，充血加重。好发部位为下穹隆部及鼻侧球结膜下。

二、结膜良性肿瘤

（一）皮样瘤

皮样瘤为先天性良性瘤。初始较小，青春期有发展增大趋势。瘤好发部位为睑裂部的颞侧角膜缘及球结膜。瘤体呈淡红黄色，隆起，表面不平呈皮肤样。其下与角膜、浅层巩膜紧密相连，不能移动。瘤体表面有纤维毛发，瘤组织由表皮、真皮、结缔组织、毛囊、皮脂腺、汗腺等组成。

瘤体表面毛发刺激眼球充血，畏光，增大的瘤体压迫角膜产生散光，或遮盖角膜使视力受损，并有碍美观，应手术切除瘤体，角膜部分作板层角膜移植。

（二）皮样脂瘤

皮样脂瘤或称纤维脂肪瘤，为先天性瘤。好发部位在外眦部，外、上直肌之间。小儿有时伴有耳疾及其他组织先天性缺损。瘤由纤维组织及脂肪组成，表面不形成包囊，与眶脂肪组织粘连。瘤色淡黄、质软。手术切除时慎勿损伤外直肌。

（三）乳头状瘤

通常发生在一种上皮转变为另一种上皮的交界处。结膜主要发生在角膜缘处及泪阜、内眦皱襞及穹隆部结膜。结膜乳头状瘤外形似菜花状或桑葚状，质软色红，隆起于结膜表面，与其下组织粘连紧密，有时基底甚小，有小蒂连接瘤体与结膜。裂隙灯下瘤体表面由多数呈蕈状突起组成，内含扩张弯曲血管。发生于角膜缘者起始于球结膜，而后向角膜扩展。乳头状瘤虽属良性瘤，但手术后易复发，手术应彻底，术后基底部应以电烙，或苯酚、三氯醋酸等腐蚀之。瘤体较小者可用激光照射。侵及角膜者切除后宜作板层角膜移植。

(四) 结膜血管瘤

结膜血管瘤有毛细血管瘤及海绵状血管瘤两种。毛细血管瘤为先天性良性瘤，一般范围较小，除侵及结膜外，也侵及眼睑及眼眶部等邻近组织。海绵状血管瘤范围较大，除结膜外，常侵及眼睑、眼眶组织、颜面部及眼球内，甚至颅内，有时合并青光眼，称为 Sturge-Weber 综合征。

(五) 痣

痣为先天性良性瘤，可发生在结膜各部，为最常见的结膜瘤，源于神经外胚叶，位于上皮下组织内。初始较小，可长期无变化，多数随年龄增长而增长，青春期有增长趋势。痣由小黑色素细胞、巨细胞、上皮样细胞组成，呈棕黑色、黑蓝色或棕红色。有混合痣、上皮痣、蓝色痣等之分。痣体微隆，境界清楚，表面平滑无血管，常有较小透明的结膜囊肿。痣好发于角膜缘及睑裂部球结膜，很少转化为恶性。

痣体较小，表面光滑，不继续增长者无须治疗。痣体较大，表面不平滑，突然增生长大者表明有恶变征象，宜手术切除、电烧灼、激光照射等使其全部彻底清除，切勿残留。

(六) 骨瘤

骨瘤为先天性瘤，很少见，好发于近外眦部颞下侧球结膜下，质硬，黄豆大小，境界清楚，可移动。

三、结膜恶性肿瘤

(一) 恶性黑色素瘤

恶性黑色素瘤几乎都是老年人发病。原发于结膜者很少见，多起始于角膜缘。有黑色素，发展扩及整个眼球表面，很少穿通眼球或转移到身体他处。多数是由邻近色素性组织蔓延而来，如睫状体黑色素瘤穿破眼球到结膜。黑色素瘤增长迅速，色黑，表面不平滑呈分叶状，与其下组织粘连牢固。瘤体周围结膜散在黑色素性团块或斑点。此瘤恶性程度高，常于早期即转移到身体各重要器官而导致死亡。应尽早广泛切除，通常需行眼球摘除术或眶内容摘除术。此瘤对放疗不敏感。

(二) 上皮癌

上皮癌多见于老年人，男多于女。好发于不同组织上皮移行的结合部，如角膜缘、睑缘部等，最易发生于睑裂部角膜缘。睑结膜的上皮癌原发很罕见，多由眼睑鳞状上皮癌、基底细胞癌蔓延而来，内眦部是好发部位。

发生于角膜缘附近的上皮原位癌，初起时为白色小点状隆起，颇似泡性眼炎损害，增长迅速，内含丰富的血管。瘤呈杏红色菜花状赘生物，向角膜方向扩展侵入角膜内，向深部发展达巩膜。菜花状赘瘤表面易破溃、出血、结痂。很少发生远组织转移，可侵入邻近组织，沿淋巴系统、血管神经组织转移到眼内，偶转移到耳前淋巴结。

瘤体较小者可局部切除，基底部烧灼；瘤体较大者应行眼球摘除术或眶内容摘除术。术后辅以放疗或化疗。

(三) 卡波西肉瘤

卡波西肉瘤是艾滋病患者最常发生的恶性肿瘤。在眼部最早和最易发生的部位为下睑及下穹隆部结膜。瘤体呈红色、黯红色或青紫色，可单发或多发，扁平斑状或蕈状、结节状。肉瘤由纺锤状细胞、毛细血管、血管内皮细胞增生，裂隙样血管组成。本病是艾滋病最常见的并发症，有时是艾滋病首先出现的病变。

（张　雪　吉林省中医药科学院）

第六章

角膜病

第一节　细菌性角膜炎

20 世纪 60 年代最主要的感染性角膜疾病当属细菌性角膜炎，尽管病毒性角膜炎、真菌性角膜炎、棘阿米巴性角膜炎在 20 世纪 70 年代迅速增多，但细菌性角膜炎仍是当前发病率和致盲率最高的感染性角膜病。由于细菌性角膜炎的耐药感染、混合感染和机会性感染不断增多，给其诊断和治疗带来一定困难，需要引起高度警惕和重视。

任何能够破坏泪液、角膜上皮、角膜缘血管及角膜内皮细胞完整性的因素均可为细菌性角膜炎的危险因素，常见的有外伤、角膜接触镜配戴、眼表疾病、角膜手术、局部（慢性泪囊炎）或全身性疾病等。眼表疾病主要使泪液量和泪液成分发生改变，同时破坏眼睑闭合功能，以上均为角膜细菌感染的相关因素。此外，单疱病毒性角膜上皮病变、长期应用抗生素或抗病毒药物导致的上皮细胞中毒、局部长期使用糖皮质激素、内皮失代偿所引起的大泡性角膜病变，以及各种累及角膜上皮的变性与营养不良等可通过造成角膜上皮的破坏而激发细菌感染。

致病菌随着时代的变迁也发生了巨大改变，20 世纪 50 年代以肺炎链球菌为主；60 年代金黄色葡萄球菌占优势；70 年代则以铜绿假单胞菌为主；80 年代的国外，铜绿假单胞菌由于氨基糖苷类抗生素的应用而减少，耐青霉素葡萄球菌增多，但国内仍以铜绿假单胞菌为主。革兰阳性球菌中的肺炎链球菌（streptococcus pneumoniae，S）和葡萄球菌（staphylococcus，S）；革兰阴性杆菌中的铜绿假单胞菌（pseudomonas aeruginosa，P）和莫拉菌（moraxella，M），为近期文献统计中最常见的四种致病菌，简称 SSPM 感染。比较常见的致病菌还有链球菌、不典型分枝杆菌、变形杆菌、黏质沙雷菌等，有增多倾向的致病细菌有厌氧细菌、不发酵革兰阴性杆菌、放线菌等。

表皮葡萄球菌、微球菌、类白喉棒状杆菌存在于正常人眼睑和睑缘处；表皮葡萄球菌、类白喉棒状杆菌、甲型溶血性链球菌、丙酸杆菌、金黄色葡萄球菌、卡他布兰汉菌、肠道细菌可存在于正常结膜囊内。菌群失调是指正常菌群比例关系发生改变，或耐药菌株转为优势株，造成这一现象的原因可有长期使用广谱抗生素、长期大剂量使用激素等。革兰阴性杆菌感染，耐药菌感染和条件致病菌感染在眼科领域中已日益突出。

细菌只能通过受损的角膜上皮侵入角膜基质，进入角膜基质后即发生多核白细胞（PMN）趋化，此过程中产生的溶解酶导致基质坏死。铜绿假单胞菌在繁殖过程中产生蛋白溶解酶会加速基质的损伤。角膜后弹力层虽然对细菌穿透有一定抵御作用但最终仍避免不了角膜穿孔。

一、匐行性角膜溃疡

匐行性角膜溃疡又称前房积脓性角膜溃疡，发病以夏秋多见，农村多于城市，且老人多见。主要由金黄色葡萄球菌、肺炎链球菌、乙型溶血性链球菌、枯草杆菌、淋病奈瑟菌等毒力较强的细菌引起，并伴有角膜上皮外伤史。慢性泪囊炎，长期使用糖皮质激素和佩戴角膜接触镜也可引起本病。

（一）肺炎链球菌性角膜炎

肺炎链球菌性角膜炎是最常见的革兰阳性球菌引起的急性化脓性角膜炎，具有典型革兰阳性球菌所特有的角膜体征，局限性椭圆形溃疡和前房积脓。

1. 致病菌

肺炎链球菌是革兰阳性双球菌，大小为 $0.5 \sim 1.2\ \mu m$，菌体呈弹头或卵圆状，宽端相对，尖端向外成双排列，周围有多糖荚膜（具有抗原性和抗吞噬作用），呈不着染环状半透明区。兼性厌氧，营养要求较高，需含血、血清培养基才生长。血平板上菌落细小，$0.5 \sim 1$ mm，灰色半透明扁平圆形，周围有草绿色溶血环。细菌发酵菊糖，可被胆盐溶解。其荚膜多糖为特异型抗原，以特异抗血清做荚膜肿胀试验可用于分型。肺炎链球菌抵抗力低，易死亡，$52\ ℃$ 10 分钟即灭活。本菌致病力较弱，不能侵入完整的黏膜上皮屏障，但微损伤时神经氨酸酶增强，对宿主细胞黏附侵入。

2. 临床表现

临床表现为球结膜充血、水肿，角膜缘混合充血，角膜受损处出现米粒大小的灰白色浸润灶，周围角膜表现为水肿。$1 \sim 2$ 日后，病灶扩大至数毫米，表面溃烂形成溃疡，向周围及深部发展。其进行缘（溃疡的浸润越过溃疡边缘）多潜行于基质中，呈穿凿状，向中央匐行性进展，另一侧比较整齐，炎症浸润较静止。有时浸润灶表面不发生溃疡，而向基质内形成致密的黄白色脓疡病灶，伴有放射状后弹力膜皱褶形成。当溃疡继续向深部发展，坏死组织不断脱落，可导致后弹力膜膨出或穿孔。一经穿孔，前房积脓将失去原先的无菌性，造成眼内感染，最终导致眼球萎缩。由于细菌毒素不断渗入前房，刺激虹膜睫状体，故会表现为虹膜睫状体炎。可出现瞳孔缩小、角膜后壁沉着物、房水浑浊及前房积脓（占前房 $1/3 \sim 1/2$ 容积）。

3. 诊断

（1）发病前有角膜外伤、慢性泪囊炎或局部长期应用糖皮质激素史。

（2）起病急，角膜中央部出现灰白色局限性溃疡，呈椭圆形匐行性进展，很快向深基质层发展，甚至穿孔。常伴有前房积脓，病灶区后弹力层皱褶。

（3）实验室检查。①取角膜病变处分泌物或组织的沉淀物涂片，经革兰染色或荚膜染色后，查细菌形态、染色性、排列及有无荚膜，可初步诊断。②荚膜肿胀试验，此为肺炎链球菌的快速诊断。取少量标本置于玻片上，加入适量未稀释的肺炎链球菌多价抗血清，混匀后再加入适量的亚甲蓝溶液，混匀加盖玻片。以油镜检查：如为肺炎链球菌，荚膜显著肿大，菌体周围有一无色而宽的环状物（即荚膜与抗体形成的复合物），菌体本身无变化，且染成蓝色。此即荚膜胀试验阳性。③分离培养，血琼脂平板肺炎链球菌呈细小、圆形、灰白色、半透明，有光泽的扁平菌落，周围有狭窄绿色溶血环，很易死亡。为进一步与甲型链球菌鉴别，可用菊糖发酵试验和胆汁溶解试验。5%血清肉汤培养基18~24小时培养后，肺炎链球菌呈均匀浑浊生长。

4. 治疗

首选青霉素类（1%磺苄西林）、头孢菌素类（0.5%头孢氨塞肟唑）抗生素等滴眼液频繁滴眼。如存在慢性泪囊炎，应及时给予清洁处置或摘除。药物治疗不能控制病情发展或角膜穿孔者，应施行治疗性角膜移植术。

（二）葡萄球菌性角膜炎

葡萄球菌性角膜炎表现多种多样，可有表皮葡萄球菌性角膜炎、金黄色葡萄球菌性角膜炎、耐药金黄色葡萄球菌性角膜炎、耐药表皮葡萄球菌性角膜炎及葡萄球菌性边缘性角膜炎等。

1. 致病菌

葡萄球菌广泛分布于空气、水、土壤以及人和动物的皮肤与外界相通的腔道中，菌体呈球形，直径为0.8~1 μm，细菌排列呈葡萄串状，革兰染色阳性。细菌无鞭毛，缺乏运动能力，不形成芽孢。兼性厌氧，营养要求不高，普通培养基上可生长。按产生血浆凝固酶与否区分为凝固酶阳性的金黄色葡萄球菌和以表皮葡萄球菌为代表的凝固酶阴性葡萄球菌。前者可产生毒素及血浆凝固酶，故毒力最强；后者毒性较少，不产生血浆凝固酶，一般不致病，但近来也已成为眼科感染的重要条件致病菌之一。葡萄球菌最易产生耐药性，原对青霉素G、红霉素、林可霉素、利福平、庆大霉素、杆菌肽、磺胺剂等敏感，但近年耐药菌株明显增加，如产生β-内酰胺酶使青霉素水解失活，产生耐甲氧西林菌株。宜选用耐青霉素酶的青霉素，第一、第二代头孢菌素，第三代氟喹诺酮治疗。耐甲氧西林的金黄色葡萄球菌和表皮葡萄球菌对万古霉素高度敏感。

2. 临床表现

（1）金黄色葡萄球菌性角膜炎：是一种与肺炎链球菌引起的匐行性角膜溃疡非常形似的急性化脓性角膜溃疡。具有革兰阳性球菌典型的局限性圆形灰白色溃疡，边缘清楚，偶尔周围有小的卫星灶形成，一般溃疡比较表浅，很少波及全角膜及伴有前房积脓。进展较肺炎链球菌性角膜炎缓慢。

（2）表皮葡萄球菌性角膜炎：又称凝固酶阴性葡萄球菌性角膜炎，是一种医源性角膜感染病，多发生于眼局部免疫功能障碍的个体，如糖尿病、变应性皮肤炎、长期滴用糖皮质激素及眼科手术后的患者。发病缓慢，临床表现轻微，病变一般较局限，溃疡范围小而表浅，与金黄色葡萄球菌性角膜炎相比，前房反应较轻，很少引起严重角膜溃疡及穿孔。

（3）耐甲氧西林金黄色葡萄球菌性角膜炎（MRSAK）和耐甲氧西林表皮葡萄球菌性角膜炎（MRSEK）：近来由于广泛使用抗生素，耐甲氧西林金黄色葡萄球菌和表皮葡萄球菌逐年增多，因此给治疗带来很大困难。MRSA或MRSE角膜炎其临床表现与金黄色葡萄球菌所致的角膜炎相同，多为机会性感染，常发生于免疫功能低下的患者，如早产儿或全身应用化疗后；眼部免疫功能低下，如眼内手术（角膜移植术、白内障等）后、眼外伤、眼干燥症、配戴角膜接触镜等。

（4）葡萄球菌边缘性角膜炎：又称葡萄球菌边缘性角膜浸润，多发生于葡萄球菌性眼睑结膜炎患者，是葡萄球菌外毒素引起的一种Ⅲ型变态反应（免疫复合物型）。中年女性较多见，时重时轻，反复发作，常伴有结膜充血及异物感。浸润病灶多位于边缘部 2、4、8、10 点处（即眼睑与角膜交叉处，该处免疫复合体容易沉积），呈灰白色孤立的圆形、串珠形或弧形浸润，位于上皮下及浅基质层。病灶与角膜缘之间有一透明区。反复发作后，周边部可有浅层血管翳长入浸润灶。很少引起角膜溃疡发生。

3. 实验室检查

（1）直接刮取角膜溃疡处组织涂片，革兰染色后镜检。根据革兰染色为阳性球菌，且细菌形态符合葡萄球菌者，可报告"找到革兰阳性球菌（疑为葡萄球菌）"。致病性葡萄球菌一般较非致病性小，直径 0.4 ~ 1.2 μm，菌体排列也较整齐。涂片染色检查中只能作初步诊断，属于何种葡萄球菌尚需做培养检查。

（2）分离培养与鉴定，用血琼脂平板，一般于涂片前先行接种于血平板，或含硫酸镁对氨苯甲酸血平板，经 37 ℃ 24 小时培养后，形成菌落较大、湿润、有光泽、圆而凸出。菌落周围形成透明溶血环（此为多数致病性葡萄球菌产生溶血毒素，使菌落周围红细胞溶解所致，非致病性菌无此现象）。此外菌落内因菌种不同，产生不同脂溶性色素，如金黄色、白色及柠檬色 3 类。

经培养涂片染色，如为葡萄球菌须做下述鉴定。

1）血浆凝固酶试验：测定此菌的致病性，通常以能否产生血浆凝固酶为准，产生者为致病株，不产生者为非致病株。

2）甘露醇发酵试验：致病性葡萄球菌大多能分解甘露醇产酸。非致病性葡萄球菌无此作用。

3）溶血试验：应为阳性。

上述试验如符合致病性葡萄球菌特征即可报告"有金黄色葡萄球菌生长"。

4. 治疗

（1）葡萄球菌性角膜炎：一般采用头孢菌素类 0.5% 头孢甲肟、青霉素类（1% 磺苄西林），或氟喹诺酮类（0.3% 氧氟沙星）眼液频繁滴眼。特别注意表皮葡萄球菌性角膜炎，对于氨基糖苷类药物治疗效果较差。

（2）MRSAK 或 MRSEK：可采用米诺环素和头孢美唑进行治疗。近来文献推荐的方法采用 5% 万古霉素溶于磷酸盐作缓冲的人工泪液中频繁滴眼，或 25 mg 结膜下注射，每日 1 次。同时每日 2 次口服，每次 1 g，对早期病例有较好疗效。

（3）葡萄球菌边缘性角膜炎：主要采用糖皮质激素 0.1% 氟米龙和 1% 磺苄西林或 0.3% 氧氟沙星眼液交替滴眼，一般 1 周左右即可明显好转；重度患者除清洁眼睑缘外，还应联合结膜下注射或口服糖皮质激素。

（4）药物治疗不能控制病情发展或病变迁延不愈、有穿孔倾向者，应早期施行治疗性角膜移植术。

（三）链球菌性角膜炎

临床上多表现为匐行性角膜溃疡，还可表现为感染性结晶样角膜病变。

1. 致病菌

链球菌为圆形或卵圆形的革兰阳性球菌，直径为 0.6 ~ 1.0 μm，在液态培养基内呈链状排列。无鞭毛，无芽胞。多数菌株在幼龄（2 ~ 4 小时的培养物）时期，可形成荚膜，继续培养则荚膜消失。此菌营养要求较高，在普通培养基中生长不良，在有血液、血清、腹水、葡萄糖等的培养基中则生长较好。兼性厌氧，在 37 ℃、pH 7.4～7.6 环境生长最为适宜。链球菌根据在血平板上的菌落有不同的溶血表现，分为三型：甲型溶血性链球菌，α 溶血；乙型溶血性链球菌，β 溶血；丙型溶血性链球菌，不溶血。A 群链球菌大体指的是乙型溶血性链球菌——β 型溶血性链球菌，即致病力最强的一种，该菌也常被称为乙型溶血性链球菌。链球菌的致病因素除有各种毒素和酶外，菌体本身的一些成分，在致病过程中也起重要作用，如荚膜物质及菌体表面的 M 蛋白均有抗吞噬作用。甲型溶血性链球菌又称为草绿色链球菌，可引起两种角膜感染：匐行性角膜溃疡、感染性结晶性角膜病变。

2. 临床表现

（1）匐行性角膜溃疡：临床表现与肺炎链球菌所引起的匐行性角膜溃疡相似，但无向一个方向性进行的特征。曾经是 20 世纪 50 年代最常见的急性化脓性角膜炎，现已逐渐减少。最近报道常与单纯疱疹病毒性角膜炎（HSK）和流行性角膜结膜炎（EKC）混合感染。

（2）感染性结晶性角膜病变：单眼发病，既往有外伤、配戴软性角膜接触镜及局部使用糖皮质激素史。角膜浅基质层有颗粒状、针状结晶物沉着，角膜上皮完整，荧光素染色阴性，病灶区常伴有基质浸润；角膜刮片和细菌培养可见革兰阳性链球菌。其结晶性角膜病变是由细菌在角膜基质内形成慢性菌落所致。

3. 实验室检查

（1）取角膜化脓感染处的脓性分泌物，直接涂片行革兰染色后镜检。如镜下发现有典型链状排列、长短不一的球菌即可做"检出链球菌（革兰阳性）"的初步诊断。其型号必须通过培养方可确定。

（2）分离培养：所取标本接种于血平板上两份，分别置于有氧及厌氧环境下培养，置 37 ℃ 24～48 小时，观察菌落特征、溶血情况。

甲型溶血性链球菌：菌落似针尖状，周围有狭窄草绿色溶血环。

乙型溶血性链球菌：灰白色小菌落，周围溶血环宽而透明。

丙型溶血性链球菌：灰白色干燥小菌落，周围无溶血环。

如为甲型溶血性链球菌，需与肺炎链球菌鉴别；如为乙型溶血性链球菌，需与葡萄球菌鉴别。

（3）鉴定试验：杆菌肽敏感试验，用每片含 0.02 U 杆菌肽的滤纸片来测定细菌敏感性，抑菌圈 >15 mm 者，大多为乙型溶血性链球菌。胆汁溶解试验与菊糖发酵试验：甲型溶血性链球菌不被胆汁溶解，一般不分解菊糖。

4. 治疗

链球菌性角膜炎对氟喹诺酮类和氨基糖苷类抗生素耐药。本病应首选青霉素 G，次选红霉素、林可霉素或万古霉素，全身和局部应用。对于药物治疗无效的严重角膜溃疡或结晶性病变浸润较深者，考虑穿透性角膜移植或在角膜板层切除的同时行部分或全板层角膜移植术。

二、铜绿假单胞菌性角膜炎

铜绿假单胞菌性角膜炎常在极短时间内席卷整个角膜而导致毁灭性的破坏。常常表现为典型革兰阴性杆菌所引起的环形脓疡的体征，是一种严重的急性化脓性角膜炎。一旦发病，后果严重，必须立即抢救。

1. 病因

（1）致病菌：铜绿假单胞菌是大小为（0.5~1.0）μm×（1.5~30）μm 的直或微弯杆菌，属假单孢菌属，革兰阴性杆菌，可产生色素，分泌物呈蓝绿色。该菌分布广泛，土壤和水中可存活，正常人皮肤和结膜囊也能发现，有时还可存在于污染的荧光素钠或阿托品、丁卡因、荧光素、毛果芸香碱等滴眼液中。有时甚至可在磺胺类滴眼液中存活。专性需氧，在普通琼脂培养基上发育良好，18~24 小时形成较大圆形扁平菌落。细菌除产生水溶性蓝绿色吩嗪类色素（绿脓素）外，还可产生荧光素。铜绿假单胞菌的主要致病物质是外毒素（包括弹力性蛋白酶、碱性蛋白酶及外毒素 A）和内毒素（包括菌细胞壁脂多糖）。

（2）危险因素：铜绿假单胞菌毒性很强，但侵袭力很弱，只有角膜上皮的完整性遭到破坏时才有可能引起角膜组织的感染。临床上较为多见发病危险因素有：①使用被铜绿假单胞菌污染的手术器械和眼药水；②角膜异物剔除后，或各种眼部疾病引起的角膜损伤；③长时间配戴角膜接触镜，或使用污染过的清洁液或消毒液。

2. 临床表现

（1）症状潜伏期短（6~24 小时），发病急，病情发展快。眼部疼痛剧烈、畏光、流泪，视力急剧减退，眼科检查可见眼睑红肿、球结膜充血、水肿。

（2）体征：发病初期，可见角膜灰白色浸润灶，病灶迅速扩大形成圆形或半圆形灰黄色溃疡，并伴有大量黄绿色有特殊臭味的脓性分泌物，前房可见大量积脓。由于病灶的中央与周围角膜被环形脓疡隔绝，加上铜绿假单胞菌和炎症细胞释放的胶原酶，使得溃疡区迅速扩大和加深，24 小时左右即可波及全角膜，形成全角膜溃疡，严重者可波及巩膜。

（3）预后：若未能及时诊治，大部分角膜将出现坏死、穿孔，甚至引起眼内炎、全眼球炎；部分病例即便溃疡愈合，也可能因为形成粘连性角膜白斑或角膜葡萄肿而引起失明，少数病例经积极抢救可保存眼球，以后通过角膜移植手术恢复部分裸眼视力。

3. 诊断

（1）有外伤史或角膜接触镜佩戴史。

（2）发病迅速。

（3）典型的环形浸润或环形溃疡。

（4）大量的黄绿色脓性分泌物，伴有特殊的臭味。

（5）实验室检查。①涂片革兰染色，为阴性细长杆菌，长短不一，或如丝状，常互相连接成双或成短链。菌体末端有鞭毛 1~3 根，运动活泼。②细菌培养及生化反应鉴定，普通琼脂平板：菌落形态呈大而软的菌落，表面光滑滋润，形态不规则，呈点滴状。本菌所产生的水溶性色素渗入培养基内使其变成黄绿色、蓝绿色、棕色或紫色。8 小时后色素逐渐变深，菌落的表面放出一种金属光泽，有特殊生姜味。生化反应：本菌能产生绿脓素、荧光素及其他色素。③鲎试验，敏感性极高但非绿脓杆菌所特异。④疑有污染的眼用药品包括荧光素液、表面麻醉药、各种滴眼剂、洗液及接触镜配戴者使用的镜用系列物品等培养出本菌对临床诊断有一定意义。

4. 治疗

（1）局部首选庆大霉素、妥布霉素、阿米卡星等氨基糖苷类抗生素或氧氟沙星、环丙沙星等氟喹诺酮类抗菌药频繁滴眼，也可采用第三代头孢菌类抗生素滴眼液交替滴眼。用法为每小时一次，夜间改用氧氟沙星眼膏涂眼。

（2）全身用药：重症患者可先选用抗生素球结膜下注射，同时给予全身用药。待药敏试验结果出来后，改用敏感抗生素。

（3）糖皮质激素的应用：适当应用糖皮质激素可以减轻炎症反应和瘢痕形成，但前提是在使用大量抗生素并有效控制炎症的同时。用法为口服泼尼松 10 mg，每日 3 次或地塞米松 15 mg 静脉滴注。但荧光素染色阳性，溃疡尚未愈合时忌用糖皮质激素治疗。

（4）其他治疗：1% 阿托品散瞳，大量维生素和用胶原酶抑制剂对症治疗。有条件者可在药物治疗 24~48 小时后行彻底的病灶清除和板层角膜移植。后期角膜白斑者，可选择做穿透性角膜移植。术后每日结膜下注射抗生素可挽救眼球。

三、莫拉菌性角膜炎

莫拉菌性角膜炎是最常见的革兰阴性细菌性角膜炎之一，因其临床症状轻微，预后较好，常被眼科医生所忽视。

1. 病因

（1）致病菌：莫拉菌是一种大型的革兰阴性双杆菌，长 2.0~3.0 μm，宽 1.0~1.5 μm，菌体端端相连，成双排列，常存在于人的呼吸道，是眼部特有的细菌，一般致病力不强。引起角膜炎的主要是结膜炎莫拉杆菌，又称莫—阿双杆菌，专性需氧，需要在含血、血清或鸡蛋培养基上生长，高 CO_2 较湿环境下 32~35 ℃培养可提高分离率。除引起角膜炎外，也引起睑缘炎、结膜炎及泪道的炎症。

（2）危险因素：多发生于抵抗力低的老年人和嗜酒者。

2. 临床表现

（1）症状：自觉症状较轻，多合并眦部睑缘结膜炎。

（2）体征：一般为局灶性、灰白色浅层溃疡，多发生于中央偏下方，较小，形态不规则，边界较清楚，发展缓慢，很少发生穿孔。但也有迅速形成角膜深部溃疡，前房积脓，甚至穿孔的病例发生。

3. 治疗

现在多主张采用青霉素类、头孢菌素类、β-内酰胺类、氨基糖苷类及氟喹诺酮类抗感染药滴眼液滴眼。

四、非典型分枝杆菌性角膜炎

非典型分枝杆菌性角膜炎为革兰阴性杆菌性角膜炎，是一种典型的机会性感染，是以角膜基质多灶性浸润为主的慢性炎症。1965 年由 Turner 和 Stinson 报道第一例，随后，眼部激素药物的广泛应用和角膜屈光手术的普及使分枝杆菌性角膜炎有集中发生的趋势。

1. 病因

（1）致病菌：非典型分枝杆菌又称非结核分枝杆菌（NTM），属于需氧杆菌，是指人型、牛型结核分枝杆菌与麻风分枝杆菌以外的分枝杆菌，广泛分布于自然环境中，因具有抗酸染色阳性的特性，又称抗酸杆菌。Runyon 根据生物学特性将 NTM 分为 4 组，其中引起角膜炎的 NTM 属于第Ⅳ组，临床中以偶发分枝杆菌及龟分枝杆菌最为常见。

研究发现 NTM 的繁殖周期长，生长周期缓慢，一般需 20 小时左右，故 NTM 性角膜炎潜伏期长，发病慢，呈持续带菌状态。NTM 细胞壁上的糖脂和脂肪酸给予 NTM 逃逸细胞吞噬的能力，使得 NTM 具有在组织内长期生存的能力，再加上角膜基质的无氧状态使 NTM 长期处于休眠状态，但机体抵抗力下降或长期使用激素时会唤醒休眠的 NTM。现代免疫学观点认为，NTM 性角膜炎是一种免疫紊乱性疾病，细菌导致角膜免疫失衡，朝病理免疫反应进展。

（2）危险因素：偶发分枝杆菌感染 50% 以上是由于角膜异物所致（包括配戴角膜接触镜），分枝杆菌感染 90% 是眼部手术后（如角膜移植、放射状角膜切开及 LASIK 术等）引起。近来还有 AIDS、重症免疫功能低下引起本病的报道。

2. 临床表现

（1）本病的特征是病程长及无痛性角膜炎。

（2）典型的体征为角膜基质多灶性点状浸润、无痛性角膜溃疡及基质脓疡，严重时出现前房积脓，常常可以合并病毒、真菌和其他细菌感染。

（3）有些患者在感染早期可表现为角膜基质内细小线样浑浊（"毛玻璃样"外观），逐渐发展成为基质环形浸润、钱币形角膜炎以及感染性结晶样角膜病变等。当角膜病变呈线状或树枝状，并伴有上皮性角膜溃疡时应注意与单纯疱疹性角膜炎相鉴别；对于无痛性角膜溃疡以及角膜脓疡应与厌氧菌性以及真菌性角膜溃疡相鉴别。

（4）临床症状变异性很大，有的病例不痛，有的很痛，有的很快自愈，有的治疗非常困难。

3. 诊断

确定诊断须行实验室检查如下。

（1）病灶区刮片，吉姆萨染色、Ziehl-Neelsen 抗酸染色检菌。LASIK 术后瓣下浸润的患者则应掀开角膜瓣取材进行涂片和培养。

（2）Lowenstein-Jensen 培养基培养。NTM 培养时间比普通细菌长，判定结果一般需 7～60 日。

（3）PCR 技术可快速、敏感、特异地对 NTM 做出诊断。

4. 治疗

NTM 性角膜炎的治疗原则为：急性期禁用激素，全身与局部联合治疗，药物与手术治疗结合。

（1）1%～2% 阿米卡星滴眼液应用于偶发分枝杆菌性角膜炎，每 30～60 分钟 1 次，持续使用 48 小时之后酌情减量。中、重度患者可给予结膜下注射 4% 阿米卡星 0.5 mL，同时口服多西环素 100 mg，每日 2 次。

（2）龟分枝杆菌性角膜炎首选头孢酊、红霉素及妥布霉素进行治疗。

（3）NTM 对氟喹诺酮类抗生素极为敏感，以 0.3% 加替沙星滴眼液效果最佳，且其角膜毒性较氨基糖苷类抗生素低。

（4）重症病例可采用手术清创术，晚期大多需要进行角膜移植术。术后局部使用加替沙星或阿米卡星可预防复发。

五、变形杆菌性角膜炎

变形杆菌性角膜炎是一种急性化脓性角膜感染，临床表现酷似铜绿假单胞菌性角膜炎，发病迅猛，预后差。

1. 病因

（1）致病菌：变形杆菌为革兰阴性杆菌，两端钝圆，有明显多形性，呈球状或丝状，自然界分布很广，人和动物肠道也存在，是医源性感染的重要条件致病菌。引起角膜炎的致病菌有奇异变形杆菌（P. mirabilis）、莫根变形杆菌（P. morganii）和普通变形杆菌（P. vulgaris）。

（2）危险因素：变形杆菌不能穿通正常的角膜上皮，故角膜在细菌感染之前一般均有角膜外伤或异物剔除的病史。

2. 临床表现

角膜损伤后，48 小时内出现灰白色隆起的小浸润灶，迅速扩大加深并形成环形角膜浸润，与铜绿假单胞菌性角膜炎极为相似，2～3 日后病灶波及全角膜，大量前房积脓，角膜穿孔，发生全眼球炎甚至眶蜂窝织炎。

3. 诊断

本病仅根据临床症状、体征很难与铜绿假单胞菌或黏质沙雷菌引起的急性化脓性角膜炎相鉴别，必须通过细菌培养才能确定诊断。

4. 治疗

首选氨基糖苷类（妥布霉素、丁胺卡那霉素、庆大霉素）或氟喹诺酮类（氧氟沙星、诺氟沙星）抗感染药滴眼。

六、黏质沙雷菌性角膜炎

黏质沙雷菌性角膜炎为革兰阴性杆菌所引起的机会性感染，近年来逐渐增多，严重者临床表现与铜绿假单胞菌性角膜炎酷似，需加以警惕。

1. 病因

（1）致病菌：黏质沙雷菌又称灵杆菌，一度被认为是非致病菌，是一种革兰阴性杆菌，有周鞭毛，无芽孢。被发现存在于土壤、水、空气和食物中，现已明确为条件致病菌。根据是否产生红色色素又分为产生色素菌株和不产生色素菌株，后者近年来增多，该菌株菌体外可产生多种溶蛋白酶（如 56KP 蛋白酶），可致角膜溶解、坏死、后弹力膜膨出及角膜穿孔。

（2）危险因素：①配戴角膜接触镜、角膜外伤及长期用糖皮质激素滴眼；②老年人和糖尿病患者；③通过污染的医疗器械或物品造成院内医源性感染。

2. 临床表现

不同菌株所引起的角膜炎，临床上有较大差别。

（1）轻症者表现为局限性灰白色浅层浸润，溃疡小，病程短，一般预后较好。

（2）重症者可致环形角膜脓疡和前房积脓（有些菌株可产生红色色素，使前房积脓呈红色或粉红色），病程发展迅速，预后差。

3. 治疗

（1）与铜绿假单胞菌性角膜炎相同，采用氟喹诺酮类抗菌药物（0.3%氧氟沙星）或氨基糖苷类（0.3%妥布霉素），单独或联合第三代头孢菌素（0.5%头孢甲肟）交替频繁滴眼。待获得药敏试验的结果后，应及时修正，使用敏感抗生素治疗。

（2）重症者应联合使用胶原酶抑制剂（2%乙酰半胱氨酸）或自家血清滴眼。

七、厌氧菌性角膜炎

厌氧菌性角膜炎是一种机会性感染性角膜病，以往报道较少见，近年来有增多趋势，常与需氧菌和兼性厌氧菌混合感染致病。

1. 病因

（1）厌氧菌普遍存在于眼结膜囊穹隆皱襞处，其感染为内源性。氧化作用减少和黏膜表面破损（创伤、手术）可导致感染。

（2）该菌种类繁多，可引起多种眼病，以往报道较多的是产气荚膜杆菌所引起的气性坏疽性全眼球炎、泪囊炎及眼眶感染等。

（3）近来引起厌氧菌性角膜炎的报道逐渐增多，分离出的致病性厌氧菌有消化链球菌、痤疮丙酸杆菌、梭杆菌、类杆菌等。

2. 临床表现

多为角膜局灶性浸润，不易与一般细菌性角膜炎相区别。如果与需氧菌同时感染，则表现为典型的化脓性角膜炎伴前房积脓。目前，尚未见有厌氧菌性角膜炎的典型角膜体征性改变的报道，仅有产气荚膜杆菌所引起的角膜感染多见于眼外伤发生后，发病初表现为局限性的浅层溃疡，其后病情急速发展，病灶迅速扩大，基质浅层可见有破裂倾向的小气泡。

3. 治疗

各种厌氧菌对氨基糖苷类抗生素均有抗药性。作为首选治疗药物的有林可霉素和克林达霉素。克林达霉素是林可霉素的脱氧衍生物，有更大的抗感染活性，但易形成耐药株，使用中必须注意。次选药物有第二、第三代头孢菌素及氟喹诺酮类抗感染药。

八、不发酵革兰阴性杆菌性角膜炎

不发酵革兰阴性杆菌性角膜炎多发生于医院内的年老体弱患者，是典型的机会性感染，近来有增多趋势，需加以警惕。

1. 病因

（1）不发酵革兰阴性杆菌在自然界中分布广泛，医院内检出率高。为革兰阴性无芽孢需氧菌，依靠呼吸进行代谢和发育，不分解葡萄糖。易污染角膜接触镜护理液。

（2）引起角膜炎报道较多的有葱头假单胞菌、嗜麦芽假单胞菌、施氏假单胞菌等。

2. 临床表现

（1）症状：局部刺激症状重，睁眼困难，球结膜水肿伴有睫状充血。

（2）体征：病情较缓慢，角膜中央有浓密的黄白色浸润灶，可有虹膜红变及前房积脓等。典型体征有待进一步观察。

3. 治疗

铜绿假单胞菌以外的非发酵革兰阴性杆菌对合成青霉素、头孢菌素类、氨基糖苷类及林可霉素均不敏感。治疗时可选用米诺环素（MINO）和多西环素（DOXY）或氯霉素（CP）。一般采用 0.5% MINO 溶液及 0.5% CP 溶液滴眼，重症者可联合 MINO 和 DOXY 全身应用，口服每日 200 mg，静脉滴注每日 100 mg，或结膜下注射。

4. 预防

该菌对医院常用的消毒药氯己定具有较强的抗药性，实验证明在 0.02% 氯己定液中仍能增殖，因此必须注意院内交叉感染。

九、放线菌性角膜炎

放线菌性角膜炎又称角膜放线菌病，是由放线菌引起的一种非常罕见的感染性角膜病。其发病诱因及临床特征与真菌性角膜炎相似，常被误诊，需引起足够的警惕。

1. 病因

（1）致病菌：放线菌广泛分布于土壤、草木、水、谷物等自然界，可发育出细长的菌丝，断裂后成短杆状或球状，革兰染色阳性。过去曾认为它是介于真菌和细菌之间的一种微生物，现已证实它是属于真性细菌。其中厌氧衣氏放线菌和需氧星形诺卡菌可引起泪小管炎和角膜炎。厌氧衣氏放线菌对氨苄西林、青霉素、四环素、红霉素、林可霉素等敏感，需氧星形诺卡菌对复方磺胺甲唑、磺胺嘧啶、青霉素、多西环素、阿米卡星等药物较敏感。

（2）危险因素：与真菌性角膜炎的发病诱因非常相似，有植物性角膜外伤，配戴角膜接触镜及长期滴用糖皮质激素等病史。

2. 临床表现

（1）星形诺卡菌引起的角膜炎起病相对缓慢，病程迁延，早期表现为点状上皮浸润，逐渐形成基质浸润。典型角膜体征：①溃疡边缘不规则、呈硫磺颗粒样线状浑浊；②溃疡微隆起，表面粗糙不平，呈污灰白色；③常伴有环形浸润或前房积脓。

（2）衣氏放线菌引起的角膜溃疡特征为溃疡表面较干燥，周边有沟状溶解，常伴有卫星灶和前房积脓，严重时可形成后弹力层膨出或角膜穿孔。

3. 诊断

（1）仅靠临床特征很难与真菌相鉴别，最后必须依靠角膜刮片及细菌培养才能确诊。

（2）放线菌丝革兰染色阴性，直径≤1 μm，比真菌菌丝还要细，此点可与真菌相区别。

4. 治疗

（1）一般可采用青霉素类、四环素类、氨基糖苷类等抗生素进行治疗。

（2）近来有人采用10%～30%磺胺类药物滴眼或磺胺甲唑—甲氧苄啶（ST）合剂（按1∶5比例混合）滴眼或口服治疗本病，获得较好疗效。

（李　雪）

第二节　角膜变性和营养不良

一、角膜老年环

（一）概述

角膜老年环是角膜周边部基质内的类脂质沉着，常见于老年人，也可发生于青壮年，可能与脂质等代谢紊乱有关。

（二）临床表现

（1）发病与年龄相关，年龄越大发生率越高。80岁以上的人中几乎都有老年环。如果年轻人发病需要进行全身检查，特别是血脂检查，因为往往伴有高脂血症。

（2）双眼发病。

（3）无自觉症状，不影响视力。

（4）角膜缘内 1 mm、深层基质内灰白色、逐渐加重的环行浑浊，其外界与角膜缘之间存在狭窄透明带。

（三）诊断

根据临床表现可诊断。

（四）鉴别诊断

边缘性角膜变性：是一种非炎症性、双眼慢性变性角膜病。病因不清，边缘部角膜灰白色浑浊，基质逐渐变薄，可有新生血管长入。

（五）治疗

（1）眼部无须治疗。

（2）针对全身情况，如动脉硬化、高脂血症、高胆固醇等进行治疗。

二、带状角膜变性

（一）概述

带状角膜变性又称带状角膜病变，是主要累及角膜前弹力层的表浅角膜钙化变性。可发生于任何年龄。常继发于眼部慢性葡萄膜炎、长期眼局部应用糖皮质激素、硅油填充手术后和维生素 D 中毒等引起的高钙血症、遗传性疾病或慢性肾衰竭等。

（二）临床表现

（1）单眼、双眼均可发病：慢性进行性发展，病程可达 10 余年。

（2）病变起始于睑裂区角膜边缘部，角膜前弹力层有细点状钙质沉着，浑浊逐渐向中央部发展，形成带状浑浊，表面粗糙不平。

（3）部分病例出现角膜上皮糜烂，甚至溃疡，有明显的刺激症状。

（4）晚期患者有不同程度的视力下降。

（三）诊断

根据慢性过程、角膜改变，或有钙、磷代谢紊乱的全身病史和临床表现，可以诊断。

（四）鉴别诊断

中央部角膜斑翳：角膜外伤或炎症恢复后遗留的角膜瘢痕。

（五）治疗

（1）针对病因治疗。

（2）轻度角膜变性者无须眼部治疗。

（3）如有角膜上皮糜烂，眼部刺激症状明显时，滴用角膜保护剂，如贝复舒、卡波姆滴眼液等，也可佩戴软性角膜接触镜。

（4）后期需要美容或增加视力，可用 0.5% 依地酸二钠滴眼液，每日 4 ~ 6 次；也可于表面麻醉下刮除角膜上皮及病变处，敷用 0.02% 依地酸二钠溶液的海绵片，5 分钟后去除钙质，涂抗生素眼药膏，盖眼垫。

（5）当病变位于角膜前 1/3 者可采用治疗性角膜切削术（PTK）去除浑浊。

三、边缘性角膜变性

（一）概述

边缘性角膜变性又称 Terrien 角膜变性，是一种非炎症性、双眼慢性角膜变性。病因不清，可能与神经营养障碍或角膜缘毛细血管营养障碍有关，也可能是一种自身免疫性疾病。

（二）临床表现

（1）常见于男性，青年时期发病。

（2）双眼同时或先后发病，发展缓慢。

（3）早期视力不受影响，晚期因出现高度不规则散光，普通镜片或角膜接触镜均不能矫正，而出现慢性进行性视力减退。

（4）病变多位于角膜缘附近，上缘多见。灰色细小点状浑浊，有新生血管长入，角膜基质逐渐变薄，可为正常厚度的 1/4 ~ 1/2，并形成沟状凹陷，甚者角膜膨隆。

（5）角膜上皮一般完整。

（6）患眼无充血、疼痛等炎症反应，或者轻度充血。

（三）诊断

根据临床表现进行诊断。

（四）鉴别诊断

1. 蚕食性角膜溃疡

是自发性、慢性、边缘性、进行性、疼痛性角膜溃疡，多发生于成年人。有剧烈眼痛、畏光、流泪及视力下降。病变初期睑裂部周边角膜浅基质层浸润，继而上皮缺损，形成溃疡。缺损区与角膜缘之间无正常的角膜组织分隔。溃疡沿角膜缘环行发展，然后向中央区浸润，最后累及全角膜。

2. 带状角膜变性

是累及角膜前弹力层的表浅角膜钙化变性，可发生于任何年龄。病变起始于睑裂区角膜边缘部，浑浊逐渐向中央部发展，形成带状浑浊，表面粗糙不平。可出现角膜上皮糜烂，甚至溃疡，有明显的刺激症状。

（五）治疗

（1）轻者或早期病变无须治疗。

（2）病变区明显变薄者可行板层角膜移植手术（LK），可降低散光，提高视力。

四、大泡性角膜病变

（一）概述

大泡性角膜病变是由于各种原因损害角膜内皮细胞，造成角膜内皮失代偿，角膜基质及上皮下水肿，导致角膜上皮下水疱形成。常见于眼前节手术损伤角膜内皮层后，长期高眼压状态，各种角膜内皮营养不良的晚期等情况。

（二）临床表现

（1）患眼视力下降。

（2）明显的眼红、磨痛、畏光、流泪等刺激症状。

（3）角膜大疱反复破裂，角膜基质明显水肿、雾状浑浊，晚期新生血管长入。

（三）诊断

根据临床表现，特别是角膜的改变，可以诊断。

（四）鉴别诊断

角膜炎，特别是基质角膜炎根据病史，角膜内皮镜及共聚焦显微镜检查可以鉴别。

（五）治疗

（1）积极治疗原发病。

（2）应用角膜保护剂、营养剂，如角膜上皮生长因子、润滑剂、甲基纤维素等。

（3）滴用角膜脱水剂，如5%氯化钠、50%葡萄糖注射液或甘油制剂，目前应用很少。

（4）佩戴角膜接触镜，定期更换。

（5）适当滴用抗生素及糖皮质激素滴眼液。

（6）手术治疗穿透性角膜移植术（PK）或角膜内皮移植术是治疗本病的有效方法。

五、角膜营养不良

（一）上皮基底膜营养不良

1. 概述

上皮基底膜营养不良又称 Cogan 微囊肿性角膜营养不良或地图点状指纹状营养不良，是最常见的前部角膜营养不良，为双侧性，可能为常染色体显性遗传，女性多见。

2. 临床表现

（1）主要见于成人，个别病例幼年发病。

（2）角膜上皮细胞深层的基底膜呈点状、地图状、指纹状或囊泡状白色浑浊。

（3）双眼浑浊形状、分布、位置变化较大，25%～30%的患者反复发生角膜上皮剥脱，有明显的刺激症状，荧光素染色着色。

（4）临床症状轻微，预后较好，不留瘢痕。

（5）活体共聚焦显微镜下可见上皮基底膜层弥散分布的点状、条状不均匀灰白色高反光点，无炎性细胞及水肿反应，角膜基质细胞、内皮细胞正常。

3. 诊断

根据病史和角膜病变位置、形态，可以诊断。

4. 鉴别诊断

浅层角膜炎：眼部会出现疼痛、畏光、流泪和眼睑痉挛等刺激症状，以及睫状充血、角膜浸润浑浊等体征。

5. 治疗

（1）刺激症状明显者可局部应用角膜保护剂，角膜上皮生长因子或5%氯化钠滴眼液和眼膏等。

（2）角膜上皮剥脱时可包扎或佩戴软性角膜接触镜，或进行上皮刮除术。

（3）适当应用刺激性小的抗生素滴眼液和眼膏，预防继发感染。

（4）可采用准分子激光去除糜烂的角膜上皮，重建光滑的角膜表面，促进角膜上皮愈合。

（二）Meesmann 角膜营养不良

1. 概述

Meesmann 角膜营养不良又称青年遗传性角膜上皮营养不良，临床少见，是一种家族性角膜上皮营养不良。婴儿期起病，进展缓慢，青年期症状明显。为常染色体显性遗传。多数学者认为本病角膜上皮细胞内有黏多糖堆积。

2. 临床表现

（1）双眼对称性发病。

（2）早期为角膜上皮细胞内出现无数个细小、形态近似、透明的灰色囊泡，弥散分布于整个角膜。荧光素不着色，轻度影响视力。小囊泡破裂后，荧光素着色，上皮反复糜烂、瘢痕形成而影响视力。

3. 诊断

根据家族史、临床表现进行诊断。

4. 鉴别诊断

上皮基底膜营养不良：为角膜浅层营养不良，但病变位于角膜上皮细胞深层，常有荧光素着染。

5. 治疗

（1）一般无须治疗。

（2）角膜刺激症状明显时可对症治疗。

（3）严重影响视力者，可机械刮除角膜上皮或治疗性角膜光切削术（PTK）去上皮，也可根据病情行板层角膜移植手术（LK）。

（4）无论何种治疗均有复发可能。

（三）Reis-Büicklers 角膜营养不良

1. 概述

本病为一种角膜前弹力层原发性营养不良。为常染色体显性遗传。

2. 临床表现

（1）发病早，双眼从几岁开始发病，病情一直到 30 岁后方稳定下来。

（2）早期表现为周期性、反复发作性角膜上皮水肿、糜烂。

（3）有明显的角膜刺激症状。

（4）角膜前弹力层内有灰白色弥漫性、条状、地图状、网状、窝状、毛玻璃状浑浊，浑浊渐进性加重。

（5）严重者造成视力下降、角膜知觉减退。

3. 诊断

根据家族史、临床表现，可以诊断。

4. 鉴别诊断

上皮基底膜营养不良：为角膜浅层营养不良，但病变位于角膜上皮细胞深层，常有荧光素着染。

5. 治疗

（1）角膜上皮糜烂时对症治疗，滴用抗生素滴眼液、高渗滴眼液。

（2）佩戴角膜接触镜。

（3）严重影响视力者可行板层角膜移植手术。

（四）胶滴状角膜营养不良

1. 概述

本病为角膜前弹力层纤维变性，呈油滴状透明沉淀。为常染色体隐性遗传。

2. 临床表现

（1）儿童期起病。

（2）双眼同时或先后发病。

（3）病变区角膜表面粗糙不平，上皮下密集胶滴状半球形、灰白色浑浊隆起。

（4）伴有角膜上皮剥脱时，可出现畏光、流泪等刺激症状，视力减退。

3. 诊断

根据儿童双眼对称性角膜上皮胶滴状半球形浑浊，可以诊断。

4. 鉴别诊断

斑点状营养不良：是一种最严重的角膜基质层营养不良，常在 10 岁前发病，进行性视力减退，无明显眼痛，角膜知觉减退，角膜基质变薄、弥漫性浑浊，同时有散在的局限性、境界不清的白色斑块状浑浊，由中央向周边进行性发展。

5. 治疗

（1）上皮病变有症状者对症处理，滴用高渗滴眼剂，或眼垫包扎。

（2）角膜中央浑浊明显、影响视力者可行板层角膜移植手术或穿透性角膜移植术。

（五）颗粒状角膜营养不良

1. 概述

颗粒状角膜营养不良为累及角膜基质的营养不良，为常染色体显性遗传。

2. 临床表现

（1）常在 10 岁左右发病，病程缓慢。

（2）一般无症状，多在 40 岁以后视力进行性下降。

（3）双眼对称性角膜病变，无角膜上皮糜烂。中央部角膜前基质灰白色斑点状、雪花样浑浊，浑浊逐渐向深层扩展。很少累及角膜边缘，非病变部位角膜组织透明。角膜厚度正常。

3. 诊断

（1）根据中年患者无明显原因双眼视力逐渐下降及角膜基质层改变，可以诊断。

（2）活体共聚焦显微镜检查有助于发现角膜的改变。

4. 鉴别诊断

斑点状营养不良：是一种最严重的角膜基质层营养不良，常在 10 岁之前发病，进行性视力减退，无明显眼痛，角膜知觉减退，角膜基质变薄、弥漫性浑浊，同时有散在的局限性、境界不清的白色斑块状浑浊，由中央向周边进行性发展。

5. 治疗

（1）轻者不需要治疗。

（2）有异物感时可用角膜上皮保护剂。滴用低浓度、小剂量糖皮质激素可延缓角膜浑浊的发展。

（3）严重影响视力者可选择治疗性角膜切削术、板层角膜移植手术或穿透性角膜移植术。

（六）斑点状角膜营养不良

1. 概述

本病是一种累及角膜基质层的严重的角膜营养不良。为常染色体隐性遗传。

2. 临床表现

（1）常在 10 岁前发病，进行性视力减退，30 岁后视力严重下降。

（2）无明显眼痛，但角膜知觉减退，角膜基质变薄。

（3）角膜基质弥漫性浑浊，同时有散在的局限性、境界不清的白色斑块状浑浊，由中央向周边进行性发展。

3. 诊断

根据患者无明显眼部疼痛，进行性视力减退，30 岁后视力严重下降及角膜基质弥漫性、白色斑块浑浊，可以诊断。

4. 鉴别诊断

（1）颗粒状营养不良：也是角膜基质的营养不良，无角膜上皮糜烂。中央部角膜前基质灰白色斑点状、雪花样浑浊，浑浊逐渐向深层扩展。很少累及角膜边缘，非病变部位角膜透明。

（2）格子状营养不良：为一种累及角膜基质的营养不良，视力损害严重。10 岁前发病，临床症状不明显。40 岁后严重影响视力。双眼发病，病变呈对称性进行性发展。角膜基质内出现网格状、回格子状浑浊。浑浊主要位于中心和周边，一般不达角膜缘。

5. 治疗

（1）早期不需要治疗。

（2）视力下降明显者（如低于 0.1）可行穿透性角膜移植术，但术后仍有复发可能。

（七）格子状角膜营养不良

1. 概述

为一种累及角膜基质的营养不良，发病早，视力损害严重。为常染色体显性遗传。

2. 临床表现

（1）10 岁前发病，临床症状不明显。40 岁后视力严重受到影响。

（2）双眼发病，病变呈对称性进行性发展。

（3）角膜基质内网格状、回格子状浑浊。浑浊主要位于中心和周边，一般不达角膜缘。

3. 诊断

根据发病年龄和特征性角膜基质层改变，可以诊断。

4. 鉴别诊断

斑点状营养不良：常在 10 岁前发病，进行性视力减退，无明显眼痛，角膜知觉减退，角膜基质变薄、弥漫性浑浊，同时有散在的局限性、境界不清的白色斑块状浑浊，由中央向周边进行性发展。

5. 治疗

（1）早期不需要治疗。

（2）视力下降明显者（如低于 0.1）可行穿透性角膜移植术。

（八）Fuchs 角膜内皮营养不良

1. 概述

Fuchs 角膜内皮营养不良是累及角膜内皮细胞层、基质层和上皮细胞层的病变，至今病因不清。有人认为是一种常染色体显性遗传病。

2. 临床表现

（1）50～60 岁女性多见。

（2）双眼同时或先后发病，病程进展缓慢，可分为滴状角膜期、角膜上皮和基质水肿期、角膜瘢痕期。

（3）滴状角膜期：无任何症状，角膜中央部后表面多发赘疣（滴状角膜）突入前房，细小色素沉着。随着病变进展，赘疣区角膜内皮细胞消失。

（4）角膜上皮和基质水肿期：角膜水肿起始于中央部，逐渐向周围扩展。角膜增厚，呈毛玻璃状，后弹力层皱褶，基质层水肿。视力下降，并有眼痛、流泪。

（5）角膜瘢痕期：长期和持续的角膜水肿使角膜上皮下纤维结缔组织增生。角膜知觉下降，但上皮水肿减轻。可并发角膜上皮糜烂、溃疡、新生血管、钙化变性。

（6）可出现眼部刺激症状。部分病例可合并眼压升高。

（7）角膜内皮镜可见角膜内皮细胞大小不均匀；共聚焦显微镜检查可见内皮细胞层散在低反光突起细胞，角膜基质细胞间质高反光，正常内皮细胞数目减少。

3. 诊断

根据临床表现可以诊断。角膜内皮镜、共聚焦显微镜检查有助于确诊。

4. 鉴别诊断

（1）大泡性角膜病变：由于各种原因造成角膜内皮失代偿，角膜基质及上皮下水肿，导致角膜上皮下水疱形成。患眼视力下降，有明显的眼红、磨烂、畏光、流泪等刺激症状。

（2）Meesmann 角膜营养不良：出生时双侧角膜水肿。

（3）虹膜角膜内皮综合征：常单眼发病。角膜内皮呈槌击金属状改变，角膜水肿，可有眼压升高、虹膜变薄、瞳孔变形。

5. 治疗

（1）滴用角膜保护剂、营养剂，如角膜上皮生长因子、润滑剂、卡波姆、甲基纤维素等。

（2）滴用角膜脱水剂，如 5% 氯化钠、50% 葡萄糖注射液或甘油制剂。

（3）佩戴角膜接触镜。

（4）适当滴用抗生素滴眼液，预防角膜继发感染。

（5）继发青光眼者，应用药物或手术降眼压治疗。

（6）手术治疗：PK 是治疗本病的有效方法，术后易复发，复发后可再次手术。LK、烧灼术、结膜覆盖术可以治疗顽固性角膜病变且无条件行 PK 术者，可缓解疼痛，减轻症状。

（李　雪）

第三节　角膜肿瘤

一、角结膜皮样瘤

（一）概述

角结膜皮样瘤是一种类似肿瘤的先天性发育异常，为胚胎期胚裂闭合过程中表皮及其附件嵌入角膜、结膜组织而形成。在组织学上并非是真正的肿瘤，而属于典型的迷芽瘤。遗传方式有常染色体显性遗传、常染色体隐性遗传和性连锁隐性遗传3种。

（二）临床表现

（1）出生时即有，静止或缓慢生长。肿瘤长大明显时可影响视力。

（2）肿物多位于颞下方球结膜及角膜缘处，有时位于角膜中央，仅遗留周边角膜。

（3）肿物多为表面光滑的黄色圆形实体，表面有纤细的毛发。

（4）少数患者角膜缘处可出现多个皮样瘤。

（5）可合并耳部畸形和脊柱异常，称为Goldenhar综合征。

（三）诊断

根据出生时就发生，球结膜或角膜缘处圆形黄色实体肿物，可以诊断。

（四）鉴别诊断

角膜皮样囊肿：是一种先天性角膜异常。组织学上其囊壁最内层为上皮，外层为真皮及皮下组织，也有皮肤附属器官。囊肿内容物为皮脂腺分泌物及脱落的过度角化的上皮细胞。多位于内侧睑裂区角膜缘，境界清晰，一般约数毫米大小，呈黄色，有光泽，有弹性的隆起物。

（五）治疗

（1）根据病变在角膜的位置、大小选择单纯手术切除或联合角膜移植手术。

（2）位于角膜缘的肿物，可行半月形、带有角膜缘的板层角膜移植手术。

（3）位于角膜中央者应及早手术，并行板层角膜移植手术，如发现皮样瘤组织已侵犯角膜全层，需要行穿透性角膜移植手术。

二、角膜上皮内上皮癌

（一）概述

角膜上皮内上皮癌又称Bowen病或原位癌，是一种癌前期角结膜角化不良。多见于老年男性，单眼发病，病程进展缓慢。病理组织学表现为细胞呈现多形性，分裂象增多，上皮角化不良，间变明显，上皮细胞的基底膜仍然完整。

（二）临床表现

（1）在睑裂区，肿瘤常由角膜缘开始，同时向结膜和角膜伸展。

（2）肿瘤呈现灰白色半透明样隆起，有血管时呈现红色胶样扁平隆起，界限清晰。

（3）肿瘤发展缓慢，经若干年病变可以只局限在上皮内，有时也可以向眼内蔓延。

（三）诊断

（1）根据角膜缘或角膜上灰白色肿物和病程发展缓慢的特点可以诊断。

（2）根据组织病理学检查结果可以确诊。

（四）鉴别诊断

角结膜鳞癌：病变外观呈现菜花状，新生血管丰富，邻近球结膜充血明显。病理活检可见癌细胞突破上皮基底膜，后期可破坏前弹力层侵入角膜实质层，也可经小梁入眼内，或沿淋巴及血管全身转移。

（五）治疗

（1）根据肿瘤大小、部位，选择单纯手术切除或联合板层角膜移植手术。

（2）病变局限者易于手术彻底切除。

（3）角膜广泛受累者可行全角膜板层切除，同时行全角膜板层移植术。

（4）已有眼内侵犯时行眼球摘除或眶内容摘除。

（5）术后易复发，应定期随诊。

三、角结膜鳞癌

（一）概述

角结膜鳞癌发病原因不明。可发生于角膜溃疡遗留的瘢痕上，或翼状胬肉手术后或创伤后，也可以发生于健康的角膜上。多见于 40 ~ 60 岁者，以男性居多。

（二）临床表现

（1）睑裂区角膜缘部为好发部位，尤其以颞侧多见。

（2）初发时肿瘤呈灰白色胶样隆起，或呈泡状，很快增大至杏仁状。

（3）肿瘤肥厚无蒂，富于血管，呈现粉红色乳头状或疣状肿块，触之易出血。

（4）可以沿眼球表面组织扩展，也可以向眼内转移。

（三）诊断

（1）根据肿瘤的形态、外观和部位可以诊断。

（2）肿瘤组织的组织病理学检查可确诊。

（四）鉴别诊断

角膜上皮内上皮癌：是一种癌前期角结膜角化不良，进展缓慢。病变呈灰白色半透明样隆起，有血管时呈现红色胶样扁平隆起，界限清晰。病理组织学检查为细胞呈现多形性，分裂象增多，上皮角化不良，间变明显，上皮细胞的基底膜仍然完整。

（五）治疗

（1）早期彻底局部切除。

（2）如标本切缘未见肿瘤细胞则手术后无须辅助治疗。

（3）角结膜广泛受累者，可行眼球摘除或眶内容摘除术。若患者不同意，可试行^{90}Sr β射线或软性接触性 X 线照射治疗。

（4）术后应密切随访。

四、角结膜色素痣

（一）概述

角结膜色素痣是一种先天性良性肿瘤，其病理组织学表现为痣细胞小、核浓缩、胞质稀少。根据病理组织学特点色素痣可分为交界痣、上皮下痣、混合痣和蓝痣4种类型。

（二）临床表现

（1）一般无刺激症状。

（2）角膜缘的结膜色素痣一般为棕色或黑色，扁平或轻度隆起，境界清楚。有时可以扩展到角膜周边部，也可以导致周边部角膜的脂质沉着。

（3）在球结膜一侧，其深度不会超过结膜固有层，能随结膜被推动。

（三）诊断

根据角膜缘静止性的棕色或黑色实体肿物可以诊断。

（四）鉴别诊断

黑色素瘤：肿块生长迅速，色素和血管增多，必要时行病理学活检。

（五）治疗

（1）一般无须特殊治疗。

（2）影响美容时可以切除，但须彻底。

（3）交界痣和混合痣有低度恶变倾向，一旦发现恶变倾向，应手术彻底切除，以免复发。切除的组织须送病理检查。

五、角结膜黑色素瘤

（一）概述

角结膜黑色素瘤是一种发生于角结膜组织的恶性肿瘤。组织学上分为上皮样细胞型、纺锤细胞型、痣样细胞型和混合细胞型。确切病因不明。黑色素瘤可源于交界痣或混合痣，或源于原发性获得性黑色素沉着痣，或为新发。多于40~60岁时发病，30岁前罕见。

（二）临床表现

（1）瘤体隆起，呈分叶或结节状，肿瘤发展较快。

（2）有时出现血性泪水。

（3）结膜黑色素瘤常侵犯角膜缘，并累及周边部角膜。有些则沿角膜缘环行扩展。

（4）成人期的黑色素痣和原发性获得性黑色素沉着症若病灶增厚、扩大，色素和血管增多，或黑色素痣与巩膜粘连，都应视为黑色素瘤的可能征象。

（5）根据肿瘤色素的多少，黑色素瘤可表现为黑色、棕色或淡红色。

（6）黑色素瘤可以沿眼表蔓延，也可以侵入眼内和发生全身转移。

（三）诊断

（1）根据患者为中老年，肿块生长迅速，并富于色素和血管，可以诊断。

（2）必要时行活检进行病理组织学检查。

（四）鉴别诊断

色素痣：是先天性良性肿瘤，静止或生长缓慢。必要时行病理活检。

（五）治疗

（1）首先对怀疑为黑色素瘤的病灶组织做活检，如病灶局限，则将整个瘤体切除以明确诊断。

（2）边缘切除干净，无肿瘤细胞者应定期密切随访。

（3）切缘残留可疑肿瘤细胞浸润者，对可疑范围作冷冻治疗，或在 5 周内行 600 ~ 1 000 rd的 β 射线治疗。

（4）原发性获得性黑色素沉着症恶变的病例需对可疑范围作结膜和角巩膜板层切除，继以冷冻治疗。

（5）眼内和眶内已经被肿瘤波及或手术与放疗后复发的病例，可行眶内容剜出术。但至今未能确切评估其对延长生命的意义。

（颜彭优）

第七章

晶状体病

第一节 先天性白内障

先天性白内障指影响视力的晶状体浑浊出生时既已存在，或晶状体的浑浊随年龄增长而加重，逐渐影响视力。先天性白内障的发病率约为4‰，约占新生盲的30%。

一、病因

各种原因造成的胎儿期晶状体纤维分化缺乏或晶状体发育异常。①遗传相关：染色体异常或突变，常与遗传代谢性疾病共存。②胚胎期晶状体发育异常：孕母营养或代谢失调（维生素A缺乏、甲状旁腺功能障碍、钙质代谢异常）；妊娠早期病毒感染（风疹、麻疹、水痘、腮腺炎、巨大病毒等）；中毒，接受过量有害射线等。

风疹所致先天性白内障发病率较高。据统计如母体妊娠3个月时感染风疹病毒，其婴儿先天性白内障的发病率是50%，而在妊娠2个月内感染风疹病毒，先天性白内障的发病率高达100%。目前，随着社会的发展，环境污染、电磁辐射、妊娠早期用药所引发的母婴疾病日益引发人们的关注。

二、分类

先天性白内障因晶状体浑浊与发育相关，形态具有特性。临床上分类主要依据两种思维方式（表7-1）：第一，依据晶状体的浑浊是否进展性加重；第二，依据晶状体的浑浊程度及部位。

表7-1 先天性白内障分类

类型	晶状体核	晶状体皮质	晶状体囊
板层白内障	+	+	+
极性白内障	-	-	+
全白内障	+	+	+/-
冠性白内障	-	+	-

虽然先天性白内障晶状体的浑浊程度及分布有一定的规律，但仍然具有不典型性。随着诊疗技术的发展，临床上医生更加关注晶状体浑浊对患儿视力的影响，而并非诊断分类。因

此，当先天性白内障的诊断确定后，首要问题是评估患儿的视功能，选择有利于视力正常发育的治疗手段，并尽早实施。

三、临床表现

（一）症状

先天性白内障多由患儿家长发现，主诉包括发现患儿眼斜视、瞳孔区发白、眼球不规则颤动、不能固视目标等。

因患儿幼小，不能自诉不适，视力不好的表现形式各异，因此医生要注意听取家长的诉说，仔细询问相关病史，如出生时是否足月、足重，有无缺氧史，其他全身疾病史及相关家族史等。

（二）体征

先天性白内障常为双眼发病，有时为先天畸形的眼部表现，或伴有其他眼部发育异常，如先天性小眼球、小角膜、先天性虹膜和脉络膜缺损以及面部四肢畸形等影响视力的先天性白内障会出现感觉性眼球震颤、斜视及弱视。先天性白内障患儿晶状体浑浊的形态具有一定的特征性，下面将临床常见、较有代表性的晶状体浑浊，按其出现部位的不同分类描述。

1. 先天性中心性粉状白内障

晶状体胚胎核浑浊呈灰白粉尘样，多为双眼对称性。

2. 板层白内障（又称绕核性或带状白内障）

胎儿核至婴儿核浑浊，多为双侧性，浑浊多呈带状，绕核而行，可分几层呈同心性排列，层间隔以透明带，最外一层常有短弓形绕带骑在核的赤道部周围，被称作骑子。在高倍裂隙灯下可见这些带状浑浊是由致密的浑浊小点组成。一般越靠近周边部越致密，越接近轴心部越稀薄甚至于逐渐消失。这些浑浊所在的部位和大小与胎生期发病的早晚和持续时间有关。即发病越早越偏向核心，持续越久浑浊越浓厚。因此胎儿早期出现的浑浊多在胎儿核附近，对视力可有一定的影响。有学者认为板层白内障与患儿先天营养不良，特别是与钙质缺乏有关。患儿常伴有佝偻病以及牙齿生长迟缓，指甲脆弱等上皮营养性发育不良体征。

疱疹病毒所致白内障的形式多样，可表现为完全性白内障，也可表现为板层白内障，同时常常合并其他先天异常，如先天性小眼球、虹膜萎缩、视网膜色素性变性、青光眼以及智力低下、心血管异常和耳聋等。

3. 冠状白内障

多为双侧性，晶状体的中心区透明。浑浊位于周边部皮质深层，呈短棒状、哑铃状、圆形或椭圆形不等，有整齐的放射状，形如花冠。

4. 蓝色点状白内障

带有蓝色的灰白浑浊呈细小点状（间或见少许片状）散布在皮质深层（周边部多见）。

5. 珊瑚状白内障

浑浊位于晶状体前后极之间的中轴部及其附近。表现为以后极为中心向前方放射出许多杆状、管状浑浊，且常伴有斑点状多彩的结晶。

6. 苔藓状白内障

晶状体成人核深层内有细小、彩色反光的花边样浑浊。有时合并冠状或点状白内障。

7. 缝性白内障

晶状体前后有沿 Y 字出现的各种形式的浑浊，使 Y 字缝清晰显示。有时合并冠状或点状白内障。

8. 极性白内障

（1）前极白内障：浑浊居前囊下，多呈灰白色斑点。推测是胚胎期晶状体泡未能全部干净地从表层外胚层脱下来的缘故。

前极性白内障应与金字塔形白内障相鉴别。金字塔形白内障是继发性白内障。由于角膜穿孔，晶状体前囊和角膜后壁发生一过性接触，导致晶状体上皮局限性增生形成一前囊下圆锥形浑浊。随着晶状体的发育，这种浑浊不断被新生的透明晶状体纤维覆盖，致使早期形成的金字塔样浑浊病灶逐渐向晶状体深层移动，裂隙灯下可见金字塔形浑浊与前囊间有透明皮质。

（2）后极性白内障：位于晶状体后极偏鼻下方的圆形斑状浑浊，周围常围绕有半环状灰色浑浊环。

一般认为后极性白内障的发生与玻璃状体动脉残留或原始玻璃体残留有关。因为晶状体的圆形浑浊相对应的玻璃体内常有残存的玻璃体动脉。若有原始玻璃体残留，晶状体后极浑浊范围较广泛，同时后极可能向玻璃体腔隆起。因后极白内障浑浊所在位置邻近眼球内的屈光结点，对视网膜成像质量影响较大。

四、治疗

治疗先天性白内障，一定要结合患儿的视力发育尚未完成的特点，考虑选择安全、有效、远期疗效好的医疗干预方式。并要向患儿家长或监护人做详尽的说明、解释以求得他们的理解和合作、帮助（参考：新生儿出生后视觉反射逐渐建立，在注视发生后 1.5 个月初步建立双眼共轭运动，2 个月建立瞬目反射及注视反射，3 个月可追随目标物，6 个月建立集合反射，1 岁时建立融合反射）。

首先，要明确先天性白内障的诊断，注意鉴别其他造成白瞳征的疾病；其次，全面了解其他的伴随性发育障碍性疾病，以便医生制订最切合患儿的治疗方案。先天性白内障的治疗除考虑疾病外，还一定要针对患儿的个体情况，包括以下 4 个方面。

（1）患儿就诊时年龄。

（2）是否合并其他身心发育障碍。

（3）患儿的居住地医疗条件和随诊能力。

（4）患儿家长对治疗的支持能力（包括理解、配合程度）。

同时，接诊医生一定要充分评估自身医疗环境、医疗设备和医疗技术所能提供的医疗干预质量。综合评估后，选择最有利手术/矫正视力方案，同时提供长期追踪观察及视力训练的方案。

原则上，完全性先天性白内障和位于视轴上的白内障应在明确诊断后选择白内障摘除手术治疗。手术中尽量维持解剖结构的完整，并提供接近生理的屈光状态，如同期植入人工晶状体。

对需要白内障摘除的患儿，应尽早手术。不少文献报道眼震是白内障术后视力恢复好坏程度的标志。眼震出现以前术后视力恢复满意，出现眼震以后，术后视力一般难以恢复至正常甚至在 0.1 以下。单眼白内障弱视程度更严重。目前许多学者主张 2 个月以前做白内障手术，因为这个时期是注视反射发育的时期，延缓手术将导致眼震。

在治疗先天性白内障的同时，要考虑其伴随疾病对治疗效果的影响，如斜视、眼球震颤、屈光参差、弱视等。有些患儿的眼部伴随疾病在治疗白内障、恢复正常注视功能后，经过视力训练可以矫正；也有些患儿需要摘除白内障外的其他手术治疗，如斜视矫正术、眼震矫正术。

随访是治疗先天性白内障的重要环节，随访时限至少延续到患儿视力发育完成后。

（金　鑫）

第二节　后天性白内障

后天性白内障指生后全身或局部眼病、营养代谢异常、中毒变性及外伤等原因所致的晶状体浑浊。其中最常见的是老年性白内障。

一、老年性白内障

老年性白内障又称为年龄相关性白内障，是一种最多见的后天性原发性白内障。临床上，年龄相关性白内障诊断标准尚存在一些争论，至今仍无一完整准确的定义。当晶状体浑浊导致视力下降，此时年龄相关性白内障的诊断才具有临床意义。在流行病学调查中，将晶状体浑浊并且视力下降到 0.7 或以下作为诊断标准。

（一）病因及发病机制

老年性白内障是多因素疾病，其确切病因至今尚不完全清楚，与辐射损伤（如紫外线）、全身疾病（如糖尿病）、遗传因素、药物应用（如糖皮质激素）以及晶状体的营养和代谢状况等有关。其中最具有普遍意义的环节，便是氧化损伤。许多实验都表明，晶状体的氧化损伤发生在晶状体浑浊之前。晶状体上皮细胞是抗氧化损伤的活性中心，它通过两个途径发挥抗氧化作用：第一个途径是以还原型谷胱甘肽（GSH）、抗坏血酸和维生素 E 等抗氧化剂为代表的清除自由基机制；第二个抗氧化屏障是晶状体的抗氧化酶系统，主要是谷胱甘肽过氧化物酶（GSHpx-1）、过氧化氢酶（CAT）和超氧化物歧化酶（SOD）。各种理化因素均可通过不同途径导致晶状体自由基聚积，自由基最先损害的靶目标是晶状体上皮细胞，其次是晶状体纤维。蛋白质和脂质过氧化，发生交联、变性，并聚积成大分子，引起晶状体浑浊。

（二）分类

老年性白内障多见于 50 岁以上的老年人，年龄越大越多见。偶见于 40 岁以前甚至于青年人名曰早老性或青年性白内障。但临床表现并无多大差别，只是发病早晚不同。根据浑浊部位的不同，临床上将老年性白内障分为 3 种类型，即皮质性白内障、核性白内障和囊膜下性白内障。事实上，各类型年龄相关性白内障之间无严格区分，仅仅是代表浑浊以何部位为主导的实际情况。皮质性年龄相关性白内障最为常见，占 65% ~ 70%；其次为核性白内障，占 25% ~ 35%；囊膜下性白内障相对比较少见，仅占 5%。

（三）晶状体核硬度分级

在白内障发展过程中，定量监测其浑浊变化规律，对揭示白内障病因及判断治疗效果均有重要意义。此外，对现代白内障手术而言，晶状体核硬度也是一个非常重要的概念。如在超声乳化手术中，晶状体核越硬，需要破碎的超声能量越大，操作时间越长，发生相关手术并发症的可能性也越大。对初学者来说，根据自己的技术水平，选择适当核硬度的白内障，以最大限度保证手术的安全性，是体现正确的学习曲线、由囊外白内障手术顺利过渡到超声乳化技术的重要保证。晶状体核硬度主要是参照 Emery 及 Little 晶状体核硬度分级标准，根据裂隙灯检查结果，对其核颜色进行判断而分级（表7-2）。

表7-2　晶状体核硬度分级

分级	颜色	白内障类型举例	红光反射	乳化时间
Ⅰ（软核）	透明或灰白色	皮质性白内障或囊下浑浊性白内障	极明亮	极短
Ⅱ（软核）	灰色或灰黄色	后囊下浑浊性白内障	明亮	短
Ⅲ（中等硬度核）	黄色或淡棕色	未熟期皮质性白内障	略暗	中等
Ⅳ（硬核）	深黄色或琥珀色	核性白内障	差	长
Ⅴ（极硬核）	棕褐色或黑色	"迁延性"白内障	无	不适合

（四）临床表现

老年性白内障为双眼发病，但两眼发病可有先后。患者自觉眼前有固定不动的黑影，呈渐进性、无痛性视力减退。视力障碍出现时间因浑浊部位不同而异，可有单眼复视、多视和屈光改变等。

1. 皮质性白内障

特点是浑浊自周边部浅层皮质开始，逐渐向中心部扩展，占据大部分皮质区。按其发展过程可分为四期：初发期、肿胀期、成熟期和过熟期。

（1）初发期：最早期的改变是在靠周边部前后囊膜下皮质，出现辐轮状排列的透明水隙或水泡。水隙或水泡主要是由于晶状体上皮细胞泵转运系统失常导致液体在晶状体纤维间积聚所致。液体积聚可使晶状体纤维呈放射状或板层分离，晶状体形成典型的楔形浑浊，底边位于晶状体赤道部，尖端指向瞳孔区中央。散瞳检查在后照或直接弥散照射下，呈典型的辐轮状外观。这种辐轮状浑浊，最初可位于皮质表浅部位，而后向深部扩展，各层次间可互相重叠掩映。此期浑浊发展缓慢，晶状体大部分透明，一般不影响视力，可经数年才达下一期。

（2）肿胀期或称未熟期：晶状体纤维水肿和纤维间液体的不断增加，使晶状体发生膨胀，厚度增加，前房变浅。此时在有青光眼体质的患者，很容易诱发青光眼的急性发作。但并非所有皮质性白内障患者都要经历膨胀期发展过程，也不一定都会诱发青光眼发作。这一阶段患者主要症状为视力逐渐减退，有时伴有眩光感，偶有单眼复视。由于尚有一部分皮质是透明的，用斜照法检查时，光线透照侧的虹膜阴影透照在深层的浑浊皮质上，在该侧瞳孔内出现新月形投影，称为虹膜新月影投照试验阳性，为此期特点。

（3）成熟期：晶状体纤维经历了水肿、变性等一系列病理过程，最终以晶状体纤维崩溃，失去正常形态为结局。组织学上，代表纤维基质变性的特征性改变，形成微小球状蛋白的所谓 Morgagnian 小体。这一阶段以晶状体全部浑浊为其特点，此时虹膜新月影投照试验转为阴性，晶状体肿胀消退，前房深度恢复正常，眼底不能窥入。视力降至光感或手动，但光定位和色觉正常。

（4）过熟期：此期由于皮质大部分液化，使晶状体内容减少，前囊膜失去原有的张力而呈现松弛状态，前房加深，虹膜有震颤。有时可看到尚未液化的核心沉到囊袋下方，随眼球转动而晃动，称为 Morgagnian 白内障。在特殊情况下，因外伤或剧烈震动可使核心穿破囊膜而脱入前房或玻璃体腔，如伴有液化基质流失，患者会出现豁然开朗的"不治而愈"的结果。当囊膜变性或因外伤形成微细裂痕时，晶状体蛋白成分可溢入前房，诱发自身免疫反应，引起晶状体成分过敏性眼内炎。与一般性虹膜—睫状体炎不同，本病发病急骤，突然出现眼睑肿胀、角膜水肿；角膜后羊脂样后壁沉着物分布密集，广泛虹膜后粘连，甚至形成瞳孔膜闭。而组织碎片积聚于前房角，阻塞小梁网，则可产生继发性青光眼，即所谓晶状体溶解性青光眼。大多数情况下，药物治疗无效，手术摘除晶状体是唯一有效手段。

2. 核性白内障

发病较早，一般于 40 岁左右开始。最初，浑浊出现在胚胎核，而后向外扩展，直到老年核。晶状体核的浑浊开始呈灰黄色，以后逐渐加重而呈黄褐色、棕色或棕黑色，临床称棕色或黑色白内障。这一过程可持续数月、数年或更长。在临床上经常遇到患者主诉虽已到老花眼的年龄，却不需要戴"老花镜"即可近距离阅读。这是由于核性白内障患者随着晶状体核硬化，屈光指数逐渐增加，从而形成了近视"进行性增加"的特殊临床现象。如果核硬化仅仅局限于胚胎核，而成年核不受影响，其结果将会产生一种更为特殊的双屈光现象，即中心区为高度近视，而外周区为远视，结果产生单眼复视。

从手术角度出发，鉴别皮质性白内障和核性白内障的意义在于：前者的晶状体核一般较小并且比较软，最适合于超声乳化白内障吸除术；而后者，在选择病例时，特别要考虑核硬度因素，这一点对初学者来说尤其重要。

3. 囊膜下白内障

是指以囊膜下浅层皮质浑浊为主要特点的白内障类型。浑浊多位于后囊膜下，一般从视轴区开始，呈棕色微细颗粒状或浅杯形囊泡状盘状浑浊，又称盘状白内障。有时前囊膜下也可出现类似改变。由于病变距节点更近，因此即使病程早期，或病变范围很小、病情很轻，也会引起严重视力障碍。临床上，常常发现视力与晶状体浑浊程度不相符合的情况，仔细检查方可发现后囊膜下浅层皮质浑浊是其主要原因。在皮质性白内障成熟期或过熟期，以晶状体全面陷入浑浊为特点，其前囊膜下受累是一种并发现象，不应与此相混淆。

囊膜下白内障，除后囊膜下浅层皮质受累外，其他部分的皮质和晶状体核均透明，因此属于软核性白内障类型。

（五）预防和治疗

白内障浑浊的机制十分复杂，目前还不能有效地预防。减少白内障的危险因素，如预防辐射、预防和控制全身病、眼部和全身用药时考虑到诱发白内障的危险，可以减少白内障的发生。白内障的治疗尚无肯定的药物，仍以手术治疗为主。只有揭开晶状体浑浊的奥秘，才能找出防止白内障发生和使浑浊的晶状体恢复透明的方法。

二、外伤性白内障

机械性（眼球钝挫伤、穿通伤、球内异物）或非机械性（辐射性、电击性）损伤作用于晶状体，可使晶状体产生浑浊性改变，称为外伤性白内障。这一类白内障大多发生在青少年，由于伤情复杂，其形态学特点也错综复杂。大多数病例可述及明显的外伤史，然而在婴幼儿，切不可忽视"否认外伤史"的外伤性白内障。

1. 挫伤所致白内障

当外力来自正前方，可将与瞳孔相对应的虹膜色素印记在晶状体前囊表面，谓之 Vossius 环。它是由虹膜脱落的色素颗粒组成，有时杂有少许红细胞。如果此时不伴有晶状体实质浑浊，一般不影响视力。严重挫伤可致晶状体囊膜破裂，房水进入晶状体内而致浑浊。有时钝挫伤后晶状体不一定立即出现浑浊性变化，数月乃至数年后始形成典型的白内障改变，裂隙灯下并未观察到囊膜破裂。钝挫伤性白内障可单独发生，也可合并晶状体半脱位或全脱位。最早期改变是正对瞳孔区的后囊膜下浑浊，进而形成类似于并发性白内障的星形外观或菊花状浑浊。浑浊可以长期保持稳定，也可缓慢向深部和广度扩展，最后发展成全白内障。在大多数情况下，钝挫伤性白内障可合并外伤性虹膜睫状体炎，瞳孔后粘连，在严重病例还可出现虹膜膨隆等继发性青光眼表现。

2. 眼球穿通伤所致的白内障

眼球穿通伤同时使晶状体囊膜破裂，晶状体皮质与房水接触，即发生晶状体浑浊。如囊膜破裂较大，房水迅速引起晶状体纤维肿胀与浑浊，乳糜样物质可很快充满前房，甚至从角膜创口挤出，阻塞房水流出通道，引起继发性青光眼。如囊膜破裂伤口很小，晶状体保持完整状态，仅出现局部浑浊。介于以上两种情况之间，尚有一种自发性吸收的可能，即穿通伤后，从未经历皮质大量溢入前房的过程，但囊膜破损又不能通过修复而自愈，因而使晶状体皮质长期处于房水的"浸浴"之中，并持续地被吸收。当最终大部分皮质被吸收，则前后囊壁贴附，便形成所谓膜性白内障。

3. 晶状体铁锈、铜锈沉着症

眼球穿通伤如合并眼球内异物，情况可能更为复杂。一方面是机械性急性损伤的直接后果；另一方面则是异物本身具有的理化特性对晶状体的慢性损伤。具有特殊意义的是易产生氧化反应的铜和铁在眼内的长期存留，产生所谓"晶状体铜锈沉着症"和"晶状体铁锈沉着症"。前者晶状体浑浊形态多呈葵花样外观，铜绿色反光；后者作为整个眼组织变性的一部分，晶状体浑浊呈黄色。

4. 电击性白内障

触高压电或遭雷击，有时可以在双眼发生白内障，其形态与钝挫伤性白内障类似。多数病例浑浊静止不发展，也有病例发展迅速，在数周甚至数天内晶状体全部浑浊。

三、并发性白内障

并发性白内障是指眼内疾病引起的晶状体浑浊。

（一）病因

由于晶状体附近的组织炎症或退行性变产物的侵袭，使晶状体营养或代谢发生障碍而导致浑浊。常见于葡萄膜炎、视网膜色素变性、视网膜脱离、青光眼、眼内肿瘤、高度近视眼及低眼压，其中眼内炎症是并发性白内障最常见的原因。

（二）发病机制

角膜和虹膜的疾病以及青光眼均可造成并发性白内障。

角膜溃疡的毒性物质能损害晶状体，角膜溃疡穿孔后因角膜直接接触晶状体而使其损伤，或者渗出物在晶状体的前囊膜沉积而损伤晶状体。

虹膜睫状体炎的炎性白细胞沉积在晶状体囊膜可以影响囊膜的渗透性，从而诱发白内障。

此外虹膜异色性虹膜睫状体炎，多并发白内障，初期为点、线状浑浊，后期则全部浑浊。

最近研究葡萄膜炎引起并发性白内障发现是因为晶状体的渗透性改变，丢失钾，吸收钠和水分。

脉络膜视网膜炎、视网膜色素变性、陈旧性视网膜脱离并发的白内障都位于晶状体的后极部，这是因为眼内的有害物质容易穿通薄弱的晶状体后囊膜。

眼内肿瘤也能并发白内障，除了肿瘤的毒性作用外，当肿瘤直接接触晶状体后部会造成机械性损伤，从而发生晶状体浑浊。

（三）临床表现

根据眼部原发病组织的位置，可以将并发性白内障分为两类：一类是由眼前段疾病如角膜炎、虹膜睫状体炎、青光眼等引起的白内障，多由晶状体前皮质及核开始浑浊，急性虹膜睫状体炎可形成虹膜后粘连，长期慢性炎症过后可以在晶状体前皮质产生弥漫性浑浊；另一类是由眼后段疾病如严重的脉络膜视网膜炎、视网膜色素变性、陈旧性视网膜脱离等引起者，先于晶状体后极部囊膜下皮质出现颗粒状灰黄色浑浊，并有较多空泡形成，逐渐向晶状体核中心及周边部扩展，呈放射状，形成玫瑰花样浑浊，继之向前皮质蔓延，逐渐晶状体全浑浊。以后水分吸收，囊膜增厚，晶状体皱缩，并有钙化等变化。高度近视多并发核性白内障。

角膜溃疡和虹膜睫状体炎多导致局限性的晶状体浑浊。发展成为全白内障的病程很慢。葡萄膜炎并发性白内障可由炎性及退行性变性产物侵袭所致，也可能与长期点用糖皮质激素有关，可分为两类。一类是由虹膜睫状体炎所致，炎症反复发作或转为慢性，造成房水成分改变，影响晶状体代谢，可引起白内障。晶状体浑浊多位于囊下的中轴区域或中轴旁处。在中轴旁处者常位于虹膜后粘连处。根据虹膜睫状体炎的病情，浑浊可以长期固定或逐渐发展。其进展方向多沿晶状体缝扩散，并向深处发展终至形成致密的白色珠母状全部晶状体浑浊，其中也可能有钙化点或结晶。另一类是由后葡萄膜炎所致，由后葡萄膜炎所致的所谓脉络膜性白内障。多起自后囊下，首先出现鲜艳的闪光点，呈现彩色的光泽，继而出现点状浑浊，后皮质内也可出现多色光泽，并逐渐致密，发展至团球状。其特点是囊膜肥厚有皱褶，或有钙化点，最后液化和皱缩。

Fuchs 虹膜异色性葡萄膜炎主要引起前葡萄膜炎，发病隐匿，活动性低，90%可发生并发性白内障，是长期睫状体炎的后果。早期晶状体透明，发生较晚，始于后囊下，此种后囊下白内障与其他慢性葡萄膜炎所致的白内障在外观上并无不同，但其发展迅速，很快成熟。

小柳—原田病的葡萄膜炎特别是前葡萄膜炎往往反复发作，迁延不愈。易发生虹膜后粘连，引起瞳孔闭锁。并发性白内障是其常见并发症，其类型多为后囊下性白内障。

急性青光眼发作时，或在降眼压术后，在瞳孔区的晶状体囊膜下有白色圆点状或哑铃状浑浊，称为青光眼斑。这是急性眼压升高导致的前囊下上皮局灶性坏死。这种浑浊起初位于囊下，当新的纤维移行过来，这些浑浊被推向晶状体深部皮质。青光眼斑的出现标志着患者曾经经历了急性眼压升高的过程。绝对期青光眼晚期可并发黄色或微带绿色的白内障，因此青光眼又有"绿内障"之称。

视网膜脱离、视网膜色素变性以及脉络膜视网膜炎等病变均可引起白内障。眼后部疾病并发的白内障通常表现为后囊下皮质浑浊。陈旧性视网膜脱离多见核性白内障。视网膜色素变性晚期在后极部的皮质内有星状浑浊，虽然进展缓慢，但对视力的影响很明显。在裂隙灯下可见到后极部有点状或条纹状浑浊，这些浑浊还带有红、蓝、绿色影。以后浑浊逐渐向皮质及核扩散，多形的浑浊融合，同时出现空泡和白色的钙化点，晚期浑浊逐渐形成玫瑰花样，呈放射状，色彩消失。

永存原始玻璃体增生症（PHPV）的晶状体后囊下浑浊与晶状体后异常的玻璃体血管分支形成有关。视网膜缺氧和前节坏死导致的白内障与晶状体营养供应异常有关。这将导致合成代谢减少，分解代谢增加，酸度和坏死也增加。

高度近视性白内障可能表现为不完全的后囊下浑浊或核性浑浊。

玻璃体切割联合硅油填充术后晶状体浑浊难以避免，即使是短期填充。硅油眼内填充并发白内障的机制不是十分明确，一般认为与硅油接触晶状体后妨碍其营养代谢有关，同时也与硅油注入眼睛后导致复杂性视网膜脱离及多次手术损伤使血眼屏障破坏严重有关。

经过较长时间后，并发性白内障也能发展为完全性白内障。

（四）鉴别诊断

并发性白内障的治疗必须要结合原发病考虑，因此要对原有疾病做出正确的诊断。

对于并发性白内障的患者首先要仔细询问病史和治疗情况，必须仔细做裂隙灯检查并评估眼底情况，对于白内障严重、眼底无法窥视的患者，视觉诱发电位（VEP）和 B 型超声对于评估眼底和视神经的情况甚为重要。眼压测量也非常重要，低眼压预示早期眼球萎缩或视网膜脱离，高眼压则提示应除外眼内肿物或青光眼。对老年人应鉴别并发性白内障和老年性后囊下性白内障，后者多为棕黄色盘状浑浊，视神经盘的边缘不是很零乱，而且没有色彩的结晶，空泡比较少，常呈蜂窝状的外观；而前者在后极部的盘状浑浊呈不均匀状，且边缘不整齐，常有色彩，空泡也多。外伤性白内障的患者多可询问出外伤史。

（五）治疗

治疗原发病：对于已影响工作和生活的患者，如患眼光定位准确，红绿色觉正常，可行白内障手术。

角膜疾病并发白内障手术时，如果角膜浑浊严重，影响操作和术后视功能，可以考虑角膜移植联合白内障摘除。

对于视力下降明显的葡萄膜炎并发性白内障，可考虑手术治疗。不同类型葡萄膜炎引起的白内障，对手术反应不同，应根据类型，在眼部炎症控制后，手术摘除白内障。手术时机的选择应考虑两个问题：一是虹膜睫状体炎的情况，二是眼压情况。一般来讲，活动期虹膜睫状体炎不宜手术，应采取有效措施加以很好控制。理想的情况是炎症完全消退 3 个月后再手术。如果炎症为慢性而迁延，术前必须抗炎治疗，术后根据临床情况给予加强治疗。此外，如果患者同时并发青光眼，最好不要做三联手术，而是先做滤过手术，以后再行白内障手术，必要时在白内障手术时行玻璃体切除术。是否植入人工晶状体应慎重考虑。手术前后，局部或全身应用糖皮质激素的剂量要大一些，时间长一些。

玻璃体切割联合硅油充填术后白内障摘除的临床研究结果显示，实施超声乳化术比囊外摘除术更安全，硅油溢入前房的危险小。如果没有条件实施超声乳化术，则在囊外摘除术中选择环形撕囊代替开罐式截囊法更为安全。

高度近视患者玻璃体液化，视网膜周边变性比例大，手术摘除晶状体后，玻璃体前移，对视网膜势必产生一定的牵拉。后房型人工晶状体的植入限制了玻璃体的前移，减小了视网膜脱离的危险，人工晶状体的植入还阻止了前列腺素向后扩散，减少由前列腺素导致的血—视网膜屏障的破坏，避免黄斑囊样水肿的发生。虽然高度近视的患者植入的人工晶状体度数可以接近0度甚至是负度数，但是出于以上考虑，还是植入人工晶状体更为安全。

并发性白内障尤其是葡萄膜炎并发性白内障患者的术后炎症反应比较重，可见大量纤维素样成形渗出，并且持续时间较长。术后应全身及局部给予糖皮质激素治疗。除白内障术后的一般并发症以外，瞳孔区机化膜是这类患者术后晚期的常见并发症。该机化膜往往较致密，影响视力，需要处理。比较安全的方法是以 YAG 激光切开，以避免手术切膜激惹再次生成大量的成形渗出。此外，瞳孔区机化膜可引起继发性瞳孔阻滞性青光眼，因此术后必须密切观察眼压，及时处理高眼压情况。在除外眼底陈旧性病变的情况下，这类患者术眼眼前节炎症反应控制后，视力预后一般较好。

四、药物与中毒性白内障

晶状体的代谢依赖于眼球的健康程度，任何影响眼部氧和营养供应或产生毒性产物的药物或眼部疾病都会加速白内障的发病。许多药物和化学物质可以引起白内障，其中毒性物质有萘、二硝基酚、三硝基甲苯、铊、硒、芥子气、三乙烯亚胺三嗪以及一些金属如铜、铁、银、汞等经全身或局部进入眼内偶可引发白内障。可以诱发白内障的药物也有许多种，如皮质类固醇、缩瞳剂、氯丙嗪、别嘌醇、氯喹、胺碘酮。

1. 皮质类固醇

皮质类固醇与后囊下型晶状体浑浊有关，发病机制不详，病变程度与应用皮质类固醇的剂量和用药时间有关，也与个体对皮质类固醇的敏感性有关。多途径给药都有报道可形成白内障，如全身用药、局部点眼、结膜下注射、喷鼻。例如，有报道眼睑皮炎局部应用皮质类固醇药引起白内障形成。用药每日剂量 < 15 mg 的比每日剂量 > 15 mg 的患者发生白内障的比例低。一项研究显示，角膜移植术后局部应用0.1%地塞米松平均每日2.4滴，10.5个月后50%患者出现白内障。

无论从组织病理还是从临床表现上看，由皮质类固醇形成的后囊下性白内障与老年性的晶状体后囊下浑浊都不能区分。在一些儿童的皮质类固醇性白内障，停药后病变可逆。

2. 吩噻嗪

吩噻嗪是一类影响精神状态的药物，可以导致色素沉积在晶状体的前上皮细胞。此外，有些吩噻嗪类药物特别容易形成这种浑浊，如氯丙嗪、硫利达嗪。吩噻嗪类药物产生的视力损害通常都不明显。

3. 缩瞳剂

抗胆碱酯酶药可以导致白内障。据报道使用毛果芸香碱后 55 个月有 20% 的患者出现白内障，在使用碘化磷后有 60% 的患者出现白内障。通常，这种白内障首先表现为晶状体前囊、上皮细胞内或其后的微小空泡，这些空泡通过透照法最容易观察。白内障也可以发展为后皮质和核性的病变。长期应用或者频繁应用抗胆碱酯酶药的患者更容易发生白内障。

虽然在局部应用抗胆碱酯酶药的年长患者更容易出现影响视力的白内障，但是在调节性内斜视患儿使用乙膦硫胆碱后尚未见进展性白内障形成的报道。由缩瞳剂引起的白内障大多数不影响视力，停药后也可以逐渐消失。有时发现过晚，浑浊偶可扩展到后部皮质，此时停止滴药虽浑浊不易消失，但可停止发展。

4. 胺碘酮

胺碘酮是一种抗心律失常药，据报道可以形成前部晶状体星状轴性色素沉着。这种情况很少会影响视力。胺碘酮也会沉积在角膜上皮细胞，偶尔会导致视神经病变。

5. 碳酸酐酶抑制剂

长期口服治疗青光眼的碳酸酐酶抑制剂，也可以引起白内障。

6. 吸烟与饮酒

核性白内障与吸烟有关。吸烟一直是可以预防的危险因素之首。吸烟引起损害的精确机制还不清楚，可能是对晶状体的氧化损伤造成蛋白修饰，溶解性下降和细胞 DNA 损伤，最终导致蛋白变性，使晶状体透明性下降。乙醇导致的白内障见于各种临床类型。

（金　鑫）

第三节　晶状体异位和脱位

一、概述

晶状体悬韧带部分或全部破裂或缺损，可使悬挂力减弱，导致晶状体位置异常。若出生时晶状体就不在正常位置，称为晶状体异位。若出生后因先天因素、眼球钝挫伤，或一些疾病，马方（Marfan）综合征、马奇山尼（Marchesani）综合征、葡萄肿、牛眼均能使晶状体位置改变，称为晶状体脱位。

二、临床表现

（一）晶状体全脱位

晶状体悬韧带全部断裂，患眼的视力为无晶状体眼视力，前房加深，虹膜震颤。晶状体可脱位至如下部位。

（1）前房内：晶状体多沉到前房下方。晶状体透明时呈油滴状，浑浊时则呈白色盘状物。虹膜被脱位的晶状体挤压，因而影响到前房角，房水外流受阻而致眼压急性升高。

（2）玻璃体腔内：呈一透明的球状物，脱位早期尚可活动，长期脱位后固定于下方，并与视网膜粘连。较长一段时间后晶状体变浑浊，可导致晶状体过敏性葡萄膜炎和继发性青光眼。

（3）晶状体嵌于瞳孔区：晶状体一部分突于前房内，影响房水循环而致眼压急性升高。

（4）严重外伤时角巩膜缘破裂，晶状体可脱位至球结膜下，甚至眼外。

（二）晶状体半脱位

（1）瞳孔区可见部分晶状体，散瞳后可见部分晶状体赤道部，该区悬韧带断裂。Marfan 综合征的晶状体常向上移位，Marchesani 综合征和同型胱氨酸尿症的晶状体常向下移位。

（2）前房深浅不一致，虹膜震颤。

（3）如果半脱位的晶状体前后轴仍在视轴上，则由于悬韧带松弛、晶状体凸度增加而引起晶状体性近视。

（4）可产生单眼复视。眼底可见到双像。

三、诊断

根据病史、症状和裂隙灯下检查结果，可以做出诊断。

四、鉴别诊断

不同原因引起的晶状体脱位：根据体型、有无外伤史、晶状体脱位的状况，可对不同原因引起的晶状体脱位做出鉴别诊断。

五、治疗

（一）晶状体全脱位

（1）脱入前房内和嵌于瞳孔区的晶状体应立即手术摘除。

（2）脱入玻璃体腔者，如无症状可以随诊观察。如果发生并发症，如晶状体过敏性葡萄膜炎、继发性青光眼或视网膜脱离时需将晶状体取出。

（3）脱位于结膜下者，应手术取出晶状体并缝合角巩膜伤口。

（二）晶状体半脱位

（1）如晶状体透明，且无明显症状和并发症时，可不必手术，所引起的屈光不正可试用镜片矫正。

（2）如晶状体半脱位明显，诱发青光眼，有发生全脱位危险或所引起的屈光不正不能用镜片矫正时，可行手术摘除晶状体。

（金　鑫）

第八章

青光眼与低眼压

第一节　原发性青光眼

原发性青光眼是主要的青光眼类型，一般为双侧性，但两眼可先后发病，严重程度也常不相同。依据前房角解剖结构的差异和发病机制不同，传统上将原发性青光眼分为闭角型青光眼和开角型青光眼两类，虽然最终都表现为典型的青光眼性视神经病变，但其临床表现过程、早期筛查及治疗原则明显不同。

一、原发性闭角型青光眼

（一）定义与概况

原发性闭角型青光眼是因原先就存在的虹膜构型而发生的前房角被周边虹膜组织机械性阻塞，导致房水流出受阻，造成眼压升高的一类青光眼。原发性闭角型青光眼的发病有地域、种族、性别、年龄的差异：主要分布在亚洲地区，尤其是我国；黄种人最多见，黑种人次之，白种人最少；女性多见，男女发病比约为1：3，与正常女性前房角的解剖结构较窄有关；多发生在40岁以上，50~70岁最多，30岁以下很少发病。我国目前原发性闭角型青光眼的患病率为1.79%，40岁以上人群中为2.5%，是我国最常见的青光眼类型。

西方国家对原发性闭角型青光眼的认识与我国现有的概念不同，主要是青光眼的诊断标准有差异。他们认为诊断青光眼必须有视神经和（或）视野的损害，将原发性闭角型青光眼急性大发作但通过药物及时控制而无视神经和视野损害的患眼称为急性房角关闭，将已有房角粘连而尚未发生视神经损害的称为慢性房角关闭，将临床前期眼称为有可能发生房角关闭眼，但如果没有视神经和（或）视野的损害，则均不属于青光眼。因此，西方国家流行病学资料中所得到的我国原发性闭角型青光眼患病率与国内资料有差异。2008年我国原发性青光眼诊断和治疗专家对原发性闭角型青光眼定义的共识是：原发性房角关闭所导致的急性或慢性眼压升高，伴有或不伴有青光眼性视神经盘改变和视野损害。

（二）病理生理与发病机制

瞳孔与晶状体的相对位置被称为"生理性瞳孔阻滞"。如果虹膜括约肌与晶状体前囊膜密切接触，有可能形成病理性瞳孔阻滞，使得房水从后房经由瞳孔流向前房的阻力增加，造成虹膜后面压力增高，在易感个体顶推相对组织薄弱的周边虹膜向前膨隆，关闭房角，阻塞小梁网，导致眼压升高。原发性闭角型青光眼的发生须具备两个因素：眼球解剖结构的异常以及促发机制的存在。

1. 眼球解剖结构异常

原发性闭角型青光眼的眼球有着其特征性的解剖结构，即前房较浅（尤其是周边前房），角膜（相对）较小，晶状体相对较大较厚（随着年龄的增长尤其明显），房角入口狭窄；加之眼球轴长较短，形成晶状体位置相对偏前，使得相对狭小的眼前段更为拥挤。晶状体的前表面与虹膜紧贴的面积增大，增加了瞳孔阻滞力，因此容易使已狭窄的房角发生关闭、堵塞。

此外，少数病例存在高褶虹膜、睫状突前旋、晶状体韧带松弛等因素（见特殊类型青光眼）。

2. 促发机制存在

原发性闭角型青光眼的发生往往有内在或外在的促发因素，包括眼局部、全身性、生理性或病理性的。临床上最多见的是情绪波动，也见于过度疲劳、近距离用眼过度、暗室环境、全身疾病等。可能的机制是这些刺激直接或通过内分泌系统引起眼部自主神经功能的紊乱，交感—副交感系统失去平衡，使得瞳孔散大并加重瞳孔阻滞；或睫状肌调节痉挛，顶推根部虹膜向前；或因瞳孔大小变化使周边虹膜触碰、摩擦小梁组织，加之眼局部血管舒缩功能失调，共同导致了狭窄的房角关闭、堵塞，促使青光眼发病。

原发性闭角型青光眼的解剖结构因素已被越来越精确的众多研究手段如光学相干断层成像术（前节 OCT）、超声波、超声生物显微镜（UBM）等生物测量所证实；在促发因素方面，也有越来越多的关于神经血管调节功能、内分泌因子乃至精神心理因素的定量分析等研究。随着更广泛、深入的探索，其分子生物学的发病机制将会逐步被揭示。

（三）临床表现

原发性闭角型青光眼的临床表现比较复杂，分为急性和慢性两种临床表现型。

1. 急性闭角型青光眼

临床上多见于虹膜明显膨隆型的窄房角眼，相对性瞳孔阻滞较重，房角呈"全"或"无"的方式关闭，可伴有程度上的不同。由于房角突然关闭且范围较大，因此一般有眼压明显升高的表现。根据其临床发展规律，可分为 4 个阶段。

（1）临床前期：指具有闭角型青光眼的解剖结构特征为浅前房、窄房角等，但尚未发生青光眼的患眼。这里有两种情况：一种是具有明确的另一眼急性闭角型青光眼发作病史，而该眼却从未发作过，临床资料表明两眼发作间隔多在 1～2 年，最长者可达数十年；另一种是没有闭角型青光眼发作史，但有明确的急性闭角型青光眼家族史，眼部检查显示具备一定的急性闭角型青光眼的解剖特征，暗室激发试验可呈阳性表现。这些眼，均被认为是处于临床前期，存在着急性发作的潜在危险。

（2）发作期：一旦周边虹膜堵塞了房角，房水不能外引流，眼压就立即上升，随之出现一系列临床症状，即为闭角型青光眼的发作。开始时，患者感到有些轻微的眼胀和头痛，或者恶心感，白天视物呈蒙雾状（雾视），夜晚看灯光则有虹视。根据发作的临床表现，可分为两类。

1）先兆期：也称小发作、不典型发作。临床特点是患者自觉症状轻微，仅有轻度眼部酸胀、头痛。视力影响不明显，但有雾视、虹视现象。眼前部没有明显充血，角膜透明度稍有减退，只有在裂隙灯检查下，才可能看到轻度角膜上皮水肿。瞳孔形态正常，反射略显迟钝，虹膜则大多呈膨隆现象，前房较浅。眼底可见视神经盘正常，偶可见到视网膜中央动脉搏动。眼压一般在 30～50 mmHg。发作时间短暂，经休息后可能自行缓解。

由于眼内组织，特别是虹膜没有因这种发作而发生明显的充血、水肿，虹膜与小梁网组织虽然紧贴，但不会很快形成永久性的粘连，只要及时缩小瞳孔，房角仍可重新开放，眼压比较容易控制。但如不解除瞳孔阻滞因素，则再度发作仍难避免，而每次发作都可产生部分房角损伤和（或）永久性粘连。在大部分房角形成粘连以后，就进入了慢性进展期。

2）急性大发作：即所谓典型的大发作。起病急和明显的眼部体征表现是其特征。多为一眼，也可双眼同时发作。由于房角突然大部分或全部关闭，眼压急剧上升，出现明显的眼痛、头痛，甚至恶心、呕吐等症状；视力可高度减退，可仅存光感。眼部检查可见球结膜水肿、睫状充血或混合充血，角膜水肿，呈雾状浑浊，瞳孔散大，多呈竖椭圆形或偏向一侧，对光反射消失，前房很浅，以及眼部刺激征等，眼底则常因角膜水肿而难以窥见。眼球坚硬如石，测量眼压多在 50 mmHg 以上，可超过 80 mmHg。进一步的裂隙灯检查可见角膜上皮水肿，角膜后可有虹膜色素沉着（色素性 KP）、房水闪辉、虹膜水肿、隐窝消失。发病时间略久的青光眼，尚可见虹膜色素脱落和（或）扇形萎缩。晶状体前囊下可呈现灰白色斑点状、粥斑样的浑浊，称为青光眼斑。这些征象一般出现在眼压急剧升高而持续时间较长的情况下，即使眼压下降后也不会消失，作为急性大发作的标志而遗留下来。

在药物控制眼压、角膜恢复透明后，应行房角检查。房角有可能重新开放，或有局部粘连，小梁网上有色素黏着，甚至纤维素性渗出等。如房角大部分已粘连，则眼压必将回升。角膜水肿消退后的眼底检查可见到静脉轻度充盈，视网膜上偶尔可见到出血斑点。如高眼压持续时间较短，则视神经盘可正常或略充血；如高眼压持续时间较长，可见视神经盘充血、视网膜轻度水肿（回流障碍）；如高眼压持续时间过久，则可出现视神经盘苍白（缺血）或视网膜中央静脉阻塞性出血。

急性发作如持续时间短、眼压控制及时，一般视力可以逐渐恢复，视野也保持正常。如未能及时得到控制，眼压水平过高时，可在短期甚至数日内导致失明。但多数患者可或多或少得到缓解，从而转入慢性进展期。

上述两种不同的临床表现与房角关闭的速度和范围、眼压升高的程度和持续时间，以及可能的个体易感性、血管神经反应性等因素有关。

（3）间歇缓解期：闭角型青光眼的发作，特别是小发作，如果通过及时治疗（也有自行缓解的）使关闭的房角又重新开放，眼压下降，则病情可得到暂时的缓解或在一个相当长的时期内保持稳定，这个阶段称为间歇缓解期。此期的时间可长可短，长者可达 1～2 年或更长，短者 1～2 个月即可再次发作，个别甚至数日内再发作。反复的小发作，可以形成局部小范围的房角粘连，但并不影响其余大部分重新开放房角的房水引流功能，因而临床上眼压仍正常，房水流畅系数（C 值）也正常。只是当这种粘连的范围逐渐扩展到一定程度时，才表现出眼压的升高，从而进入慢性进展期。但如果是药物控制的眼压下降而房水 C 值未改善，房角大部分仍粘连、关闭，不能算是间歇缓解期。

（4）慢性进展期：房角关闭过久，周边部虹膜与小梁网组织产生了永久性粘连，眼压就会持续升高，病程于是转入慢性期而继续发展，这种状况称为慢性进展期。

如果是发生在急性发作未能控制的基础上，则在早期仍保留着急性期的症状和体征，但程度减轻。到后期则仅留下虹膜、瞳孔以及晶状体方面的体征。如果是通过小发作而来，则除了房角大部分粘连或全部粘连外，可无其他症状或体征。另一种情况也可进入慢性进展期，即在一些间歇缓解期，甚至临床前期的患者，因不愿手术治疗而长期滴用缩瞳剂，虽然避免了急性发作，但房角粘连却在逐步缓慢地进行着，当达到一定程度时则表现出眼压的持续升高。

慢性进展期的早期，眼压虽然持续升高，但视神经盘尚正常。到一定阶段时，视神经盘就逐渐凹陷和萎缩，视野也开始受损并逐渐缩小，最后完全失明（即绝对期）。确定病程已进入慢性进展期的主要依据是眼压升高、相应范围的房角粘连、房水 C 值低于正常。如果视神经盘已有凹陷、扩大，慢性进展期的诊断便可确定。

急性闭角型青光眼的慢性进展期与慢性闭角型青光眼是两个不同的概念，虽然在处理原则上基本相同，但有必要对其有所认识和区别。

2. 慢性闭角型青光眼

这类青光眼的眼压升高，同样也是由于周边虹膜与小梁网发生粘连所致。但其房角粘连是由点到面逐步发展的，眼压水平也随着房角粘连范围的缓慢扩展而逐步上升。所以临床上没有眼压急剧升高的相应症状，眼前段组织也没有虹膜萎缩、瞳孔变形等急性闭角型青光眼的表现，而视神经盘则在高眼压的持续作用下，逐渐形成凹陷性萎缩，视野也随之发生进行性损害。往往不易引起患者的警觉，只是在做常规眼科检查时或于病程晚期患者感觉到有视野缺损时才被发现，因此更具有潜在的危害性。慢性闭角型青光眼多见于 50 岁左右的男性，临床表现类似于原发性开角型青光眼，但其周边前房浅，中央前房深度可以正常或接近正常，虹膜膨隆现象不明显，房角为中等狭窄，可呈多中心地发生点状周边虹膜前粘连。由于其病程的慢性特征，临床难以做出像急性闭角型青光眼那样的明确分期，通常分为早期、进展期和晚期。在病程的早期，尽管眼压、眼底和视野均正常，但存在房角狭窄，或可见到局限性的周边虹膜前粘连。随着房角粘连的扩展，眼压升高多为中等程度，可达 40～50 mmHg。处于进展期、晚期的病例眼底有典型的青光眼性视神经盘损害征象，相应地伴有程度不等的青光眼性视野损害。

为什么慢性闭角型青光眼的表现与急性闭角型青光眼的表现不同？这是因为慢性闭角型青光眼的眼球虽然有前房较浅、房角较窄、晶状体较厚等解剖变异，但其眼轴不短，而且眼前段的解剖变异程度也比急性闭角型青光眼轻，所以瞳孔阻滞因素不明显。临床观察到其房角的粘连最早出现在虹膜周边部的表面突起处（称嵴突），慢性闭角型青光眼的虹膜根部常可见到较多的嵴突，可能与该处较靠近小梁网，更容易与小梁网接触有关。粘连以点状开始，逐渐向两侧延伸、扩展，房角逐渐被损害，眼压也逐渐升高。在这样一个漫长的过程中，患者可以逐渐适应高眼压的病理状况，因此可以表现得非常"安静"而无自觉症状。导致周边虹膜逐步与小梁网发生粘连的因素可能是多方面的，但房角狭窄是最基本的条件。

（四）诊断与鉴别诊断

根据急性闭角型青光眼发作时所表现出的典型症状，诊断一般并不困难。但如果症状不够典型，检查又不仔细，有时会将急性青光眼发作误诊为急性虹膜睫状体炎，尤其是伴有前房纤维素性渗出并且眼压已降低时，通过相反的扩瞳治疗而使病情恶化。这时的诊断检查有几点很重要：闭角型青光眼发作后瞳孔常常扩大，前房浅、房角窄，还可以从另一眼也存在的闭角型青光眼解剖特征来协助诊断；如原发病为急性虹膜睫状体炎，则瞳孔常是缩小的，前房深度和房角均正常，对侧眼的正常解剖结构也有利于鉴别诊断。此外，急性发作患者因剧烈的头痛、恶心、呕吐等全身症状而忽视了眼部的表现和检查，以致将青光眼误诊为脑血管意外、偏头痛、急性胃肠炎等疾病，甚至给予解痉药如山莨菪碱、阿托品等治疗反而加剧病情的情况，也偶有发生。

慢性闭角型青光眼除了视物模糊、视野缺损外，常缺乏自觉症状，如果检查不细致，可能漏诊或被误诊为老年性白内障、开角型青光眼等而贻误治疗。强调细致认真的眼部检查，尤其是前房角的检查非常必要。

处在间歇缓解期的闭角型青光眼，诊断也较困难，主要依靠病史。凡是年龄在 40 岁以上，特别是女性患者具有浅前房、房角窄的解剖特点，并有发作性的虹视、雾视、头痛或鼻根部酸胀等病史，均应怀疑其可能，进行细致的检查和严密的随访，必要时可考虑进行激发试验以明确诊断。临床前期眼主要根据另一眼的发作史和房角狭窄的特征，以及激发试验的阳性来诊断。推荐临床应用暗室激发试验，该试验比较安全，阳性率约为 30%。方法是测量眼压后嘱患者在暗室内保持清醒不入睡且睁眼 1 小时，然后在暗室内弱光下再测眼压一次。若前后眼压相差 9 mmHg 以上则为阳性。眼压升高的机制与瞳孔散大，加重瞳孔阻滞、引起房角关闭有关。改良的暗室激发试验是令患者俯卧或反坐在椅子上，将头低俯在椅背上 1 小时，利用体位加重瞳孔阻滞等促发房角关闭，可提高阳性率到 90%。激发试验是协助诊断的手段，但试验阴性结果并不一定就能排除闭角型青光眼的诊断。

对闭角型青光眼应详细询问病史，并进行全面细致的检查，尤其强调房角检查，才能做出准确的诊断和分期，以利于治疗。前房角的检查方法有坐位的前房角镜、前节 OCT 检查以及仰卧位的 UBM 检查。前房角镜检查是最基本的，也是最直观的，可以观察到房角内的各种细节如功能小梁网、小梁网色素沉着、巩膜静脉窦充血、周边虹膜前粘连的程度等，但技术要求高。前节 OCT 检查是非接触式光学扫描，患者易于配合，能够观察到扫描层面房角的宽窄和虹膜的形态、轮廓，但分辨不清小梁网等细节。UBM 检查具有与前节 OCT 检查同样的功用，而且能够观察到虹膜后的后房、睫状体、晶状体甚至前部玻璃体，以及它们相互之间的关系，但操作要求较高且较麻烦。

（五）治疗

闭角型青光眼一旦确诊，就应根据其所处的不同阶段及时给予相应的治疗。

1. 急性闭角型青光眼

（1）临床前期眼：治疗目的是预防发作，主张及时做周边虹膜切除术或激光周边虹膜切开术解除瞳孔阻滞。对于暂时不愿手术者应给予预防性滴用缩瞳剂，常用的是 1% 的毛果芸香碱，每日 2~3 次，并定期随访。

（2）急性发作眼：挽救视功能和保护房角功能是治疗的两个主要目的。应急诊全力抢救，以期在最短的时间内控制高眼压，减少视功能的损害并防止房角形成永久性粘连。挽救视功能方面，首先是降低眼压，常常是促进房水引流、减少房水生成和高渗脱水三种手段联合应用；其次是及时应用保护视神经的药物。保护房角功能方面，常用缩瞳剂和抗炎药。对急性发作患者的处理，首先是眼局部频滴缩瞳剂，常用 1% 毛果芸香碱，可每 15 分钟 1 次，眼压下降后或瞳孔恢复正常大小时逐步减少用药次数，最后维持在每天 3 次。缩瞳剂能够拉开与房角接触的根部虹膜，开放房角，既促进房水引流又保护房角免于粘连、损坏。如果急性发作眼充血明显，甚至有前房纤维素性渗出，可局部或全身应用皮质类固醇制剂，一则有利于患眼炎症反应消退，二则减轻房角组织的炎症水肿，有利于房水引流和减少永久性粘连的发生。对于高眼压状况，同时合并应用高渗脱水剂和抑制房水生成的药物。高渗脱水剂有甘油、山梨醇、甘露醇等，常用20%甘露醇溶液，$1.0 \sim 1.5$ g/（kg·d），快速静脉滴注。临床使用时应注意老年患者，尤其是有高血压和心功能不全、肾功能不全，以及电解质紊乱患者的全身状况，以免发生意外。有时脱水太多可加重头痛症状，应引起注意。房水生成抑制剂有眼局部用和全身用两类。全身用药主要是碳酸酐酶抑制药，如乙酰唑胺，每次250 mg，或醋甲唑胺，每次25 mg，每天2次，口服，眼压控制后可停用。眼局部用药主要有碳酸酐酶抑制药和β肾上腺素受体（β受体）阻滞药，前者为2%多佐胺（杜塞酰胺）、1%布林佐胺滴眼液，每天3次，后者有0.5%噻吗洛尔、0.25%倍他洛尔、2%卡替洛尔、0.3%美替洛尔及0.5%左布诺洛尔等滴眼液，可选用一种，每天2次，能有效协助高眼压的控制。

急性发作的患眼，如果采取上述治疗措施后三日内眼压仍持续在$50 \sim 60$ mmHg，则应考虑及时手术治疗。这时由于房角多已粘连、丧失功能，只能做眼外引流术，但在眼部组织水肿、充血剧烈的情况下施行手术，组织炎症反应大，易发生手术并发症，滤过泡也容易纤维瘢痕化，往往效果较差。对于虹膜萎缩和瞳孔固定散大的急性发作眼，滤过性手术以虹膜嵌顿术为好。术前、术后加强皮质类固醇的应用，可减少手术失败。如果药物治疗能控制眼压，则可参照小发作控制后的处理原则，选做眼内或眼外引流手术。

对于眼压升高的青光眼，尤其是急性发作的青光眼，及时全身应用自由基清除剂，抗氧化剂如维生素E、维生素C等，可对受损的视网膜视神经组织起到一定的保护作用。

闭角型青光眼的小发作，一般能较快控制，常联合应用缩瞳剂、β受体阻滞药、碳酸酐酶抑制药。眼压下降后，可逐步减少至停用β受体阻滞药和碳酸酐酶抑制药。如眼压不再升高，房角大部分开放或完全开放，则说明具备眼内引流条件，可做周边虹膜切除术/切开术。另外，如果眼压再度回升，则表示房角的房水引流功能明显受损，只能选做眼外引流手术，如小梁切除术等滤过性手术。

（3）间歇缓解期眼：治疗目的是阻止病程进展。因房角完全开放或大部分开放，眼压正常，施行周边虹膜切除术/切开术，解除瞳孔阻滞，防止房角的再关闭。暂时不愿手术者，则应在滴用缩瞳剂的情况下加强随访。

（4）慢性进展期眼：治疗目的是控制眼压。因房角已大部分粘连或全部粘连，房水引流功能严重受损或已丧失，眼压升高，只能选择眼外引流术，通常选做小梁切除术或巩膜咬切术。眼外引流术术前眼压应尽可能用药物控制到正常范围，如果控制在30 mmHg以下施行青光眼滤过性手术比较安全。

2. 慢性闭角型青光眼

早期病例及相对"正常"的眼，处理原则上同急性闭角型青光眼的间歇缓解期眼和临床前期眼。根据其特殊的房角解剖特征——较多嵴突，对这些患眼施行周边虹膜切除术/切开术的同时进行激光周边虹膜成形术可能效果更好。对于进展期和晚期的病例，因房角大多数失去正常房水引流功能，眼压已升高，则只适合于做小梁切除术等滤过性手术；同时因为已存在高眼压对视网膜视神经的损害，应给予神经保护治疗。

3. 伴有白内障的闭角型青光眼

原发性闭角型青光眼常因晶状体较大造成眼前部拥挤，伴有明显白内障的病例可行白内障摘除手术。在急性闭角型青光眼的临床前期眼、间歇缓解期眼以及慢性闭角型青光眼的早期眼仅仅需做白内障摘除术和人工晶状体植入术就可完全解除其病理解剖结构的异常，达到加深前房、开放房角的青光眼治疗效果。在慢性进展期的早期病例眼也可单独行白内障摘除术和人工晶状体植入术，并在术中施行房角周边虹膜前粘连机械分离术，以期开放房角。部分病例可以获得较为满意的效果，但对于房角粘连已久的病例术后往往需要加用局部降眼压药，或联合青光眼滤过性手术才能较好地控制眼压。

二、原发性开角型青光眼

（一）定义与概况

原发性开角型青光眼，又称慢性开角型青光眼、慢性单纯性青光眼等。这一类青光眼有以下特征：①两眼中至少一只眼的眼压持续 >21 mmHg；②房角是开放的，具有正常外观；③眼底存在青光眼特征性视网膜视神经损害和（或）视野损害；④没有与眼压升高相关的病因性眼部或全身其他异常。这类青光眼的病程进展较为缓慢，而且多数没有明显症状，因此不易早期发现，具有更大的危险性。

目前，对原发性开角型青光眼的定义依然在发展之中。出于对病理性眼压的界定和发生视神经损害及视野缺损的考虑，原发性开角型青光眼包括了"正常眼压性青光眼"和"高眼压性青光眼"，可能是各自独立的病理生理过程的最后共同阶段。

同样地，由于对原发性开角型青光眼的定义和检查方法不同，因此存在对发病率估计的较大差异，大多数资料表明开角型青光眼的患病率为 1.5%～2%。我国的原发性青光眼中，开角型明显少于闭角型，但近年来临床上所占的比例有所上升，可能与我国代谢性疾病、近视眼等的发病增加，以及卫生保健和诊断水平的提高有关。患者年龄多为 20～60 岁，随着年龄增大，发病率增高。在美国，原发性开角型青光眼是最常见的类型，约占青光眼总数的 2/3。从种族上看，白种人患者较多，黑种人患者的视神经损害较重。具有家族倾向性，同胞比双亲或子女的发病率要高。糖尿病、甲状腺功能低下、心血管疾病和血液流变学异常、近视眼患者，以及视网膜静脉阻塞患者是原发性开角型青光眼的高危人群。

（二）病理生理与发病机制

不同于闭角型青光眼房水引流受阻于瞳孔和（或）小梁前的房角处［机械性相贴和（或）病理性粘连］，开角型青光眼的前房角外观正常并且是开放的，其眼压升高是小梁途径的房水外流排出系统发生病变、房水流出阻力增加所致。主要学说有如下三种。①小梁组织局部的病变：小梁内皮细胞活性改变，细胞密度降低，小梁束的胶原变性，小梁板片增厚、融合，小梁内间隙尤其是近小管组织的细胞外基质异常积蓄，巩膜静脉窦（Schlemm管）壁的内皮细胞吞饮泡减少。②小梁后阻滞：即房水流经小梁组织后的巩膜静脉窦到集液管和房水静脉部位的病变，包括巩膜内集液管周围细胞外基质异常和表层巩膜静脉压升高等。③血管—神经—内分泌或大脑中枢对眼压的调节失控引起。目前，大多数的临床和基础研究表明小梁组织，尤其是近巩膜静脉窦区的组织（近小管部）是主要病变所在部位。分子生物学研究表明开角型青光眼具有多基因或多因素的基因致病倾向性，确切的发病机制尚未阐明。

（三）临床表现

1. 症状

开角型青光眼在早期几乎没有症状，只有在病变进展到一定程度时，患者方有视物模糊、眼胀和头痛等感觉。而眼压波动较大或眼压水平较高时，也可出现眼胀、鼻根部疼痛，甚至出现与闭角型青光眼类似的虹视和雾视。到了晚期，双眼视野都缩小时，则可有行动不便和夜盲等现象出现。多数病例中心视力在短期内可不受影响，甚至在晚期管状视野病例视力也可保持良好。部分患者的病史回顾存在早期进行性近视加深表现，常有视疲劳。

2. 眼部体征

早期病例眼前部可无任何改变。前房深度正常或较深，虹膜平坦，眼前部表现很"安静"，前房角开放，房角的形态并不会随着眼压的升降而有所改变。房角镜检查一般看不到房角结构包括小梁网的明显异常，有时可见较多的虹膜突（梳状韧带）、虹膜根部附着偏前、小梁网色素较多等，巩膜静脉窦血液充盈现象较少见。晚期病例眼压较高时可有角膜水肿，在患眼视神经损害较重时可有瞳孔轻度散大，对光反射迟钝（相对性传入性瞳孔反射缺陷）。

眼底特征性视神经损害是诊断开角型青光眼必需的指标。典型表现为视神经盘凹陷的进行性扩大和加深，这是所有青光眼发展到一定阶段后的共同特征。在开角型青光眼的早期，眼底特征性的形态改变有视网膜神经纤维层缺损（RNFLD），无赤光检眼镜检查或黑白眼底照相表现为尖端朝向或与视神经盘边缘接触的暗色楔形缺损、局限性的视神经盘沿变窄以及视神经盘杯凹的切迹（视杯内缘的局限性小缺损）。有些可表现为视神经盘表面或其附近小线状或片状出血。病程继续进展，视神经盘的杯凹逐步扩展，最终导致杯/盘比（C/D 比）的增加。开角型青光眼的晚期，视神经盘呈盂状凹陷，整个视神经盘色泽淡白，凹陷直达视神经盘的边缘，视网膜中央血管在越过视神经盘边缘处呈屈膝状或爬坡状，类似"中断"。

3. 眼压

开角型青光眼的最早期表现为眼压的不稳定，眼压波动幅度增大。眼压可有昼夜波动和季节波动，其规律性可以不同于生理性的眼压波动。季节中冬天的眼压比夏天的要高一些。随着病程发展，眼压水平逐步稳定地升高，多在中等水平，很少有超过 60 mmHg 的。

4. 视功能

青光眼的视功能改变主要表现为视野损害和缺损。一般说来，视野改变与视神经盘的凹陷等体征的严重程度相对应，但目前临床上检测到功能的变化往往要迟于形态的变化。视野检测是评价青光眼病变的严重程度和治疗效果的重要指标。典型的青光眼视野损害如下。

（1）中心视野损害：早期改变最常见的是旁中心暗点，出现率可高达 80%，在注视点周围 10°范围以内，以鼻上方为最多见，可单独或与其他早期损害伴存。鼻侧阶梯也是一种视野损害的早期表现，出现率可高达 70%，是指鼻侧视野水平分界线附近等视线的上、下错位或压陷。随着病程进展，旁中心暗点逐渐扩大，多个暗点相互融合形成典型的弓形暗点（Bjerrum 暗点）。这种视野损害可以延伸至鼻侧的中央水平分界线，形成大的鼻侧阶梯，如有上方和下方的弓形暗点相接则形成环形暗点。

（2）周边视野损害：在中心视野出现暗点损害的同时或稍后，周边视野可开始出现变化。通常先是鼻侧周边缩小，且常在鼻上方开始，然后是鼻下方，最后是颞侧。颞侧视野的改变，可表现为周边部的楔形或扇形的等视线压陷缺损。随后，开始进行性缩小，与鼻侧缺损共同形成向心性缩小，最后可仅剩中央部 5°～10°的一小块视野，称管状视野。管状视野可保留较好的中心视力。视野损害在鼻侧进展速度较快，可最终在颞侧留下一小片岛状视野，称颞侧视岛。这些残存视野的进一步缩小或丧失，就导致完全失明。

早期视野损害的概念，随着视野检查手段的不断发展而改变。Goldmann 视野计动态视野检查完全正常的青光眼，其病理解剖学上已有 48% 的视神经纤维丧失。即使是电子计算机辅助的静态阈值视野检查，临床病理和实验证据显示其可检测到的最早视野缺损也相当于有 40% 的神经节细胞丢失。因此，真正意义上的早期视野损害是光阈值的增高，是发生在局部暗点出现之前的可逆性变化。临床上青光眼的视野检查策略是早期病例以做静态阈值视野为主，而晚期病例由于视功能损害严重，对静态光标不敏感，以做动态视野检测为好。

（四）诊断

具有眼压升高、视神经盘的青光眼性特征改变和相应的视野损害，加之房角开放，则开角型青光眼的诊断明确。但在疾病的早期往往特征不明显，诊断要基于上述指标综合分析、判断。

1. 眼压

开角型青光眼的早期眼压可呈波动性升高，随着病情的进展，眼压会逐渐地稳定上升。应根据具体情况进行细致的阶段性观察，必要时做 24 小时眼压测量。如果最高眼压水平超过 30 mmHg，波动又 >10 mmHg，则基本可以作出诊断。如果波动 >6 mmHg，最高水平略超过正常，则青光眼可疑，要定期随访观察，并结合其他指标来分析、判断。这里要区别高眼压症，即眼压超过正常水平，但长期随访观察并不出现视神经和视野的损害，通常眼压在 21～30 mmHg。如果疑为高眼压症，应做中央角膜厚度测量，以明确是否为厚角膜造成的高眼压假象。当实际角膜厚度高于标准眼压测量的设定值 520 μm 时，最多可高估眼压 7～10 mmHg。也有将高眼压症视为可疑青光眼的，尤其是在同时伴有青光眼高危因素如青光眼家族史、高度近视眼、代谢性疾病等。长期随访（5 年）提示少部分（5%～10%）高眼压症最终发展为开角型青光眼。

眼压的正常范围是95%的正常人生理眼压数值：11～21 mmHg，不能机械地将超出这一统计学正常值的眼压都视作病理值，要综合分析、判断。此外，眼压测量方法上的差异，也会造成对实际眼压的偏差、错误。压陷式 Schiotz 眼压计、非接触眼压计（NCT）不如 Goldmann 压平式眼压计准确、可靠，但后者技术操作要求较高。对可疑病例的眼压判断应该做 Goldmann 压平式眼压计测量。

过去比较强调眼压描记测定房水流畅系数（C 值）以及压畅比（眼压和房水流畅系数的比值，P_0/C）来分析、判断小梁途径房水外流阻力的变化，辅助开角型青光眼的诊断。目前不再强调其作为临床诊断的指标，多用于基础研究。临床上没有公认的开角型青光眼激发试验，也不推荐以激发试验辅助诊断开角型青光眼。

2. 眼底

主要是视神经盘及其旁周的形态学改变。视神经盘的大小对于评价青光眼性视神经病变非常重要。视神经盘大小与视杯、视神经盘沿大小相关：视神经盘越大，视杯和视神经盘沿就越大；大的视杯伴有大视神经盘可以是正常的，而小的视杯伴有更小的视神经盘有可能是病理性的；正常眼底的杯/盘比值（C/D）大多不超过 0.4，两眼的 C/D 差值也不超过 0.2。注意视神经盘沿的形态改变，正常视神经盘的盘沿宽度一般遵循 "ISNT" 规律，即下方

（Inferior）最宽，上方（Superior）、鼻侧（Nasal）次之，颞侧（Temporal）最窄。定期随访，发现视神经盘盘沿选择性丢失更有早期诊断意义。在视神经盘凹陷明显改变之前，细致的检查如发现有视网膜神经纤维层缺损，相应处的视神经盘盘沿变窄，特别是颞上、颞下象限处，视杯凹陷也在相对应处出现切迹，均是青光眼视神经损害的特征。这些形态学的改变可以早于比较敏感的阈值视野检测出现异常之前，具有早期诊断价值。更早期的表现可以是视神经盘表面或其周围的小线状、片状出血灶。除了检眼镜下直接观察外，有条件者可以借助视神经盘立体照相或计算机辅助的眼底视神经盘影像分析仪器如偏振光或激光共焦扫描以及 OCT 等定量分析，判断细微的形态结构变化，更早期地作出正确诊断。

临床上，易于混淆的眼底体征是生理性大杯凹和近视眼性视神经盘改变。人群中视神经盘的生理性大杯凹比率为 5%～10%，约 50% 的患者可以有家族性的生理性大杯凹倾向。通常是两眼对称的，盘沿宽窄符合"ISNT"规律，没有视神经盘出血、杯凹切迹和视网膜神经纤维层缺损改变，其眼压和视野均正常，随访也无进行性改变，均有助于鉴别诊断。近视眼性眼底改变，尤其在高度近视/病理性近视，其视神经盘形态变异，色泽较淡，加之视神经盘周围的脉络膜萎缩斑，视野检查常伴有生理盲点扩大和（或）中心暗点（黄斑变性），易于误诊为青光眼。当高度近视眼伴有青光眼时，也易于被上述征象所掩盖，误为仅仅是近视眼的改变。临床上对高度近视眼发生青光眼的病例常常难以在早期作出较明确的判断。

3. 视功能

目前临床应用的各种视野检查（包括阈值定量检测）尚不够敏感，需视神经纤维受损达到一定程度后方能检测出。另外，视野检查属于一种主观检查，即心理物理学检查，反映整个视觉通路和视觉认知的状况，可受多种因素的干扰，有时可靠性欠佳。因此，分析结果时应加以考虑，并综合眼压、眼底的状况来做出判断。视野损害也可见于其他眼病和神经系统疾病、血管系统疾病等。当一时难以判断视野损害时，可做定期的随访检查，对比分析视野变化。因此，不要单独依据一次视野检查就排除或确定早期青光眼的诊断。

青光眼除了视野损害以外，也有其他视功能的异常，包括：①空间/时间对比敏感度下降；②辨色力下降，尤其是蓝黄色受累较早、较重；③电生理中图像 ERG 振幅下降、图像 VEP 峰潜时延迟等。针对这些视功能的检测仪器、设备正逐步在开发，投入临床运用，如多焦电生理（mfERG 和 mfVEP），期望能够更早地发现特征性的青光眼性视功能损害。

4. 房角

开角型青光眼的房角大多较宽，当眼压升高时，房角仍开放，即使到了病程晚期，也无粘连。少部分病例，房角入口可以较窄，眼压升高时并不关闭，也不会发生房角粘连，这是一类窄角性的开角型青光眼。房角的宽窄和开放是两个不同的概念。开角型青光眼的前房角中可以见到残留的中胚叶组织（梳状韧带）附着在睫状带、巩膜突，甚至小梁网上，易将其误为虹膜周边前粘连，其特点是呈丝状突起，表面光滑，边界清晰。而真正的粘连则多是呈小片状前粘连，边界模糊，表面纹理不清，结合虹膜根部膨隆与否也有助于区别。与慢性闭角型青光眼鉴别的关键在于前房角镜检查是否有房角粘连、关闭。

开角型青光眼的诊断是一个综合眼压、眼底、视野、房角等多因素的分析、判断过程，有时还需要经过一段时间的随访观察对比，才能得出结论。原发性开角型青光眼的高危因素如青光眼阳性家族史、近视眼、代谢性疾病、视网膜静脉阻塞等，对其早期诊断也有一定的参考价值。

（五）治疗

治疗的目的是尽可能阻止青光眼的病程进展，减少视网膜神经节细胞的丧失至正常年龄的相应水平，以保持视觉功能（视野）的生理需要。治疗策略的制定应以青光眼患者全面检查为基础，包括准确掌握眼压高低波动的规律、视野的定量阈值变化、视神经盘形态的细致改变以及视网膜视神经血供状况的异常与否，并且结合全身心血管系统、呼吸系统等是否有疾病，患者的经济状况和期望寿命等因素来综合考虑、选择。治疗的手段为降低眼压达到靶眼压、改善视网膜视神经血液循环以及直接视网膜神经节细胞保护，主要方法有药物治疗、激光治疗和手术治疗，可以联合应用。对已有明显视神经和视野损害的病例多主张积极的手术治疗，并给予相应的神经保护治疗。

1. 药物降眼压治疗

若局部滴用 1～2 种药物即可使眼压控制在安全水平，视野和眼底改变不再进展，患者能耐受，并配合定期复查，则可长期选用药物治疗。

（1）眼局部应用的降眼压药：目前应用的眼局部青光眼降眼压药物的作用机制有三方面：增加小梁网途径、葡萄膜巩膜途径的房水引流以及减少睫状体的房水产生。

1）拟胆碱作用药：常用毛果芸香碱，其降眼压机制是增加小梁途径的房水外流，多用于 β 受体阻滞药不能较好控制眼压时的联合用药。

2）β 肾上腺素受体激动药：常用肾上腺素及其前体药地匹福林，利用其 β_2 肾上腺素受体兴奋作用使小梁网房水流出阻力降低以及增加葡萄膜巩膜途径的房水外流，可单独使用和联合用药。

3）β 肾上腺素受体阻滞药：是最常用的降眼压滴眼液，有噻吗洛尔、倍他洛尔、美替洛尔、左布诺洛尔、卡替洛尔等滴眼液，通过阻断位于睫状体非色素上皮细胞上的 β_2 受体来减少房水生成。主要有心血管系统和呼吸系统的不良反应，因此，对有较重心血管疾病如心力衰竭、窦性心动过缓、Ⅱ度或Ⅲ度房室阻滞，较重的呼吸系统疾病如支气管哮喘、严重阻塞性呼吸道疾病者，应避免使用。

4）碳酸酐酶抑制药：通过抑制睫状体非色素上皮细胞内的碳酸酐酶来减少房水生成，有多佐胺和布林佐胺，避免了全身应用碳酸酐酶抑制药的众多不良反应。

5）α 肾上腺素受体激动药：常用选择性 α_2 受体激动药溴莫尼定，其降眼压作用除了直接抑制房水生成外，还可能与其作用于球结膜和表层巩膜血流、静脉压，增加葡萄膜巩膜途径的房水外流有关。

6）前列腺素衍生物：主要是通过增加葡萄膜巩膜途径房水引流降眼压，常用拉坦前列素、曲伏前列素和比马前列素，是目前最有效的眼局部降眼压药。

应用于开角型青光眼降眼压治疗最早的是增加小梁网途径房水引流药物如拟胆碱作用药、肾上腺素受体激动药等，最广泛的是减少房水生成的药物如 β 肾上腺素受体阻滞剂，最新的是增加葡萄膜巩膜途径房水引流药物如前列腺素衍生物。目前还有各种复方（两种不同的降眼压药）制剂，方便了临床的联合用药。

（2）全身应用的降眼压药：多作为局部用药不能良好控制眼压时的补充，或手术治疗前用药，剂量不宜过大，时间不宜过长，以免引起全身更多的不良反应。目前主要有两大类。

1）碳酸酐酶抑制药：以乙酰唑胺为代表，口服，每次 125～250 mg，每日 1～3 次。该药系磺胺类制剂，过敏者禁用。常见的不良反应有唇、面部及手指、脚趾麻木感，胃肠道刺激症状，尿液浑浊等，如果长期服用，可诱发尿路结石、肾绞痛、代谢性酸中毒、低血钾等不良反应。因此，临床上常在服用乙酰唑胺的同时，给予氯化钾和碳酸氢钠，以减少不良反应的发生。对伴有肝、肾功能不全，呼吸性酸中毒者应谨慎使用，最好不用。个别病例服用该药后可产生再生障碍性贫血，认为是与剂量无关的特异性反应。醋甲唑胺的不良反应较少。

2）高渗脱水剂：以甘露醇为代表，常用量为 1 g/（kg·d）。通过提高血浆渗透压来降低眼压，以每日 20％ 甘露醇 250 mL（快速静脉滴注）为宜，降眼压作用起效快，但维持时间短（6 小时）。在高血压、心功能不全、肾功能不全的患者，要注意全身状况，以防意外。过多地应用或应用较长时间易引起全身脱水、电解质紊乱，颅内脱水严重时引起头痛，血液脱水严重时可引起血栓形成，尤其在儿童和老年人更应注意。

2. 激光降眼压治疗

目前推荐选择性激光小梁成形术（SLT），是利用激光在房角小梁网上产生的生物效应改善房水流出易度，降低眼压。可以延缓手术时间和减少抗青光眼药的使用。尤其是不适合或不能耐受药物治疗又不愿意手术治疗的患者，也可以作为手术后眼压控制不理想时的补充措施，在某些地区有将 SLT 作为首选替代药物治疗的。

3. 手术降眼压治疗

最常用的手术方式是滤过性手术，包括小梁切除术、巩膜咬切术、非穿透性小梁手术等，即人为地开创一条滤过通道，将房水引流到巩膜瓣和结膜瓣下，以缓解升高的眼压。非穿透性小梁手术是眼球壁的手术，不进入前房，术中、术后并发症（主要是浅前房或前房消失）明显减少。年轻患者为防止滤过通道的纤维瘢痕化，可在术中或术后恰当地应用抗代谢药，常选丝裂霉素（MMC）和氟尿嘧啶（5-FU），但要特别注意防止该类药物的毒性作用和可能的并发症。眼局部使用干扰素对减轻滤过泡的血管瘢痕化也有一定的作用，相对安全。对于多次滤过性手术失败的患眼，可以采用人工植入物引流术，常选青光眼减压阀手术。

4. 视神经保护治疗

神经保护概念的提出，主要是基于对青光眼视神经损伤机制和病理生理过程的深入研究及认识。除了降眼压这一最有效的视神经保护措施外，目前强调更直接的神经保护治疗，尤其是针对原发性开角型青光眼。因为原发性开角型青光眼一旦明确诊断，就已经存在神经损害了。由于青光眼疾病的慢性、进行性临床特征，在组织病理上存在已经损失（死亡）、正在损害（受伤）和受到威胁（尚正常）的不同视神经（轴突）和（或）神经元（神经节细胞等）。对于已经死亡的神经，我们无能为力。但这种死亡及濒临死亡的神经组织形成的病理微环境将对其周围受损的神经组织和正常的神经组织继续造成损害，唯有及时采取恰当的治疗措施，才能保护和拯救邻近的正常神经组织及受损神经组织。临床和基础研究的一些现象提示青光眼视神经损害的原发因素不仅仅是眼压，如前所述的神经营养因子缺乏、代谢障碍、毒性产物、自身免疫损伤等也可能直接或间接作用于视网膜视神经。因此，青光眼的神经保护治疗就显得更加重要。目前，临床上已应用的主要是钙离子通道阻滞剂如倍他洛尔、尼莫地平、硝苯地平，抗氧化剂如维生素 C 和维生素 E，α_2 受体激动药如溴莫尼定，植物药如银杏叶提取物，中药如葛根素、当归素、黄芩苷及灯盏细辛方剂等；正在研究的有兴奋毒性神经递质谷氨酸的 NMDA 受体拮抗药、神经营养因子如 BDNF、神经保护因子如热休克蛋白、神经免疫Cop-1疫苗、神经干细胞移植及视神经再生等。上述神经保护治疗措施还需要随机、双盲、大样本、多中心、长期临床研究证据来加以证实。

完善的青光眼治疗应该是将达到靶眼压的降眼压治疗与阻止视网膜神经节细胞凋亡的神经保护治疗相结合，才能使更多的神经节细胞从受创的病理困境中解脱出来并得到恢复。

三、特殊类型青光眼

这类独特的青光眼仍属原发性，但与前述的闭角型青光眼和开角型青光眼不同。

（一）高褶虹膜性青光眼

高褶虹膜结构是指虹膜根部前插在睫状体上，虹膜周边部呈角状高褶向前再转向瞳孔区的解剖结构，其特征是形成的房角窄、浅，但虹膜平坦，前房并不浅。较少见，女性患者较多，常有闭角型青光眼家族史，发病年龄也较瞳孔阻滞性闭角型青光眼患者小，多在 30 ~ 50 岁。其房角可自发关闭，或瞳孔散大后关闭，尤其是周边虹膜切除术后瞳孔散大仍会发生房角关闭，有时呈急性闭角型青光眼样发作。说明相对瞳孔阻滞因素在发病（房角关闭）机制中所起的作用远较在虹膜膨隆型的浅前房闭角型青光眼要小。依据虹膜褶的高度可分完全性和不完全性两种。完全性即虹膜褶较高并且全周房角圆周均有，多为急性表现；不完全性的则虹膜褶较低并且不完整，多为慢性过程。

高褶虹膜引起的眼压升高，可用虹膜周边切除术后的暗室试验阳性结果来明确诊断，房角检查在暗光下呈关闭状，亮光下呈开放状。

高褶虹膜性青光眼的治疗需用缩瞳剂，也可施行激光周边虹膜成形术来拉平虹膜、加宽房角。如果已发生粘连，房角功能破坏，则只能进行滤过性手术治疗。

（二）恶性青光眼

闭角型青光眼药物治疗或手术治疗后眼压不但未下降反而升高，病情更重，称为恶性青光眼，又称为睫状环阻滞性青光眼、房水引流错向性青光眼。这是一组多因素的难治性青光眼，可为原发性，也可为继发性。多见于眼前段手术（青光眼、白内障等）后，也见于缩瞳剂治疗以及自发性。好发于小眼球、短眼轴、大晶状体的闭角型青光眼患眼。其病理机制是睫状体的肿胀或肥大、前转，晶状体悬韧带松弛，导致晶状体虹膜隔前移，瞳孔缘被晶状体前部紧紧顶住，并且将虹膜整个推向小梁网和角膜，关闭房角，前房极浅或消失。房水在睫状突、晶状体赤道部和前玻璃体界面的附近向前流动受阻（睫状环阻滞），反流向后进入玻璃体腔或玻璃体后间隙积聚（房水引流错向），玻璃体内压力增高，又进一步顶推晶状体虹膜隔向前，产生恶性循环，形成其特殊的临床表现：前房消失，眼压不断升高。

需要与类似病理状况鉴别的主要有以下几种。①瞳孔阻滞性青光眼：可以通过周边虹膜切除（开）术后前房加深来加以区别。②脉络膜上腔出血：可发生在手术中或手术后数天内，如量多可造成浅前房和高眼压，眼底和 B 超检查可明确。③脉络膜脱离：一般为伴有低眼压的浅前房，易于识别，但如果恢复较慢，时间较长，眼外引流的滤过泡消失，瘢痕化后眼压可升高，应注意分析辨别。

恶性青光眼一旦确诊，应立即采取积极措施，以恢复前房，降低眼压。

1. 药物治疗

主要有以下三种。①睫状肌麻痹剂：松弛睫状肌，加强晶状体悬韧带的张力，使晶状体后移。常选用 1% ~4% 阿托品滴眼液，每日 4 ~5 次，夜间加用阿托品眼膏。②降眼压药：用高渗脱水剂和减少房水生成药物，可以使玻璃体脱水浓缩，降低眼压。③皮质类固醇抗感染治疗：局部或全身应用，减少组织水肿和炎症反应，减轻组织细胞损伤，可以促进睫状环阻滞的解除。

2. 激光治疗

在无晶状体眼、人工晶状体眼可用 Nd ：YAG 激光做晶状体后囊膜及玻璃体前界膜的切开治疗，有利于玻璃体内积液的向前引流。也可直视或经房角镜或经眼内镜做睫状突的氩激光光凝手术，使其皱缩而解除阻滞。

如上述治疗无效，则需施行手术治疗：①抽吸玻璃体积液术；②晶状体玻璃体切除术，需将晶状体后囊膜、玻璃体前部皮质以及前界膜完全切除，这是根治的方法。单纯的晶状体囊外摘除术往往无效。

（三）正常眼压性青光眼

具有与其他类型青光眼类似的视神经盘凹陷扩大和视野缺损但缺乏明显眼压升高的证据，一般认为是与高眼压性开角型青光眼属于同一类原发性青光眼的不同表现型，又称低压性青光眼，但眼压实际上是在统计学正常值范围内，所以用正常眼压性青光眼更为确切。国外报道约占开角型青光眼的 20% ~50%，尤以亚洲（特别是日本、韩国）最多。流行病学调查以 40 ~60 岁年龄组最多，女性患者明显多于男性患者。

临床特征：就诊主诉为视力减退和视野模糊、缺损，早期往往由于无症状和中心视力尚好而延误，主要是眼底视神经盘的改变。与高眼压性青光眼比较，正常眼压性青光眼的杯凹较浅、较陡，颞侧、颞下象限的视神经盘沿更窄，视神经盘周围的晕轮和萎缩征较多，视神经盘出血发生率较高。视神经盘杯凹与视野损害不成比例，即同样的视野缺损，正常眼压性青光眼的 C/D 比值较高眼压性青光眼的 C/D 比值要大。正常眼压性青光眼的视野损害具有以下特征：视野缺损靠近固视点的比例较大，上半缺损较多，局限性缺损较多，且损害较深，边界较陡。虽然这类青光眼的眼压在正常范围内，但部分患者存在日夜波动，平均眼压偏于正常范围的高限一侧（18 ~20 mmHg），说明这类青光眼的视神经损害阈值降低，不能承受相对 "正常" 的眼压。研究认为可能与视网膜和脉络膜血管自身调节异常所致缺血缺氧、视神经和视网膜神经节细胞的自身免疫损伤等有关。

正常眼压性青光眼的易患危险因素有：近视眼、血压异常（低血压或高血压）、血流动力学危象（如失血、休克）、血液流变学改变（如高血黏度等）、自身免疫疾病、心血管疾病尤其是周围血管痉挛（如雷诺征、偏头痛）等。

正常眼压性青光眼的诊断需综合眼部和全身检查以及完整细致的病史，一般认为峰值眼压不应超过 21 mmHg，但要除外因角膜较薄所致眼压较低的影响，可通过角膜厚度测量来识别。需与下列情况鉴别：①具有较大日夜眼压波动的高眼压性开角型青光眼，可进行 24 小时眼压监测，尤其是夜间眼压监测；②已经缓解的高眼压性青光眼遗留有扩大的视神经盘杯凹和视野损害；③非青光眼性视神经病变，如各类视神经萎缩、缺血性视神经病变等。

正常眼压性青光眼一般进展较慢，视野损害常以年计，影响其预后的因素有：在正常范围内相对较高的眼压；较深的局部性视杯切迹；视神经盘出血；全身低血压和血液循环不足、血液流变学异常、自身免疫疾病等。治疗主要是降低眼压和改善循环，保护视神经。通常以降低原先基础眼压水平的 1/3 幅度为目标，药物宜选择不影响血管收缩的降眼压药如碳酸酐酶抑制药、α_2 受体激动药、前列腺素类衍生物和有扩张血管作用的降眼压药。一般来说，药物难以控制眼压或病情仍在进展，才考虑手术治疗。可采用较薄（1/4～1/3厚）的巩膜瓣的小梁切除术或非穿透小梁术来获得较低的眼压。在降眼压的基础上积极进行改善眼局部血供的治疗，常选用钙离子通道阻滞药、5-羟色胺拮抗药和活血化瘀的中药等，有利于病情的控制。同时应用视神经保护剂如抗自由基药物和阻断谷氨酸神经毒性药物，是较为理想的治疗，但这方面的有效药物尚待临床评价。

（四）色素性青光眼

以色素颗粒沉积于房角为特征的一种青光眼。有色素播散综合征与色素性青光眼之分。色素播散综合征的发病机制是反向瞳孔阻滞：中周边部虹膜后凹，与晶状体悬韧带接触、摩擦，导致虹膜色素上皮的色素释放。色素性青光眼的小梁网房水外流受阻并非色素颗粒的单纯性阻塞，还与小梁内皮细胞吞噬功能异常等有关。

临床特征：色素性青光眼在西方国家占青光眼的 1%～1.5%，我国少见。不伴有眼压升高的色素播散综合征占人群的 2.45%（白种人），男女相同，而色素性青光眼多见于年轻男性，近视眼是危险因素。

裂隙灯下可见到 Krukenberg 梭，位于角膜后中下部的角膜内皮上，呈垂直向梭形色素沉着，下端稍宽。虹膜的前表面也可有色素沉着，多在轮沟内，周边虹膜透光缺损早期较少，随着病程进展可逐步增加，呈整个环状的散在分布，有 80～90 个，与后面的晶状体悬韧带数目一致。整个前房角，尤其是功能性小梁网有明显的深棕色、黑色色素沉着，小梁网色素沉着的程度通常为 3～4 级。色素播散过程有活动期（多与震动性运动有关）和静止期。如果眼压 <21 mmHg，称色素播散综合征；如果眼压 >21 mmHg，则称色素性青光眼。

临床上根据其特征性表现，易于作出诊断。用眼科超声生物显微镜检查（UBM）可提供纵切面观察周边虹膜后凹的形态及其与晶状体悬韧带的关系，有助于诊断。需要与其他小梁网色素异常病理状况相鉴别。

色素性青光眼的治疗有以下三种。①药物治疗：降眼压选用 β 受体阻滞药、碳酸酐酶抑制药等，缩瞳剂作用尚待评价。②激光治疗：小梁成形术针对升高的眼压进行治疗。周边虹膜切开术同时做周边虹膜成形术可以解除其反向瞳孔阻滞。③手术治疗：周边虹膜切除术术后见到虹膜变得平坦，其效果需长期随访验证；滤过性手术适用于眼压不能控制且已有明显视神经或视功能损害的患眼。

（五）剥脱性青光眼

剥脱综合征为一类常伴发青光眼的系统性、特发性疾病。在剥脱性青光眼患眼内见到灰色斑片样物质，曾有青光眼囊片和假性剥脱等名称。剥脱综合征多见于北欧、50 岁以上患者，我国新疆维吾尔族人较多见，无明显遗传性，发病率为 0.4%～38%，与白内障呈正相关。剥脱综合征患者中青光眼的发病率为 7%～63%。剥脱综合征男女发病比例为 1：3，但男性患者发生青光眼的约比女性多一倍。欧洲地区多累及双眼，美洲地区多累及单眼。剥脱综合征的发生机制目前尚未明了，普遍认为是一种与细胞表面相关物质过多产生或异常破损相关的细胞外间质疾病。

临床特征：灰白色物质沉积在晶状体前表面是重要的诊断体征。典型病例分 3 个区带：相对均质的中央盘区；周边的颗粒层带；分隔两者的洁净区。剥脱物质可呈现于虹膜、瞳孔缘、角膜内皮、前房角、晶状体悬韧带和睫状体，白内障摘除术后可见于晶状体后囊膜、人工晶状体、玻璃体前界面以及玻璃体条索上。此外，剥脱物质也存在于眼球外的眼部组织以及眶外组织器官中，主要局限在结缔组织或筋膜部分。晶状体表面的剥脱物质也引起虹膜色素上皮破损和释放色素颗粒。

剥脱性青光眼典型的表现为开角型青光眼，是剥脱物质和色素颗粒共同阻塞小梁网，以及小梁网内皮细胞功能异常所致。25%可呈急性眼压升高，部分病例可伴发闭角型青光眼。

需鉴别的有色素播散综合征和囊膜剥离疾病（又称真性剥脱），后者见于高温作业者，伴白内障但很少有青光眼，是热源性白内障中卷起的透明膜。另外，虹膜睫状体炎或铜等异物等引起的毒性剥脱、外伤所致的损伤性剥脱，依据有关病史和体征可加以鉴别。

剥脱性青光眼平均眼压较高，视功能损害进展较快，对药物治疗的反应也差。药物治疗降眼压可选用β受体阻滞药、碳酸酐酶抑制药等。缩瞳剂既能减少瞳孔运动，减少剥脱物质和色素播散，又能改善房水引流，但易于形成后粘连，有的病例可使病情加重。激光小梁成形术用于开角型青光眼，周边虹膜切开术适用于瞳孔阻滞的解除。如果上述治疗无效，则只能施行小梁切除术。

（李　婧）

第二节　继发性青光眼

继发性青光眼是由其他眼病所引起的青光眼，占全部青光眼的20%～40%，多为单眼。由于原发眼病的不同，临床表现各异。应针对原发病进行治疗，同时用药物控制眼压，必要时进行手术治疗。

一、继发于角膜病

角膜溃疡或角膜炎有时并发急性虹膜睫状体炎而继发青光眼。角膜粘连性白斑、虹膜周边前粘连及瞳孔后粘连等都能影响房水的排出而引起继发性青光眼。

二、继发于虹膜睫状体炎

（1）急性虹膜睫状体炎。

（2）虹膜异色性睫状体炎：青光眼常在色素少的眼发生，有并发白内障时更易发生。其病理改变为小梁硬化及小梁间隙阻塞。临床过程则与单纯性青光眼相似。皮质激素治疗本病无效，可用药物控制眼压，必要时做滤过手术。并发白内障时，摘除晶状体可能控制眼压。

（3）青光眼睫状体炎综合征：又称综合征，为常见的继发性青光眼。

三、继发于晶状体病变

1. 晶状体脱位继发青光眼

晶状体半脱位压迫房角或刺激睫状体而使眼压升高。本病常伴有房角后退，眼压升高可能与此有关。一般可用药物治疗，必要时可摘除晶状体。晶状体完全脱入前房可使眼压骤升，应立即将其摘除。晶状体脱入玻璃状体很少引起青光眼，可暂不处理，但有可能引起晶状体溶解或过敏性葡萄膜炎。

2. 晶状体肿胀继发青光眼

白内障的肿胀期，晶状体肿胀、变厚可引起瞳孔阻滞而继发青光眼，尤其是易发生于小眼球浅前房的患者。摘除晶状体可解除瞳孔阻滞而治愈青光眼。如果已有周边前粘连，则应做白内障和抗青光眼联合手术。

3. 晶状体溶解性青光眼

发生于过熟期白内障，由于晶状体囊皮变薄或自发破裂，液化的晶状体皮质漏到前房，被巨噬细胞吞噬，这些细胞和晶状体皮质堵塞小梁间隙而引起急性或亚急性青光眼。其特征为前房深，房角开敞，在角膜后壁、房水、房角、虹膜及晶状体表面有多量灰白色具有彩色反光的碎片，为含有蛋白颗粒的肿胀的巨噬细胞及晶状体皮质。最有效的疗法是用药物控制眼压后立即做晶状体摘除术。术后眼压一般可恢复正常，甚至术前光功能不强者，术后也可获得较好视力。

4. 晶状体颗粒性青光眼

又称晶状体皮质残留性青光眼，见于白内障囊外摘除，偶尔见于白内障肿胀期囊膜自发破裂后。前房内有松软或颗粒样晶状体皮质，常伴有不同程度的虹膜炎症，故常有相应的虹膜后粘连或前粘连，房角开放有较多晶状体皮质或有周边前粘连。可用皮质激素和抗青光眼药物，不用缩瞳剂。如眼压不能控制，可做手术冲吸前房内晶状体皮质。

5. 晶状体过敏性眼内膜炎继发青光眼

这是由于对晶状体物质过敏而引起的眼内膜炎，可发生于晶状体囊皮完整或自发破裂以及囊外摘除后有晶状体皮质残留者。前房炎性反应明显，有多量白细胞渗出，角膜后壁有成团的沉着物。在急性反应时眼压多偏低，当小梁和房角发生损害后则发生青光眼，其治疗措施是摘除晶状体或取出残留皮质。

四、外伤性青光眼

1. 钝挫伤继发青光眼

引起前房积血或房角后退时可导致继发性青光眼。前房少量积血，一般在数日内即可吸收；当出血量多尤其是反复继发出血时，常引起继发性青光眼，可并发角膜血染。房角后退继发青光眼早期发生者多在伤后数周内发病，由于小梁受损伤，使房水流出受阻，但伤后同时伴有房水分泌减少，所以眼压可不升高。当房水分泌正常后眼压即升高，常可持续数月至数年，但多在 1 年内外流管道修复，眼压也恢复正常。晚期发生者可发生在伤后 10 年或更晚，是由于外伤后角膜内皮细胞形成玻璃样膜覆盖了房角，或继发虹膜周边前粘连。这种晚期青光眼是顽固的。

房角后退或称前房角劈裂是睫状体表面的外伤性撕裂，为睫状体的环行肌和纵行肌之间发生撕裂和分离，因环行肌与虹膜相连，环行肌挛缩将引起虹膜根部后移，而纵行肌仍附着在原位的巩膜突，因而房角变深。Howard（1969）将房角后退分为浅、中、深三度。①浅层撕裂：为葡萄膜网部的破裂，睫状体带及巩膜突暴露，患眼睫状体带较健眼明显加宽，巩膜突色较白，有时可有色素沉着。睫状体表面没有真正的外伤裂隙。②中层撕裂：睫状肌纤维间出现裂隙，虹膜根部与睫状体前面后移，较健眼房角加宽而深，睫状体带的宽度可为正常眼的数倍，后退的范围常超过180°。③深层撕裂：睫状体有深层裂隙，而裂隙的尖端前房角镜检查看不见，有时可有广泛的睫状体解离（睫状体解离是睫状体与巩膜突分离，使前房与睫状体上腔相通，眼压降低）。

房角后退的患者对于局部激素试验多呈高度反应，说明具有青光眼遗传基因的人，在外伤后更容易发生继发性青光眼。治疗与开角型青光眼相同。

2. 穿通伤继发青光眼

由于眼内组织嵌入伤口，或由于晶状体囊膜破裂，皮质肿胀而引起。如眼内有异物存留，可由于炎症、铁锈或铜锈沉着使小梁发生改变而致眼压升高。

对眼球穿通伤，应妥善做好初步处理，使伤口内不嵌顿眼内组织。白内障所致的青光眼应摘除晶状体。总之应根据引起青光眼的病因酌情处理。

五、继发于血液异常、眼内出血和血管疾病

1. 血液异常继发青光眼

巨球蛋白血症、高蛋白血症和红细胞增多症等由于血清中有相对大分子量的球蛋白或增多的红细胞而使血液黏稠度增加、血流缓慢，容易形成血栓。视网膜中央静脉血栓形成患者中，有10%～20%可发生继发性青光眼。有时巩膜静脉窦内也可有血栓形成而引起急性青光眼。房角是开放的，可用药物治疗，但效果差。

患急性白血病时，葡萄膜有白细胞浸润，常并发眼压升高。虹膜明显充血，纹理消失，表面有新生血管，常伴有前房积脓或积血。眼局部对放疗敏感。

2. 前房积血继发青光眼

眼压升高与积血量有关，出血超过前房1/2者易引起继发性青光眼。并发症为角膜血染和视神经损害，其发生与眼压升高有关，角膜血染是在前房积血持续时间较长，前房积血量大，眼压升高及直接附着在角膜内皮上的血液毒素，使角膜内皮功能失代偿，角膜内皮的渗透性发生改变，红细胞渗入角膜实质而引起的。早期血染在后部角膜基质中，表现为黄色颗粒状改变，或呈半透明红色，角膜透明度下降，此过程可迅速发展，有时在24小时内整个角膜被血细胞浸润，随着血小板的降解作用，角膜逐渐显得发亮，呈不透明的绿色，可持续数年。角膜血染的消退过程是从角膜周边部开始逐渐向中央部变透明。角膜内皮有损害时，眼压正常情况下也可致角膜血染。

无并发症的前房积血可采用非手术治疗，一般所有减少再出血或促进血液吸收的药物治疗效果都不肯定。减少房水生成药物和高渗剂可预防角膜血染和视神经损害。如药物治疗不能控制眼压，可手术冲洗前房积血或取出血块。

3. 溶血性青光眼

眼内出血，尤其是玻璃体出血后，红细胞的破坏产物和含有血色素的巨噬细胞，有时可阻塞小梁引起急性眼压升高。其治疗与单纯性青光眼相同，但也可将红细胞碎屑冲出，使眼压下降。

4. 血影细胞性青光眼

各种原因导致的玻璃体出血，红细胞发生变性，从红色、双凹、柔韧的细胞变为土黄色、圆形不柔韧的血影细胞，通过破损的玻璃体前界膜进入前房，进入前房的血影细胞可机械性阻塞小梁网，引起急性眼压升高的开角型青光眼。患者症状取决于眼压的高度。角膜后壁可有土黄色细胞沉着，房水中有棕黄色细胞浮游，可有假性前房积脓，如有新鲜红细胞则

位于土黄色血影细胞下方。前房角为开角，覆以薄层土黄色细胞，使小梁网呈棕黄色或完全遮盖房角结构，下方尤为明显。玻璃体呈典型土黄色，在前玻璃体中可见多数细小黄褐色颗粒。抽取房水或玻璃体用相差显微镜可直接查到血影细胞，或染色后用普通显微镜检查。

血影细胞性青光眼为一过性，可持续数月，未有报道引起小梁永久性损害者。开始用抗青光眼药治疗，如不能控制眼压则彻底冲洗前房，必要时可重复做，很少需做玻璃体切除。

5. 血铁质沉着性青光眼

为一种慢性继发性开角型青光眼，多有长期反复眼内出血史。小梁内皮细胞吞噬溶解变性的血红蛋白，血红蛋白的铁离子氧化成氧化铁，它与组织蛋白或含巯基类蛋白质结合成铁蛋白质化合物沉着于角膜、视网膜、小梁网等眼内组织，可使小梁变性、硬化和间隙闭塞而致眼压升高。可根据出血病史、眼组织内铁锈样沉着物、小梁网呈棕红色等作出诊断。

治疗用抗青光眼药控制眼压。

6. 新生血管性青光眼

是指虹膜和小梁表面有新生的纤维血管膜，使虹膜与小梁和角膜后壁粘连所造成的青光眼。虹膜上的新生血管形成典型的虹膜新生血管丛或称虹膜红变，使虹膜组织模糊不清，呈黯红色，瞳孔开大，对光反射消失，由于血管膜收缩而使瞳孔缘色素上皮外翻。因虹膜新生血管丛容易破裂，反复发生前房积血，故又称出血性青光眼。本病极顽固，患者异常疼痛，常导致失明。

虹膜新生血管丛易发生于一些引起视网膜缺氧的疾病，如视网膜中央静脉阻塞、糖尿病性视网膜病变、视网膜中央动脉阻塞、恶性黑色素瘤和视网膜脱离等，尤以前两种病比较多见。由糖尿病引起者常发生于有增殖性视网膜病变及反复出血者。由于视网膜缺氧而产生血管形成因子，引起虹膜表面和小梁网的纤维血管膜增殖。初期它们覆盖开敞的房角，后期纤维血管膜收缩形成房角周边前粘连，均可导致顽固的眼压升高。其临床过程可分为三期。

（1）青光眼前期：瞳孔缘周围虹膜有毛细血管丛扩张和细小新生血管，逐渐向虹膜根部进展。前房角正常或有少量新生血管。此期眼压正常。

（2）开角型青光眼期：虹膜新生血管融合，前房有炎症反应。房角开放但有多量新生血管，眼压突然升高。

（3）闭角型青光眼期：纤维血管膜收缩，虹膜变平，瞳孔开大，瞳孔缘色素层外翻，虹膜与晶状体间距离加大，房角广泛周边前粘连或完全关闭。眼压升高。

完全性视网膜中央静脉阻塞在发病后3个月内约有20%发生继发性青光眼，而单纯性青光眼又常容易发生视网膜中央静脉阻塞。这两种疾病常相继发生的机制目前尚不清楚。

视网膜中央动脉阻塞后发生继发性青光眼者仅占1%，眼压升高大多发生在动脉阻塞后5~9周，较静脉阻塞继发青光眼所间隔的时间要短得多。

对本病的治疗，分泌抑制剂或手术治疗效果均不满意。用缩瞳剂可使充血及疼痛加重。局部应用皮质激素和阿托品能缓解症状，但不能降低眼压。对于视网膜血管病变及继发性青光眼而已失明者，为解除痛苦可摘除眼球。如尚残存有用视力，可做引流阀置入术，效果较其他引流手术好，术前应降低眼压，术中穿刺前房时动作要慢，以尽可能减少前房积血。也可试行小梁切除术。强化的冷凝治疗可使虹膜血管暂时消退。

近年来，应用全视网膜激光凝固治疗出血性青光眼取得了一定的疗效。全视网膜光凝可使视网膜萎缩，使其不至于缺氧，消除产生血管新生的因素，并可使虹膜和房角的新生血管萎缩。此疗法适用于早期病例，在房角被纤维血管膜封闭以前，可使房角的血管消退，并能使部分粘连拉开。如同时加用药物，眼压可能被控制。

青光眼前期做全视网膜光凝手术是预防虹膜红变和新生血管性青光眼最有效的治疗方法。视网膜中央静脉阻塞，在虹膜红变前期即视网膜有广泛毛细血管非灌注区或虹膜有异常血管荧光渗漏，也适合做预防性全视网膜光凝手术。屈光间质浑浊时可做全视网膜冷凝手术或房角新生血管直接光凝手术。所有新生血管性青光眼病例，除做降眼压手术外，均应做全视网膜光凝手术或冷凝手术，以解除其产生视网膜或虹膜新生血管的病因，可根据具体情况，选择在降眼压手术之前或之后做。

7. 上巩膜静脉压升高继发青光眼

上腔静脉阻塞、纵隔肿物、颈动脉—海绵窦瘘、球后占位性病变和恶性突眼症等可使上巩膜静脉压升高，房水排出受阻而导致眼压升高。此时 C 值正常，房角也无异常，但巩膜静脉窦内可有血液，常伴有球结膜水肿和血管迂曲扩张、眼球突出以及视神经盘水肿。卧位时眼压明显升高。在动静脉瘘的患者，偶尔合并新生血管性青光眼。应针对原发病治疗。

六、继发于眼部退行性变

1. 虹膜角膜内皮综合征继发青光眼

为一组原发性角膜内皮异常疾病，其特点是单侧角膜、虹膜、房角异常和继发性青光眼。多见于年轻成人和女性。临床改变可分以下 3 种类型。

（1）原发性进行性虹膜萎缩：本病是虹膜的慢性进行性萎缩，常可形成虹膜穿孔、房角粘连，房角有内皮细胞增殖，从而导致青光眼。随着病程的进展，房角粘连范围也逐渐扩大，严重时可累及房角全周；当房角粘连达一定程度时即可引起眼压升高。在病变过程中并无炎症现象，不发生后粘连。病变进展缓慢，继发青光眼也较晚，最后常导致失明。

其治疗措施是用缩瞳剂、肾上腺素和碳酸酐酶抑制药控制眼压。如前粘连有所发展，则应及早手术，但手术效果并不肯定。

（2）Chandler 综合征：本病是上述疾病的一种变异，也是单侧发病。虹膜萎缩较轻且不形成穿孔，但伴有角膜内皮营养不良。继发青光眼时，其程度也较轻。当眼压轻度升高甚至正常时，即可引起角膜实质和上皮的水肿，甚至发生大泡性角膜炎。随着时间进展，角膜内皮的耐受性下降，更易产生角膜水肿。角膜后壁无沉着物，前房闪光阴性。

治疗措施是用药物将眼压降至最低水平，以防止角膜发生永久性损害。必要时可做滤过手术，也可试用软接触镜治疗大泡性角膜炎。

（3）虹膜痣综合征或 CoganReese 综合征：病因不明，其临床表现与 Chandler 综合征相似，有持续性角膜水肿，虹膜很少穿孔，但虹膜上有弥漫性结节，最初为细小黄色隆起，晚期形成黯棕色有蒂的结节。瞳孔缘色素外翻，眼压正常或稍高。

治疗与前者相同。

2. 剥脱综合征继发青光眼

剥脱综合征是由于脱屑阻塞房角而引起的一种继发性青光眼，多见于老年人。在瞳孔缘、虹膜两面、房角、晶状体囊膜及其悬韧带上均有蓝白色或灰色脱屑及少量色素沉着。在开大瞳孔时，可见云雾状的色素微粒经瞳孔流向前房。晶状体前碎屑的沉着分布成 3 个区域，中央为半透明的圆盘，周边部为散在的疏密不等的沉着物，二者之间为透明区。

关于这些碎屑的来源，目前的看法不一致，有人认为是由晶状体的囊膜剥脱而来，故称为囊膜性青光眼；也有人认为是碎屑沉着于晶状体之上，而不是由囊膜脱下来的，所以称为假性剥脱。近年来用电镜观察，发现在晶状体囊内和囊下也有类似的沉着物，证明后一种看法是正确的。最近还发现在虹膜、结膜血管周围和小梁的基底膜上有一种原纤维性物质，因而认为是一种广泛的眼基底膜疾病。因为剥脱物质广泛分布于眼的不同部位，故称为剥脱综合征。

在有脱屑的患者中30%～80%继发青光眼。剥脱综合征患者对侧眼青光眼的发生率为15%，较原发性青光眼明显减少，这种病例的皮质激素高度反应者，也较原发性开角型青光眼为少，这都说明此类青光眼是继发的。既往认为我国此类青光眼患者较少，近年来随着对该病的认识，临床仔细观察及我国人口的老龄化，青光眼并不少见。

此类青光眼的临床过程及治疗原则与单纯性青光眼相同。晶状体摘除并不能使病变减轻或停止进展。

3. 色素播散综合征继发青光眼

是虹膜周边部后面的色素脱失沉着在眼内各部分，如角膜后面、晶状体表面、晶状体韧带和小梁等处。色素播散综合征可合并或不合并色素性青光眼，而色素性青光眼几乎均有色素播散综合征的表现。

（1）临床表现如下。

1）角膜后壁纺锤形色素沉着：为 Krukenberg 于 1899 年首先描述。中央部角膜后壁有垂直的呈纺锤样的色素沉着，宽 0.5～3.0 mm，长 2～6 mm，中央部色素致密，周边部较稀疏，不典型者可偏于一侧或呈斜行。有些病例为散在性不规则色素沉着。

2）虹膜中周边部色素脱失：Campbell 认为是周边部虹膜与晶状体前小带经常摩擦而使虹膜色素脱失。用后部反光照射法检查可见斑片状虹膜色素缺失，病情重者可呈车辐状，该处可透见从眼底反射出的红光。

3）虹膜和晶状体表面、晶状体韧带、玻璃体前面及小梁网有色素沉着。前房角有大量色素沉着，自 Schwalbe 线至睫状体带全房角有色素沉着，对应巩膜静脉窦处小梁网内色素最浓厚，呈环形色素带。房角处常有中胚叶组织残存。

4）色素性青光眼：多发生于年轻男性，常伴有近视，我国少见。房角为开角，症状与开角型青光眼相似，病因尚不清楚。有人认为是虹膜色素上皮层的色素不断脱落，阻塞房角而引起房水排出障碍。因小梁内皮有吞噬作用，可以吞噬及运走色素，所以本病有时可自发缓解；但有时色素突然增多，而使眼压骤然升高。有人发现原发性青光眼家族中有患色素性青光眼者，有纺锤状色素沉着者其皮质类固醇试验呈高度反应者也较多，这些似乎说明色素性青光眼与开角型青光眼之间有某种基因关系，可能是开角型青光眼的一种变异。

（2）治疗：与开角型青光眼相同，用药物控制眼压，但治疗较困难。有人用毛果芸香碱，加多次数以维持瞳孔不动，以免与小带摩擦。如药物不能控制则做滤过手术。

4. 视网膜色素变性合并青光眼

本病少见。在视网膜色素变性中约3%合并青光眼，常发生于晚期。因视网膜色素变性患者的视野有环形暗点或向心性收缩，故不易由视野改变发现青光眼。治疗与单纯性青光眼相同，因并发白内障，缩瞳剂可使视力明显减退。

七、继发于眼内肿瘤

由于眼内肿瘤使眼内容量增加或压迫、阻塞房角而引起青光眼。但是眼压升高的程度和青光眼发病的早晚，并不一定与肿瘤的大小和增长速度一致，而是与肿瘤的部位有密切的关系。房角附近的肿物因直接侵犯房角，或肿物反复出血、机化而破坏了房角结构，可在早期就发生青光眼；眼球赤道部的肿物容易压迫涡静脉，影响脉络膜的血液回流，因此比位于后极部的肿物更容易引起青光眼。有时肿物虽然很大，但伴有继发性视网膜脱离，眼压反而正常或较低，而不并发青光眼。

治疗时应针对肿物的不同性质选择手术方式。

八、医源性青光眼

1. 糖皮质激素青光眼（简称激素性青光眼）

局部或全身长期应用皮质激素可引起眼压升高。正常人局部滴皮质激素后可引起低度、中度及高度眼压反应（其升高幅度分别为：≤5 mmHg、6～15 mmHg 和≥16 mmHg）。正常人的子女中 3 种不同反应百分比的分布情况与遗传规律所应出现的百分比完全一致，说明皮质激素引起的眼压升高幅度是由遗传基因决定的。开角型青光眼患者局部滴皮质激素后所引起的高度及中度眼压反应较正常人明显增多。

皮质激素引起的眼压升高是可逆的，停药后可恢复正常，约20%可出现青光眼性视野改变，停药后消失。地塞米松、倍他米松、泼尼松龙局部应用较易引起眼压升高，而可的松则较少发生。四氢氟羟泼尼松龙和羟甲基孕酮等较少引起眼压升高。局部用药较全身用药引起反应多见。单眼用药眼压升高明显者，其不用药的对侧眼也可有轻度眼压升高。开角型青光眼患者在用降眼压药的同时如果应用皮质激素仍可引起眼压升高，其幅度与是否应用降眼压药无关。

糖皮质激素试验呈明显高眼压反应者，将来发展为开角型青光眼的可能性较大，可利用皮质激素试验作为一种激发试验。

糖皮质激素引起的高眼压如被忽视而造成永久性的视神经盘和视野损害，则称为糖皮质激素性青光眼。其临床表现与开角型青光眼相似，但有自愈倾向。

糖皮质激素性青光眼的诊断要点为：有明确的眼局部或全身使用糖皮质激素的历史；眼压升高时间、幅度及视功能损害程度和糖皮质激素用量一致；停用糖皮质激素后数日或数周眼压恢复正常；眼局部可出现糖皮质激素所致的其他损害如后囊下型白内障；排除其他继发性开角型青光眼，如葡萄膜炎性继发性青光眼等。

糖皮质激素性青光眼停用糖皮质激素后，眼压可恢复正常，有些眼压下降但未达正常水平，有些眼压不下降，应进一步鉴别是否合并有原发性开角型青光眼，并对其进行治疗。

防治：首先应注意勿滥用皮质激素。必要时应密切观察眼压，如眼压升高，应及时停药或改用仅有抗炎作用而引起眼压升高作用轻的糖皮质激素。

经药物控制满意的开角型青光眼，在使用皮质激素的过程中而眼压升高时，切勿轻易决定手术，应考虑到皮质激素的作用，首先停用皮质激素，调整和增加抗青光眼药，一般多能控制眼压。

2. α 糜蛋白酶引起的青光眼

有些患者在用 α 糜蛋白酶做白内障摘除术后 1 周内发生一过性急性眼压升高。电镜扫描检查发现是由于晶状体韧带的碎屑阻塞了小梁间隙。动物试验也可产生同样改变。若用 1 mL 低浓度的 α 糜蛋白酶（1∶10 000）只注射到后房，并在 1 分钟后冲洗，可不产生继发性青光眼。

3. 散瞳剂诱发的青光眼

窄房角眼或高褶虹膜者，周身或局部应用阿托品类药物后，可能引起青光眼。可用毒扁豆碱液缩瞳，同时用碳酸酐酶抑制药及高渗剂治疗。

4. 缩瞳剂引起的青光眼

有些病例在用强缩瞳剂（如碘依可酯）一段时间后，前房进行性变浅，房角变窄，眼压升高。这是由于晶状体韧带松弛、瞳孔阻滞增加，以及睫状体充血、水肿使虹膜根部与小梁相贴而引起的。这种情况易发生于晶状体较厚，尤其是球形晶状体的患者。用散瞳剂可使眼压下降，故又称为逆药性青光眼。

九、继发于视网膜脱离

视网膜脱离合并青光眼的发生率为 12% ~ 17%，可由于以下两种情况引起：巩膜缩短术后眼球容积变小，使虹膜晶状体隔前移，或因巩膜缩短部位太靠前而引起房角闭塞；视网膜长期脱离患者的巩膜和睫状体发生水肿，使房角关闭。此病常伴有慢性睫状体炎，其炎性产物可阻塞小梁间隙，但由于房水分泌减少而眼压偏低，当视网膜复位后，房水分泌恢复正常，遂发生急性青光眼。有破孔的视网膜脱离，视网膜色素上皮脱落下来的色素经破孔沉积于小梁网上而引起眼压升高，封闭破孔有助于控制眼压。

（李　婧）

第三节　低眼压综合征

一、概述

低眼压综合征是指与低眼压相关的视功能障碍和眼前节、眼底改变的一种眼病。低眼压可因下列情况引起：①手术或外伤后伤口渗漏、睫状体脱离、眼球壁穿孔、严重虹膜睫状体炎、视网膜或脉络膜脱离；②青光眼眼外滤过术后房水外渗过多；③同时应用碳酸酐酶抑制药和 β 受体阻滞药后；④全身因素，如肌强直性萎缩和一些导致血液高渗的情况，如脱水、尿毒症、糖尿病等；⑤血管阻塞性疾病，如眼缺血综合征、巨细胞性动脉炎、视网膜中央静脉或动脉阻塞；⑥葡萄膜炎导致睫状体休克。

二、临床表现

（1）可有轻度至重度的眼痛，视力下降。

（2）眼压低，通常 < 6 mmHg，但也有眼压 < 10 mmHg 就发生低眼压综合征，也有眼压 < 2 mmHg 没有任何症状者。

（3）角膜水肿，后弹力层皱褶，房水闪光阳性，前房浅，视网膜水肿，脉络膜皱褶和脱离，视神经盘水肿。

三、诊断

根据眼压降低和眼部症状、体征，诊断低眼压综合征应不困难，但应进一步确定低眼压的原因，须注意以下五点。

（1）有无眼部手术和外伤史，有无肾病、糖尿病或强直性肌萎缩，有无恶心、呕吐、寒战、昏睡和多尿等全身症状，有无服药史。

（2）进行全面眼科检查，检查前房角有无劈裂，检查眼底有无视网膜和脉络膜脱离。

（3）进行荧光素染色（Seidel）试验，了解手术或外伤伤口有无渗漏。

（4）进行B超或超声生物显微镜检查，了解前房角、睫状体、视网膜和脉络膜的情况。

（5）如为双眼低眼压时，应进行血糖、尿素氮和血肌酐检查。

四、鉴别诊断

注意对引起低眼压综合征的原因进行鉴别诊断。

五、治疗

（1）如果症状和体征进行性加重，则需要治疗。

（2）伤口渗漏。

1）大的伤口渗漏应重新缝合；小的伤口渗漏可用抗生素眼膏后加压包扎，促使伤口自然愈合。同时给予β受体阻滞药滴眼或口服碳酸酐酶抑制药，以减少伤口渗漏，有利于伤口的愈合。

2）结膜瓣下渗漏时，可考虑氩激光光凝或冷凝滤过泡，滤过泡自体血注射，必要时重新缝合伤口。

（3）睫状体脱离时通过缝合、激光光凝、冷凝和透热治疗，使脱离的睫状体复位。

（4）巩膜穿孔，缝合伤口，或进行冷凝治疗。

（5）虹膜睫状体炎，滴用糖皮质激素滴眼液和睫状肌麻痹剂，控制眼内炎症。

（6）视网膜脱离，手术复位。

（7）脉络膜脱离，滴用糖皮质激素滴眼液和睫状肌麻痹剂。当发生接吻式脉络膜脱离、晶状体与角膜接触、持续浅前房和无前房时，应及时手术放出脉络膜上腔渗液。

（8）药物影响，减少或停用导致低眼压的药物。

（9）全身疾病，请内科医生会诊。

（李　婧）

第九章

视网膜病

第一节　视网膜中央动脉阻塞

由于动脉痉挛、血栓形成或栓塞等原因使视网膜中央动脉主干或分支阻塞，血流中断时称为视网膜中央动脉阻塞。阻塞一旦发生，被供应区视网膜立即缺氧、坏死、变性，而使视力遭受严重破坏。

一、病因

致病原因有血管栓塞、血管壁的改变和血管外部受压。

（一）血管栓塞

血管栓塞主要为各种栓子堵塞动脉形成阻塞，常见的栓子有以下三种。

1. 胆固醇栓子

为栓子中最常见的，主要来源于大血管有粥样硬化的患者，粥样斑坏死，溃疡暴露在血流中，含有胆固醇的物质脱落形成栓子进入视网膜动脉。这种栓子比较小，可为单个，也可多发。阻塞程度依栓子大小而定。

2. 血小板纤维蛋白栓子

常见于患心脏病和颈动脉阻塞的患者。血小板和纤维蛋白聚集在血管内皮粗糙面形成血栓性斑块，脱落后进入视网膜血流。这种栓子比较大，可完全堵塞视网膜血流，造成突然失明。

3. 钙化栓子

较少见，来源于钙化的主动脉瓣或二尖瓣，或来源于主动脉或颈动脉的粥样硬化斑。

（二）血管壁改变

由于动脉硬化或动脉粥样硬化，血管内皮细胞受损，管腔变窄，易于形成血栓。各种炎症也可直接侵犯动脉壁发生动脉炎，血管炎症可使血管痉挛，也可使管腔阻塞。

（三）外部压迫血管

各种导致眼压和眶压增高的原因，均可诱发动脉阻塞。

二、临床表现

（一）症状

视力突然丧失，甚至无光感。如为分支阻塞，则该分支区发生视野缺损。

（二）体征

1. 眼底检查

视神经盘色变白，边缘模糊。视网膜动脉显著变细或伴有白线，血柱常间断成节段状或念珠状，视网膜呈急性贫血状，于眼底后极部呈乳白色浑浊水肿。黄斑部见樱桃红点，此为本病典型表现。视网膜白色浑浊可渐消散，眼底恢复红色但视网膜完全萎缩，视神经纤维变性。视神经盘因缺乏营养而萎缩呈苍白色，边缘整齐，血管呈白线状。中央动脉阻塞时很少伴有视网膜出血，如有出血，多因合并有小静脉血栓。如视网膜中央动脉的一个分支发生阻塞，眼底改变和视功能丧失仅限于该分支所营养的视网膜区，如水肿波及黄斑中心凹时，可呈现樱桃红点。

2. 荧光血管造影检查

中央动脉可呈现无荧光素灌注，视神经盘处的中央静脉可见逆行充盈，黄斑周围小动脉荧光充盈突然停止，如树枝被砍断样。数周后或不完全阻塞的病例，血流可完全恢复，荧光造影可无异常发现。

三、诊断

根据症状及眼底所见即可诊断。

（1）突然发生视力障碍。

（2）眼底视神经盘色苍白，动脉极细，血柱常间断呈节段状，后极部呈乳白色浑浊水肿，黄斑部呈典型的樱桃红点。

四、鉴别诊断

本病应与下列疾病鉴别。

1. 眼动脉阻塞

发病率虽较低，但影响视功能却较严重，视力常降至无光感，视网膜乳白色浑浊水肿更严重。部分患者看不到樱桃红点，这是由于脉络膜血液供应也受阻，视网膜内层和外层均无血液供应所致，病变晚期后极部特别是黄斑部有较重的色素紊乱。

2. 缺血性视神经盘病变

视网膜动脉分支阻塞和不完全总干阻塞应与缺血性视神经盘病变相鉴别，后者视神经盘病变区水肿，晚期色淡，视野也可为象限缺损，但常与生理盲点相连。荧光造影视神经盘充盈常不均匀，低荧光与高荧光对比较明显。

五、治疗

（一）治疗原则

1. 尽快给予血管扩张药（局部及全身）

以解除血管痉挛或将栓子推移到远端较小分支内。

2. 降低眼压

使动脉压阻力减小。

（二）常规治疗

1. 应用血管扩张药

局部及全身同时应用。

（1）亚硝酸异戊酯（每安瓿 0.2 mL）吸入，或硝酸甘油片 0.3 ~ 0.6 mg，舌下含化。根据病情，每日 2 ~ 3 次。

（2）妥拉苏林 12.5 ~ 25 mg，或阿刀平 1 mg，球后注射，每日 1 次。

（3）罂粟碱 60 ~ 90 mg，加入 5% 葡萄糖注射液或生理盐水 500 mL 内，静脉滴注，每日 1 次，连续三日。

2. 降低眼压

（1）眼球按摩：用中等度的压力按摩眼球 5 ~ 15 秒，然后突然放开 5 ~ 15 秒，再重复上述动作，至少 8 ~ 10 分钟。

（2）前房穿刺术：在局部麻醉下以 13 号短针头或前房穿刺刀，在角膜缘 4：30 方向或 7：30 方向进针，刺向 6 点方向，放出前房水 1 ~ 2 滴。

（3）醋氮酰胺：开始静脉注射或口服 500 mg 后，每 6 小时口服 250 mg（同服等量碳酸氢钠），连服数日。

3. 高压氧治疗

每次 2 小时，每日 3 次。如无高压氧设备，可用氧气袋代替，装入 95% 氧气及 5% 二氧化碳混合气体，氧可缓解视网膜缺氧状态，二氧化碳可扩张血管。可用于急性期患者，白天每小时吸 1 次，每次 10 分钟，晚上每 4 小时吸 1 次。

视网膜动脉阻塞为眼科急症，必须分秒必争，积极抢救，在明确诊断后立即综合应用上述治疗措施：吸入亚硝酸异戊酯，或含服硝酸甘油片，球后注射妥拉苏林，静脉点滴罂粟碱。此外尚可反复间歇按摩眼球或行前房穿刺术。注射或口服醋氮酰胺以降低眼压，促使血管扩张。

（蒋小均）

第二节　视网膜中央静脉阻塞

视网膜中央静脉阻塞多由于视网膜中央静脉主干或其分支发生血栓所致。根据阻塞部位不同，分为总干阻塞和分支阻塞。总干阻塞部位在筛板或筛板之后，分支阻塞部位一般在动静脉交叉处。

一、病因

（一）血管壁改变

（1）视网膜动脉硬化在本病中占重要地位，最常发生阻塞的部位在筛板和动静脉交叉处。在筛板处视网膜中央动静脉被一共同的外膜包裹在一起，当动脉硬化时静脉受压，使管腔变窄，血流变慢甚至停滞，易于形成血栓。这种改变在动静脉交叉处也可发生。

（2）静脉本身的炎症或炎症产生的毒素可使静脉壁增厚，内皮受损而形成血栓。

（3）外伤使静脉管壁直接受损也可发生阻塞。

（二）血液成分改变

特别是其黏稠性的改变，如白血病、红细胞增多症及异常球蛋白血症等。

（三）静脉管壁受压致血流动力学改变

眼压升高在本病占有一定地位。

本病常为多因素发病，既有血管异常，又有血液成分的改变或血流动力学异常。

二、临床表现

（一）症状

突然发病，视力显著减退，晚期如并发新生血管性青光眼时有眼痛、头痛等。

（二）体征

眼底检查：视神经盘常有水肿，视网膜静脉扩张、迂曲，沿静脉有出血、渗出及水肿，黄斑部可有水肿。

（三）分型

Hayreh 根据临床及实验研究将视网膜静脉阻塞分为两型。

1. 缺血型

又称为出血性视网膜病变（简称 HR 型），为视网膜静脉阻塞的重型，故又称为完全性阻塞。

2. 非缺血型

又称为静脉淤滞性视网膜病变（简称 VSR 型），为视网膜静脉阻塞的轻型，故又称为不完全阻塞。

现将两型的主要改变，列表比较如表 9-1 所列。

表 9-1　非缺血型与缺血型视网膜病变比较表

比较项目		非缺血型视网膜病变（VSR）	缺血型视网膜病变（HR）
视力		正常或轻中度减退	明显减退，常低于 0.1
视野		中心正常或比较性暗点，周边正常	有中心暗点，周边缺损
眼底	早期	静脉怒张，后极部出血较少，常看不到棉絮状斑	静脉明显怒张，后极部出血较多，可见到棉絮状斑
	晚期	视神经盘及视网膜见不到新生血管	视神经盘及视网膜可见有新生血管

比较项目	非缺血型视网膜病变（VSR）	缺血型视网膜病变（HR）
荧光血管造影	多数看不到视网膜毛细血管闭塞区	可见视网膜毛细血管闭塞区
并发症	不发生眼新生血管	约75%患者在两年内发生各种类型的眼新生血管
预后	好，一半以上视力可恢复正常	极坏，不能恢复正常视功能，约半数因新生血管青光眼而失明
ERG	正常	b 波低

三、诊断

根据以下要点不难作出诊断。

（1）急性发病，视力显著减退，但不如动脉阻塞那样严重和骤然。

（2）视网膜静脉显著扩张、充盈、迂曲。

（3）沿静脉有出血、水肿及渗出等。

四、鉴别诊断

1. 颈动脉阻塞性视网膜病变

视网膜中央静脉不全阻塞视网膜病变应与颈动脉阻塞性视网膜病变鉴别。由于颈动脉阻塞导致视网膜中央动脉灌注减少，致静脉压降低、静脉扩张、血流变慢，眼底可见少量出血、小血管瘤和新生血管。现将两者的鉴别列表9-2。

表 9-2　颈动脉阻塞性视网膜病变与视网膜中央静脉阻塞视网膜病变的鉴别

鉴别项目	视网膜中央静脉不全阻塞	颈动脉阻塞
视神经盘	出血多见 新生血管在时间久者很常见 水肿常见	出血较少 新生血管偶见 水肿绝对见不到
视网膜静脉	怒张，色深 管径规则	怒张，色深 管径不规则，部分可扩张成梭形或囊样
病变类型及其位置	出血，微动脉瘤，毛细血管扩张 在全眼底分布广泛，均匀 大的微动脉瘤不常见	出血，微动脉瘤，毛细血管扩张在眼底的中纬部 微动脉瘤一般较大
年龄及性别	多见于中年人	多见于中年以后的男性（约占75%）
视力障碍	症状较稳定，很少为阵发性	症状不稳定，波动大，可有一时性黑矇，一过性视物模糊
合并存在的眼病	开角型青光眼 可并发新生血管性青光眼	视网膜栓塞如胆固醇栓子，纤维—血小板栓子，可并发新生血管性青光眼，眼球或眼眶的缺血性疼痛
合并存在的全身疾病	原发性高血压	动脉粥样硬化可有一过性缺血性神经系统症状，如一过性肢体麻痹、一过性失语等
视网膜动脉压	正常	低

2. 糖尿病性视网膜病变

一般为双侧，出血散在，不如静脉阻塞多。依据血糖增高可以鉴别。

五、治疗

（一）治疗原则

从病因及抗血栓治疗入手。

（二）常规治疗

1. 病因治疗

进行全身检查，以发现可能的病因，并加以治疗。

2. 抗血栓治疗

治疗血栓的药物分为三大类，即阻止纤维蛋白形成的药物，促使纤维蛋白消散的药物，以及抗血小板聚集的药物。而活血化瘀中药则兼有以上三类药的作用，现分述如下。

（1）抗凝血药：这类药物可阻止纤维蛋白的形成，如去纤酶，又称蝮蛇抗栓酶，是从蝮蛇毒液中分离出的蛇毒酶制剂，使纤维蛋白原下降而产生抗凝血作用。治疗前先查纤维蛋白原并先作皮试，如为阴性，按每千克体重给药 0.005 ~ 0.012 酶活力单位计算。将抗栓酶 0.50 ~ 0.75 酶活力单位溶于 250 mL 生理盐水中静脉滴注，4 ~ 5 小时滴完。检查纤维蛋白原，当上升到 150 mg 可再次给药。

（2）纤溶制剂：这类药物能促使纤维蛋白消散，如尿激酶（简称 UK）为纤溶酶原的激活剂，使纤溶酶原转变为纤溶酶，它具有水解纤维蛋白的作用，从而达到溶解血栓的效果，常用剂量如下。①静脉滴注：宜新鲜配制 5 000 ~ 10 000 U，溶于 5% ~ 10% 葡萄糖注射液或生理盐水 250 ~ 500 mL 中，静脉滴注，5 ~ 10 次为 1 个疗程（也有报道主张给较大剂量的，如第一日给 18 万 U，第二日、第三日每日给 12 万 U，以后再每日给 6 万 U 两日）。②球后注射：100 ~ 500 U 溶于 0.5 ~ 1.0 mL 生理盐水中，作球后注射，每日或隔日次，5 次为 1 个疗程。

（3）抗血小板聚集药：①潘生丁，口服 25 ~ 50 mg，每日 3 次；②阿司匹林，每日口服 40 ~ 80 mg。

（4）活血化瘀中药：对缩短病程、促进出血吸收及提高视力确有积极效果，以下三种可供选用。

1）川芎嗪：40 ~ 80 mg，加入 5% ~ 10% 葡萄糖注射液或生理盐水或低分子右旋糖酐 250 ~ 500 mL，静脉滴注，每日 1 次，10 次为 1 个疗程。

2）丹参注射液 2 mL（4 g）×10 支，加入 5% ~ 10% 葡萄糖注射液或生理盐水 250 ~ 500 mL，静脉滴注，每日 1 次，10 次为 1 疗程。

3）葛根素 200 ~ 400 mg，加入 5% 葡萄糖注射液 500 mL，静脉滴注，每日 1 次，10 次为 1 个疗程。

4）常用方剂：如血府逐瘀汤、补阳还五汤等，可随证加减。

（5）血液稀释疗法：血液黏稠度增高是视网膜静脉阻塞发病的重要因素，此疗法最适用于血黏度增高的患者，其原理为降低红细胞压积，减少血液黏度，从而达到抗血栓形成的目的。方法是抽血 500 mL 加 75 mL 枸橼酸钠抗凝，高速离心，使血细胞与血浆分离，在等待过程中静脉滴注 250 mL 低分子右旋糖酐，然后将分离出的血浆再输回给患者。10 日内重复此疗法 3~6 次，使红细胞压积降至 30%~35% 为止，此疗法不适用于严重贫血患者。

3. 皮质类固醇治疗

对青年患者可能由炎症所致者可试用。

（1）氟美松 3 mg，加强的松 0.5 mL，球后注射，每周 1 次。

（2）强的松龙开始每日 30~40 mg，以后随症状好转而逐渐减量。

4. 激光治疗

目前多应用氩激光击射，其目的在于：①减少毛细血管渗漏，同时形成一屏障以阻止水肿扩散入黄斑；②封闭无灌注区，使新生血管萎缩，以预防玻璃体出血和新生血管性青光眼的发生。

总之，视网膜静脉阻塞的治疗，对青年患者特别是由炎症所致者可用皮质类固醇治疗。中老年人多有高血压或动脉硬化，因血管狭窄、血液黏稠度增高和血液流变学改变所致的视网膜静脉阻塞，其中非缺血型的静脉郁滞性视网膜病变，以采用药物治疗为主。对缺血型的出血性视网膜病变，除药物治疗外还需要激光凝固封闭无灌注区，使新生血管萎缩以预防玻璃体出血和新生血管性青光眼的发生。

（蒋小均）

第三节　视网膜静脉周围炎

视网膜静脉周围炎又称 Eales 病、青年复发性玻璃体出血，1882 年由 Henry Eales 首次报道。本病多见于青年男性，发病年龄以 20~30 岁为最多。多双眼发病，两眼多在一年内先后发病，且易复发。临床上主要表现为发生于视网膜周边部的闭塞性视网膜血管疾病。

一、病因

病因多种多样，多数人认为本病可能与结核有关。临床上观察发现虽然大多数患者有结核分枝杆菌感染病史，但常无活动性结核病，仅有少数人在肺部、纵隔，或身体其他部位可查见陈旧结核病灶。推测其发病原因多为由结核菌素引起的 III 型变态反应。故对本病患者，应详细了解有无结核病史，或与结核患者长期接触的历史。这种患者结核菌素试验常为阳性。可疑者应做胸部 X 线检查以排除肺结核。

此外，某些局部病灶感染如牙齿脓毒病灶、慢性扁桃体炎、中耳炎、鼻窦炎和皮肤脓肿等也为较常见病因。

二、临床表现

本病多双眼受累。患者自觉症状因受累血管的大小、出血量多少及部位而定。早期由于病变在周边部小血管且出血量不多，一般不影响视力，患者多无自觉症状或仅有轻微飞蚊症。当病变侵及较大血管，致使大量出血进入玻璃体，患者可突然发生视力严重下降，仅见手动或仅有光感。

眼底检查：在发病时散瞳进行眼底检查，常因玻璃体内有大量的积血，无法见到眼底红光反射或稍可见红光反射，看不见眼底。只有当玻璃体出血吸收或大部分吸收时，方能查清眼底发现病变。

视网膜血管的改变主要位于眼底周边部，视网膜周边部小静脉不同程度迂曲扩张，管径不规则，可扭曲呈螺旋状或环状，静脉旁常伴有边缘不清、宽窄不一的白鞘，偶尔小动脉也受累。受累血管附近多有大小不同和数量不等的点片状或火焰状出血。也可见静脉旁有白色结节或不规则状渗出斑，有时渗出斑部分掩盖静脉，使其呈现似中断或切削状外观。上述改变最初只表现于眼底周边部的某支或某几支小静脉，随病情进展，病变可波及视网膜各象限周边部的小静脉，每支静脉及其附近均有相同病变，并渐向后部发展、波及更大的静脉。炎症活动期间，偶见同时合并发生脉络膜炎，这时可见病灶附近尚有边界模糊的黄白色或灰白色渗出斑位于视网膜血管深面。部分静脉炎症可发展为分支静脉阻塞，主要位于有病变区域的分支小静脉。视网膜上的出血可局限于视网膜，也可穿破内界膜进入玻璃体。反复玻璃体出血者，待出血吸收后，检查眼底受累静脉管径恢复正常，但粗细不匀，有白鞘伴随，附近可有绒团状或海团扇状新生血管或吻合支形成。由于多次玻璃体出血，还可产生玻璃体视网膜增殖，机化纤维索条产生，这些索条收缩进一步可牵拉视网膜形成破孔和视网膜脱离。

另外，本病偶可侵犯一支或数支视网膜大静脉，致使其管壁扩张充盈，有较多出血和白色渗出，导致黄斑部视网膜水肿和星芒状渗出。视神经盘常有水肿、充血。少数患者还可同时伴发虹膜睫状体炎。

眼底荧光血管造影改变主要为受累静脉管壁不规则、荧光素渗漏、组织染色、微血管瘤、毛细血管扩张、无灌注区和新生血管形成。几乎所有病例在眼底周边部均有不同程度的毛细血管无灌注区形成，随病程进展无灌注区边缘还可见微血管瘤、动静脉短路以及新生血管形成。

三、病程和预后

本病的临床特点是慢性和复发性。部分患者经过几次反复发作后，视网膜损害自行缓解，出血、渗出和水肿逐渐吸收，玻璃体出血大部分消失，仍可恢复较好视力。有些患者则反复发生玻璃体出血，往往在视网膜损害未完全静止之前，新的视网膜、玻璃体出血又有发生，可持续数年或数十年尚有活动性病变。由于反复发作后玻璃体积血机化，纤维组织增殖成为增生性玻璃体视网膜病变、牵拉性视网膜脱离等使视力难以恢复，终至失明。

应该指出的是，该病病程虽为慢性，但不同患者及不同眼别病情复发频率和严重程度不等。有的患者发作几次后自行停止，视力保持良好；而另一些患者则频繁发作，持续若干年。病情轻重也不等，轻症者仅有慢性静脉周围炎的改变，如静脉旁白鞘、色素紊乱而不发生新生血管和玻璃体出血，或玻璃体出血较少，数月后吸收，眼底和视力恢复正常。重症者则反复玻璃体出血，长时间不能吸收，导致新生血管或牵拉性视网膜脱离，甚至并发白内障、虹膜红变和继发性青光眼等。

四、诊断

由于本病常为双眼受累，而且两侧病情程度多不一致，因此若在临床上见到患者一眼有大量的玻璃体积血而无法查见眼底时，不管对侧眼有无症状均应充分散瞳检查眼底，尤其应详查周边部视网膜，如能在患者另眼周边部发现一处或数处静脉小分支病变，如迂曲扩张、管径不均、血管旁白鞘和（或）出血、渗出，即可作为本病的临床诊断依据。另外，对主诉飞蚊症的年轻患者也应常规详查其眼底周边部，以早期发现本病。

五、治疗

（一）病因治疗

应尽可能查找病因，及时治疗。首先应进行全面体检和必要的化验室检查，如胸片检查有无结核或结节病；皮肤、口腔科等检查是否存在脓毒性病灶或溃疡等；如发现活动性或陈旧性结核病灶，应给予规范的抗结核治疗。若仅有细菌核素试验（PPD 试验）阳性，则无论是否发现病灶，可试用一段时间的抗结核治疗，注射链霉素或口服异烟肼，或对氨柳酸钠3～6个月。也可行结核菌素脱敏疗法，以减轻复发程度。如怀疑为脓毒性病灶引起者，可清除可疑病灶，如龋齿、扁桃体炎、中耳炎、鼻窦炎等。

（二）一般治疗

大量玻璃体出血突然发生后，应嘱患者避免剧烈活动，卧床休息，包扎双眼或戴针孔眼镜限制眼球活动，半坐位让血液沉于玻璃体下部。同时多给患者安慰和解释，以消除由于视力急骤下降而产生的焦虑、恐惧心理。可给予口服凉血止血药如云南白药、三七片、维生素K 等；维生素 C 和芦丁减低血管脆性。陈旧玻璃体出血可肌内注射碘制剂，或做离子透入以促进出血吸收。对于是否应用皮质激素，目前尚有争议。部分学者认为，近期有效，但长期应用反而会使病情迁延，最终效果不佳。

（三）光凝治疗

近年来，应用激光光凝封闭病变血管及毛细血管无灌注区等以阻止病变进展取得了较好的疗效。其方法是对周边部毛细血管无灌注区行散射光凝以消除视网膜的缺血缺氧区；对微血管瘤直接光凝；对扁平的新生血管先光凝其外周视网膜，然后直接击射在新生血管上，使其闭塞；但对新生血管比较饱满者则不能直接光凝，否则容易破裂出血，只能先行大面积散射光凝令其萎缩，再做直接光凝。

（四）玻璃体手术及眼内光凝

严重的玻璃体积血长期不吸收（＞3 个月）和（或）有机化膜导致牵拉性视网膜脱离者，可行玻璃体切割术，同时进行眼内激光光凝。

（蒋小均）

第四节　急性视网膜坏死

急性视网膜坏死综合征（ARN）又称为桐泽型葡萄膜炎。本病于 1971 年由日本 Urayama 首次报道。近年来，随着玻璃体视网膜手术、电镜及分子生物学技术的进展，已基本确定本病是由疱疹病毒感染引起，临床上以视网膜坏死、视网膜动脉炎、玻璃体浑浊和后期视网膜脱离为其特征。本病较为少见，主要发生于健康成年人，男女发病比例约为 2∶1，单眼多于双眼，双眼 ARN 病例两眼发病间隔时间则多在 4～6 周。发病年龄有两个高峰，一个高峰为 20 岁，另一个高峰则为 50 岁左右，前者主要为 HSV 感染，后者为 VZV 感染引起。除上述两种病毒外，巨细胞病毒（CMV）、带状疱疹病毒及水痘病毒也可导致本病。

一、病因

尚未完全明了，大多数人认为与病毒感染有关。目前基本上已被确定的有单纯疱疹病毒和水痘—带状疱疹病毒。这两种病毒不仅在血清学方面取得根据，而且在急性期眼内容（房水、玻璃体）中培养并分离成功。但也有学者认为本病由病毒引起的观点还不能最后肯定，因为临床上发现疱疹病毒感染率很高，而急性视网膜坏死则罕见；有人将坏死视网膜的乳液注入猴和兔的视网膜下未能引起视网膜炎；本病患者血小板凝集功能亢进，因而有可能动脉血管内皮损害促进视网膜和脉络膜毛细血管闭塞，甚至小动脉闭塞，促进了本病的发生发展。此外，也有人认为本病有一定的遗传背景，近年来通过 HLA 研究，支持这一观点。

二、分期

活动性视网膜炎一般持续 4～6 周，逐渐退行。临床上一般将本病分为三期：急性期、恢复期和终末期。也有人不主张分期，仅将本病分为轻型和重型。轻型者最后视网膜色素紊乱，残留萎缩灶和血管鞘；重型者有明显玻璃体浑浊，大量视网膜增殖，玻璃体纤维化，牵拉性视网膜脱离，大多数最后眼球萎缩。

三、临床表现

多起病隐匿，早期仅觉轻度眼红、疼痛、怕光、眼前黑点飘动及视物模糊等。

眼部检查：轻者早期视力正常或仅有轻中度下降；重者随时间进展视力严重下降。眼前节常表现为前葡萄膜炎，睫状充血，角膜后壁有细小后沉着或羊脂状沉着，房水 Tyndall 现象阳性，偶有纤维蛋白渗出或积脓。眼压也可能增高。随病程进展，约 2 周后出现本病典型的眼后节三联征。

1. 玻璃体炎

玻璃体内早期有细胞浸润，短期内浑浊加重呈尘埃状。3～4 周后玻璃体机化膜形成。偶有玻璃体出血。由于玻璃体浓密浑浊，致使检查时看不清眼底。

2. 视网膜血管炎

血管炎以小动脉炎为主，累及视网膜和脉络膜。临床上见视网膜动脉壁有黄白色浸润，管径粗细不匀，有的呈串珠状，随后动脉变窄，血管周围出现白鞘。可伴有视网膜出血，但不明显。同时部分小静脉也可有浸润、阻塞、出血和鞘化。少数病例血管炎可累及视神经，表现为视神经盘充血、水肿、边界模糊，黄斑部出现水肿皱褶。

3. 周边部视网膜坏死灶

眼底周边部视网膜常有多发、局灶性的白色或黄白色浸润和肿胀病灶，呈多形性或圆形斑状，边界模糊，位于深层，偶可见于后极部。起初可仅限于一个象限，随病程进展可发展至整个眼底周边部。在重型者病变的高峰时期，黄白色渗出可扩大至中周部及后极部眼底。另外，眼底周边部还多伴有散在的斑点状出血。

视野检查早期正常，晚期变小或缺损。电生理检查早期 a 波、b 波降低或消失，提示感光细胞功能障碍。

4～6 周后，前节炎症减轻或消退。视网膜出血和坏死灶逐渐消退，留下色素紊乱和视网膜脉络膜萎缩灶，视网膜血管闭塞呈白线状。

发病 2~3 个月以后，玻璃体浑浊加重，机化膜形成，机化收缩牵拉已萎缩变薄的视网膜，致使视网膜周边部形成多发性破孔，破孔大小不等、形状不规则，多位于邻近正常的视网膜病灶区边缘，导致约 75% 的患者发生牵拉性视网膜脱离。发生时间最早者为发病后 1 个月，大多数发生在发病后 2~3 个月。多为全视网膜脱离，视神经盘色白萎缩，黄斑退行性变或玻璃纸样变性，也可有黄斑破孔形成。

四、荧光血管造影

急性期眼底荧光血管造影发现视网膜动脉和脉络膜毛细血管床充盈迟缓；动脉可呈节段状充盈，静脉扩张；视网膜病灶处脉络膜荧光渗漏与遮蔽并存；视神经盘可有荧光素渗漏。晚期视神经盘染色，视网膜血管壁渗漏并有染色。由于视网膜周边部血管闭塞可产生毛细血管无灌注区。

缓解期及终末期视网膜萎缩病灶处因有色素沉着呈现斑驳状荧光斑，有的可融合成片，形成大片强荧光区。并见脉络膜荧光渗漏。

五、诊断

根据本病典型的临床表现如急性发病、广泛的葡萄膜炎、闭塞性血管炎和眼底周边部多数黄白色渗出性病灶等特点应不难做出诊断。

（1）周边视网膜有单个或多个不连续的病灶，黄斑区病损虽然少见，如伴有周边视网膜病损则不应排除 ARN 的诊断。

（2）如不经抗病毒治疗，病灶进展迅速（边缘扩展或出现新病灶）。

（3）病变沿周缘扩大。

（4）闭塞性血管病变主要累及视网膜小动脉。

（5）前房及玻璃体有显著的炎症反应。

此外，并存有巩膜炎、视神经盘病变或视神经萎缩均支持本病的诊断，但并非诊断必需体征。

近年来，采取前房房水进行聚合酶链反应（PCR）检测，可以发现病毒 DNA，为临床早期、快速诊治提供依据。

六、治疗

（一）抗病毒治疗

抗病毒药无环鸟苷为治疗该病的首选药物。用法为每次 500 mg 加入生理盐水 500 mL 内缓慢静脉滴注，每 8 小时 1 次，连续 7 日为 1 个疗程。然后改用口服此药，每次 200 mg，每 6 小时 1 次，持续服用 6 周。可以防止另眼发病（双眼患病者，另眼大多在 6 周以内发病）。研究证明无环鸟苷能有效抑制病毒活性而不损害正常细胞，但如果静脉给药 1 周后，炎症仍不能有效控制，可改用丙氧鸟苷，其剂量、用法、疗程、注意事项同无环鸟苷。

（二）抗凝治疗

由于本病易发生血管阻塞，因此可同时口服乙酰水杨酸肠溶片以防止血小板凝聚，抑制血液的高凝状态，用法为每次 25 mg，每日 3 次，饭后服用。

（三）应用糖皮质激素

对是否常规使用糖皮质激素存在争议。多数人认为在应用抗病毒治疗的前提下，可加用糖皮质激素做球周注射或口服，用法为地塞米松 2.5 mg 与 2% 利多卡因 0.5 mL，每日或隔日 1 次，共 3~6 次。如眼前节有炎症者，可用 0.5% 地塞米松水溶液滴眼，1% 阿托品眼液和（或）眼膏点眼。

（四）激光光凝及手术

由于现行的药物治疗并不能有效阻止视网膜脱离的发生，Duker 等人报道 75%~91% 的本病患者在后期仍因视网膜脱离而丧失视力，因此多数学者主张早做激光光凝以阻止病损进展，预防视网膜脱离或使视网膜脱离区域局限于周边视网膜。但常因本病玻璃体浑浊明显而妨碍施行有效光凝。为此，近年来，不少人采用联合手术治疗，包括经睫状体平坦部玻璃体切割、膜切除、视网膜下积液内引流、眼内激光及球内注射惰性气体或硅油眼内充填，使视网膜脱离复位率得到提高。Blumenkranz 曾对 16 只眼进行玻璃体切割，巩膜环扎，冷凝和（或）光凝，注气或不注气联合手术，15 只眼视网膜复位，取得了较好的疗效。

（汤小娇）

第十章

屈光不正

第一节　眼的屈光与调节

眼是人类重要的感觉器官，人类获得外界信息的 90% 以上是通过视觉感知的。眼球这部世界上最精致的人体照相机要把外界目标的物像通过屈光系统曲折聚焦进入机身内，最后成像在底片上。因此，要获得正常的视力，必须具备以下三个条件：①眼的屈光系统及调焦装置完整无缺、透明且位置及功能正常；②健全的视网膜；③大脑皮质视中枢功能正常。下面谈谈三个条件中的第一项。

一、屈光原理

（一）屈光

光是电磁波的一种。当它从一种物质进入另一种物质时，如两种物质的光密度不同，其传播方向便会发生屈折，改变了原来的路线和方向，这种现象被称为屈光现象。表示某种物质屈光力的单位为"屈光度"，常以 D 表示。凸透镜的屈光力以"＋"号表示，凹透镜的屈光力以"－"号表示。当外界物体发出或反射出的光线进入眼内，经过眼的屈光系统屈折后在视网膜上成像产生视觉，这种过程叫眼的屈光。

（二）屈光系统

眼的屈光系统由透明的角膜、房水、晶状体和玻璃体构成。这四者构成了一组复杂的复合透镜组。位于眼球最前端的透镜——角膜，呈球面形，它的前表面曲率半径平均为 7.8 mm，其中央圆形光学区厚 0.5～0.8 mm，屈光指数为 1.376；角膜后面为房水，其在前房内容量约为 0.3 mL，屈光指数为 1.336；晶状体为扁平弹性双面凸透镜，具有调节功能，它的前表面曲率半径为 10 mm，后表面为 6 mm，厚约 4 mm，屈光指数为 1.406；玻璃体容量约为 4.6 mL，屈光指数约为 1.336。眼在静止状态时全部屈光力为 58～60D。由于空气与角膜屈光指数相差较大，故角膜的屈光力最强，约为 42D，在眼的屈光系统中起主要作用。其次为晶状体，屈光力约为 19D。

（三）调节及集合作用

当眼视近物时，为了看清目标，眼内的屈光系统开始工作，睫状肌收缩，使悬挂在其上的晶状体悬韧带松弛，富有弹性的晶状体前面中央部凸起呈球形，晶状体厚度增加，屈光力增加，使视网膜成像清晰。眼的这种通过增加屈光力以看清近物的能力称为调节作用。调节力的大小以屈光度（D）表示，一般注视距离 33 cm 的近物时，所需调节力 3D，眼与注视物体的距离越近，需要的调节力越大。

当我们视近物时，双眼内直肌收缩，使眼球向内转，双眼同时注视所看物体，眼内屈光力也增加，使物体在视网膜黄斑部清晰成像，这种现象称为集合作用，也叫辐辏作用。集合的单位为米角。眼与注视物体的距离越近，眼的视轴和注视中线上的目标构成的集合角越大，即米角越大。

调节与集合密切相关，当双眼视近物时，既需要调节也需要集合，两者是产生清晰双眼视觉不可缺少的重要条件。正视眼看 1 m 处物体时需 1D 调节和 1 米角集合，看 0.5 m 处时则需 2D 调节和 2 米角集合，以此类推，正视眼调节作用的屈光值等于集合作用的米角值。如果双眼调节与集合出现分离的情况超过一定限度，又未戴合适的眼镜矫正，则会产生视疲劳、复视、视物不清，甚至出现内斜视或外斜视现象。

（四）眼的远点及近点

眼睛在无调节，即静止状态时，所能看清的最远一点称为远点。当眼睛运用其全部调节力所能看清的最近一点称为近点。眼睛的近点可用近点计来测量，正视眼的远点在无限远处，看远物时，不需要调节，其远视力在 1.0 以上。近视的远点在 5 m 以内，其远视力 < 1.0。远视眼的远点在眼球后的有限距离内，远视眼如不使用调节，远视力 < 1.0，要想看清远物，必须使用调节。

（五）眼的调节范围及调节程度

眼睛的远点与近点之间的距离称为调节范围，眼睛看远点与近点时的屈光力之差称为调节程度，也称为调节力。调节范围和调节程度随眼的屈光状况的不同而不同。远视眼和正视眼的调节范围广，近视眼的调节范围小，正视眼看远时、近视眼看近时不用调节，远视眼看远、看近时都需要调节，所以易患视疲劳。

（六）调节、集合作用与瞳孔缩小作用

当正视眼看近物时，在运用调节作用的同时，伴随集合作用，并发生瞳孔缩小。这三种现象同时发生，并有着密切关系。调节作用是以睫状肌收缩为动力，看近物时，睫状肌收缩，晶状体悬韧带松弛，晶状体变凸，屈光力增加，从而看清近物；集合作用（即辐辏作用）是由双眼内直肌收缩，双眼内转使视线集中于同一目标上；瞳孔在调节、集合时缩小，阻挡由角膜周边及晶状体周边射入眼内的光线，以减少眼的球面像差作用，使视网膜上产生清晰物像。

二、眼的屈光异态

（一）正视眼

所谓正视眼是指在调节静止状态下，平行光线经眼屈光系统屈折后焦点正好成像在视网膜上。

（二）屈光不正

所谓屈光不正是指当眼球调节处于静态时，来自 5 m 以外的平行光线经过眼的屈光系统

屈折后不能在视网膜上形成焦点，此眼被称为屈光不正眼，也称非正视眼。

屈光不正共分三大类：远视、近视和散光。

（三）近视、远视、散光

当眼球前后径长或眼的屈光系统屈光力过强，眼的调节在静止状态时，屈光系统使进入眼内的平行光线聚成焦点落在视网膜前方，使视网膜上不能形成清晰的物像，此种光学情况的眼称为近视眼。近视眼可以用凹透镜矫正，使物体发射的平行光线在人眼前能稍散开，以便经眼屈光系统后能在视网膜上结成焦点。

与近视眼正好相反，当眼球前后径短或眼的屈光系统屈折力弱，眼的调节在静止状态时，屈光系统使进入眼内的平行光线聚成焦点在视网膜后方，使视网膜上形成的物像模糊不清，这种光学情况的眼称为远视眼。远视眼可以用凸透镜矫正，使物体发射的平行光线在未进入眼内前，先变成集合光线，以使经眼屈光系统后能在视网膜上结成焦点，形成清晰的物像。

如果眼的屈光系统表面（主要是角膜）各径线的屈折力不一致，则经过这些径线的光线，不能聚交于同一焦点，这种屈光不正称为散光。轻度散光，如无视物不清及视疲劳症状，可以不必矫正；相反，即使轻度散光，如果有视物模糊及视疲劳症状，应戴柱镜片矫正。不规则散光可用硬性高透氧角膜接触镜（RGP）矫正。

（栗雪梅）

第二节　近视眼

一、病因

近视眼的病因极其复杂，研究工作已逾几个世纪，但迄今尚未明了。眼科工作者在长期研究、观察、临床实践中发现许多因素都可引起近视眼的发生和发展，但归纳起来不外乎有两大类，即环境因素和遗传因素。除病理性近视及高度近视外，其他类型的近视主要是由起决定性作用的环境因素引起。近年的研究表明，近视的发生、发展除以上因素外还与以下因素有关，如早产儿、低体重儿；全身因素——无力型体质；全身性疾病——热性病、胶原系统疾病、甲状腺疾病、结核、风湿、龋齿、贫血、药物中毒；眼部因素——先天性白内障、角膜病变、上睑下垂、晶状体纤维增生、视神经疾病、青年性黄斑变性、视网膜色素变性、色素性青光眼、眼前节感染性疾病等都易诱发近视眼。有人还发现单眼皮易患近视（故而黄种人单眼皮多，近视眼也多）。也有研究者指出 A、B、O 血型，内分泌系统不平衡，精神、心理、情绪等因素均与近视眼有关。

二、青少年近视眼的发病机制

青少年近视眼发病率最高的是原发性后天性近视眼，国内外眼科学者对发病机制进行了大量研究并提出了众多学说，主要有以下四点。

1. 眼内肌调节学说

眼内肌包括睫状肌和虹膜肌，专管眼的调节活动。因眼内肌调节问题引起近视眼有两种学说。①眼内肌作用过强：长时间近距离用眼时，为了看清物像，调节加强，睫状肌持续收缩，导致紧张或痉挛而诱发近视眼。②眼内肌功能不全：睫状肌功能减弱，调节力障碍而导致近视眼。

2. 眼外肌压迫学说

眼外肌包括四对直肌（外直肌、内直肌、上直肌、下直肌）和两对斜肌（上斜肌、下斜肌），对称地附着在双眼球壁上，维持双眼正常生理位置和协调运动，同时也对眼产生机械牵引与压迫作用。当眼看近物时，内直肌收缩，产生辐辏作用，对眼球产生压力。久之，使眼轴延长。

3. 眼内压力学说

青少年眼球壁伸展性大，过度调节伴随过度辐辏，使睫状肌痉挛，脉络膜受到牵引，血管受压，眼球充血，致使眼压升高。升高的眼压作用于巩膜壁，使眼轴延长而导致近视眼。

4. 晶状体调节学说

人眼看近物时，双眼内直肌收缩，产生集合作用的同时，睫状肌收缩，使悬挂在睫状环和睫状突上的晶状体悬韧带放松，晶状体变凸而产生调节作用，使能看清近物。长期近距离读、写、学习时，过度的调节作用可使晶状体滞留于膨凸状态，屈光力增强，弹性降低，使 5 m 以外的物体发出的平行光线通过眼的屈光系统后，聚焦于视网膜之前，因而看不清远处物体，导致近视眼的发生。

近视眼研究的重点是：探讨其发病机制，只有在明确病因的基础上，才能从根本上解决近视眼问题。

三、临床表现

近视眼初期的症状是看远处物体不清楚，远视力降低，近视力正常。眯起眼睛看时，又能看得清楚些。患者由于看远不清，大多不喜欢室外活动，而对看书、绘画等室内活动兴趣较大，读书、写字时离书本很近，长时间读书、写字后会出现双眼干涩、眼球酸胀、头昏等视疲劳症状。上课看不清黑板，影响课堂效果，不得不配戴近视眼镜。低度近视患者，眼底一般未发生病变，此时如还不注意防治，则近视就要发展。中度近视患者，除个别人外，矫正视力一般正常，裸眼视力很差，有些患者眼前出现"飞蚊症"，玻璃体内出现不同程度的浑浊，视神经盘颞侧的弧形癍变形扩大，并有脉络膜萎缩斑出现，眼轴延长，可能出现玻璃体后脱离现象。如果近视继续发展至 -6.0D 以上的高度近视，视力极度降低，且易发展成病理性近视。患者行动较迟缓，性格欠活泼，矫正视力不一定能完全达到正常，这些患者往往心理负担很重，恐惧眼睛更加变坏，而不敢多看报、多读书，不敢多看电视或计算机，甚至不敢参加文体娱乐活动。双眼屈光参差过大者往往有一眼发展成为斜视，或导致弱视。病理性近视的眼底病变更加加重，眼球后极部继续扩展延伸，脉络膜的脱离逐步由视神经盘颞侧而伸展到乳头四周，形成环状弧形斑。视网膜、脉络膜发生萎缩变性、出血、渗出、裂孔，引起视网膜脱离。有些还可并发白内障、青光眼，严重者甚至可导致失明。在发生以上并发症之前后，患者可能出现闪光感、重影、视物变形等。此时由于眼轴过长，可能出现轻度突眼。

四、危害

近视眼对青少年造成的危害很多、很重，而且也是显而易见的，不像个别人所认为的戴副眼镜就行了那样简单了事。众所周知，青少年时期正是人生中长身体、长知识的重要时期，此时患近视，会严重影响他们身心健康的发育和对外界知识的获取。近视初期时，患者仅远视力下降，看远处物体不清，因而不喜欢室外活动，愿意在室内读、写，造成性格孤僻。由于看不清黑板而影响课堂效果，加之长时间近距离读、写导致视疲劳，注意力难以集中，造成学习效率不高，成绩下降，心理、精神负担加重等。此时如仍未引起家长和孩子的高度重视而未到医院进行及时合理的诊治，那么这种恶性循环的多种综合因素会导致近视的进行性发展。近视给人们日常生活、工作、学习所带来的一般影响和尴尬，例如遇见亲友和熟人"视而不见"造成误会；因视力不好不敢参加文体活动而影响身心健康；因近视造成的外斜，或眼球突出而影响美观，给少男少女造成心理压力和精神负担；近视或其并发的弱视影响择业和前程等。近视眼对人们最大的危害是如其进程得不到遏制，任其发展成高度近视乃至病理性近视，出现玻璃体变性、浑浊，视网膜变性、出血、裂孔、脱离，白内障，青光眼等严重并发症，这些并发症若未得到及时诊治，最终会导致失明。中国普通人群近视眼已成为第四位致盲原因，在中、高级知识分子中，高度近视眼是最常见的眼病，致盲率居第一位。

五、易患人群

青少年正处于长身体、长知识的生长发育期，强烈的求知欲望和繁忙而紧张的学习，经常使他们处于长时间的眼、脑并用状态。然而青少年的眼睛和体内其他器官一样，其组织与功能也正处于逐渐成长发育阶段，此阶段为眼的调节力和集合力最强的时期。正常阅读距离为 33 cm，所需调节为 3.0D，10～20 岁青少年的调节力为 14.0～10.0D。由于青少年眼睛生理调节功能特强的特点，使他们对近距离操作有高度的适应力，在读、写学习时，将书本拿得很近，甚至在 10 cm 以内也能看清，这是人的生理本能，而且他们习以为常。但这样眼睛就要耗去 10.0D 以上的调节力，剩余调节力就很少了，以致眼内肌呈现痉挛状态。再看远处时，眼肌不能自如松弛，致使视远模糊不清，形成近视。

六、诊断

（一）分类

近视眼分类方法很多，迄今全世界尚无统一分类法。

1. 按病理变化分类

（1）单纯性近视眼：仅仅是屈光系统异常，近视一般 < -6.0D，眼底无病理性改变，远视力降低，近视力正常，矫正视力可达正常。

（2）病理性近视眼：又称恶性近视、变性近视、进行性近视等。近视 > -6.0D，矫正视力 <1.0，眼轴明显延长，眼底出现病理性改变或伴有并存病。

2. 按近视程度分类

（1）轻度近视眼：≤ -3.00D。

（2）中度近视眼：-3.25D ～ -6.00D。

（3）高度近视眼：-6.25D ～12.00D。

（4）超高度近视眼：> -12.25D。

3. 按发病机制分类

（1）轴性近视眼：眼球屈光系统的屈光力正常，但眼球前后轴长度超过正常范围所引起的近视。

（2）屈光性近视眼：由眼的屈光间质屈折率增强所引起。例如，圆锥角膜、球形晶状体使角膜或晶状体的弯曲度增强；房水成分变动；晶状体硬化浑浊导致屈光指数的增加等，都可产生近视。

4. 按屈光动态分类

（1）真性近视眼：在静态屈光情况下仍为近视眼。绝大多数近视眼为此类近视眼。

（2）假性近视眼：此术语当前在学术界有争议，指远视力低于正常、近视力正常的一种现象，又称为调节性近视眼。

（3）混合性近视眼：意指既有真性近视成分又有调节痉挛因素的一类近视眼。

5. 按起源分类

（1）先天性近视眼：生来具有的近视眼。

（2）后天性近视眼：出生后形成的近视眼。

（二）诊断要点

（1）首先要详细询问病史、戴镜史及家族眼病史。

（2）检查远视力及近视力。

（3）做眼底及裂隙灯显微镜检查，确定有无眼前节及眼底病变。

（4）用睫状肌麻痹剂扩大瞳孔后检影验光测定屈光度。

（三）病理性近视眼的诊断

如果患者有先天性近视眼，或者患者视力进行性下降，验光后近视度数不断增加，每年增加 > -0.50D；或者眼轴进行性延长，每年 >0.4 mm，应怀疑为病理性近视眼。如果患者视力低于正常，眼底、裂隙灯检查发现眼部有近视性病变，验光检查为近视屈光度，且5岁以下者 ≥ -4.00D，矫正视力 ≤0.4；6~8岁 ≥ -6.00D，矫正视力 ≤0.6；9岁以上者 ≥ -8.00D，矫正视力 ≤0.6。以上情况可诊断为病理性近视眼。

（四）先天性近视眼的诊断

即生来即有的近视眼，早年发生发展，伴随人的一生。可以起因于遗传，也可由于母体怀孕期间感染某种疾病，内外因素引发胚胎发育异常。属病理性近视眼，绝大多数为高度近视眼，也可合并其他综合征。遗传性近视眼属于先天性近视眼，但先天性近视眼不一定是遗传性近视眼。

（五）假性近视眼的诊断

根据中华眼科学会眼屈光学组1996年制订的真假近视分类标准来进行诊断。远视力低于正常，近视力正常的患者经用睫状肌麻痹剂扩瞳后，远视力恢复正常，达1.0以上，验光呈正视或轻度远视者，可诊断为假性近视眼。如扩瞳后远视力不能提高或降低，近视屈光度未降低或降低度数 < -0.50D者为真性近视眼。如扩瞳后视力有所提高，近视屈光度明显降低 ≥ -0.50D，但仍未恢复为正视者为混合性近视眼或半真性近视眼。

目前，尽管对假性近视眼一说有争议，但我们认为它对指导近视眼防治有一定的临床意义，在临床实践中近视眼形成之前确实有一个假性近视眼发展阶段，如在此阶段不要配戴近视眼镜，而用综合方法积极治疗是完全可以痊愈的。

七、近视眼并发症

1. 玻璃体浑浊

部分真性近视在正常情况下，人眼中的玻璃体是无色、透明的胶状体。近视眼特别是高度近视眼，由于眼轴过长，一则导致眼内玻璃体的结构受到破坏，发生液化、浑浊，另则导致眼底病变，视网膜、脉络膜出血渗出进入液化的玻璃体内，加重玻璃体浑浊。

根据近视眼患者眼前"黑影"飞舞的症状，用眼底镜、裂隙灯显微镜检查所见玻璃体内有或多或少的漂浮物便可确诊。

2. 视网膜脱离

近视眼患者由于眼轴延长，且向眼球后部扩张，脉络膜和视网膜不能相应增长，导致后极部视网膜、脉络膜循环障碍，供血不足，变性、萎缩。周边部视网膜也常发生霜样变性、格子样变性、色素变性等，且形成裂孔，加之玻璃体的液化变性，减弱了对视网膜的支撑作用，玻璃体内纤维条索也可与视网膜粘连牵拉视网膜形成裂孔。液化的玻璃体通过裂孔进入视网膜下引起视网膜脱离。近视眼患者如主诉眼前火花或闪光感；或感觉有幕状黑影从某方向逐渐延伸至中央部；视力锐减或视物变形等时，眼科医生立即给患者做颜色视野检查、扩瞳做裂隙灯显微镜三面镜检查及眼底检查，根据眼底情况排除其他眼底病变便可确诊。

3. 白内障

晶状体位于玻璃体前、房水之中，近视眼患者由于眼内组织变性、萎缩、营养不良，使晶状体组织营养代谢发生障碍，导致透明晶状体变性浑浊，逐渐形成白内障。晶状体浑浊多为后极部后囊下"锅底"样浑浊或棕黄色核性浑浊，发展缓慢。近视眼患者如主诉视力进行性下降，近视屈光度逐渐增加，眼前有雾视感，做眼压、眼底裂隙灯显微镜检查排除其他眼病，仅见晶状体有上述特征性浑浊，便可确诊。

4. 青光眼

近视眼特别是高度近视眼，由于眼内组织包括房水排出系统如滤帘组织广泛硬化、变性，使房水排出阻力增加；加之近视眼患者长期紧张的脑力劳动，可能使大脑中枢及血管神经对眼压的调节失控，两者的综合作用导致眼内压升高，长期的高眼压使视神经受损，视功能受破坏，形成青光眼。有报道，高度近视眼发生开角型青光眼比无近视眼患者要高 6.8 倍。此种青光眼早期症状不明显，眼压轻度升高，约 5.00 kPa（37.50 mmHg），眼底青光眼改变不明显，不典型；加之患者误以为是用目力过度产生的视疲劳而贻误诊疗，导致严重的不可逆视神经损害，乃至失明。

近视眼患者出现视力进行性下降，近视屈光度不断加深，出现眼胀、头痛等视疲劳症状，就应到医院眼科做全面检查。由于近视眼患者往往伴有玻璃体浑浊等其他并发症，故早期青光眼体征不明显。由于巩膜变薄，弹性差，测得的眼压偏低，必须测校正眼压，如多次测得的校正眼压偏高，再结合眼电生理检查结果进行综合分析，便可确定诊断。对可疑患者应做追踪随访观察，以免漏诊和误诊而造成失明。

5. 斜视

正常人读书、写字时，眼睛必然会发生集合作用（即双眼内直肌收缩，使眼球内转）和调节作用（即双眼睫状肌和瞳孔括约肌收缩，晶状体向前凸出，瞳孔缩小），从而使我们能够看清字体。调节作用和集合作用是同时发生、同步等量的。而近视眼的调节作用和集合作用则不能密切配合，容易发生视疲劳，为避免疲劳，往往放弃集合，久之，放弃集合的一眼可能发生外斜视。外斜眼往往近视程度高于另一眼，看东西时，外斜眼因视力差而放弃注视目标，久之，视功能减退，使出现弱视。因此，斜视常常会伴有弱视。少数集合过度的近视眼也可发生内斜视。可以用角膜映光法、视野计、同视机、棱镜片等诊断斜视，测定斜视度。

6. 视力下降

在我们的日常工作中经常看到这种现象，有些学生家长看到孩子视力下降就认为是孩子得了近视，要么去眼镜店配副眼镜一戴了事，要么到医院来要求医生开处方配镜而拒绝医生给孩子检查，这种做法是很不对的。因为近视眼的症状是视力减退，但视力减退不一定都是近视眼，有许多眼病如严重沙眼引起的角膜病变、各种角膜疾患、葡萄膜炎、白内障、青光眼、各种眼底病、远视眼等多种眼病都可使视力下降，所以，正确的做法是，发现孩子视力下降，应请医生做全面检查，如远近视力、角膜、结膜、前房、晶状体、玻璃体、眼底等检查，以排除其他眼病，然后麻痹睫状肌扩瞳验光，辨别屈光性质，最后再决定是否配眼镜，这样才不会贻误治疗。

八、预防

近视眼可以预防，这取决于人们对其重视的程度。预防近视必须用综合防治法，要从源头抓起。

（一）优生优育，先天预防

男女双方都是高度近视者不能婚配；近亲不能婚配。孕妇应做到精神愉快，情绪稳定，孕期多吃富含蛋白质、维生素的食物，戒烟酒，防止疾病感染。如果父母双方有一方为高度近视，应对子女从幼儿园开始，严格注意用眼卫生，尽可能消除促进近视眼发展的环境因素。

（二）家长重视，齐抓共管，后天预防

由于近视发生发展的病因相当复杂，是先天和后天多种因素作用的结果。青少年正处于长身体、长知识的生长发育期，眼睛和全身其他器官一样也在不断发育，临床经验证明，只有用综合疗法的协同作用防治近视才能取得显著疗效。

1. 端正读写姿势

不良的读写姿势包括：双眼距离书本过近；歪头斜眼读写；躺着看书；走路看书；在晃动的车船上看书等。因为距离书本过近，颈部经常前屈，颈动脉会受到压迫，可能导致眼压升高，久之促使青少年易于伸展的眼轴变长而发生近视，或使近视发展。歪头斜眼或躺着看书，一则两者均为破坏正常人两只眼球经常保持的水平状态，两眼的聚焦位置就会偏离正常的部位，眼的负担成倍增加，导致视疲劳、视力下降。二则用这种姿势读写时，双眼距书本很近，久之容易造成斜视、眼肌疲劳，导致近视的发生和发展。走路看书，在晃动的车船上看书，一则周围环境中的噪声使思想不易集中，收效甚微；二则由于晃动的书本与眼睛的距离不断改变，眼睛不断地改变调节力，力求看清字迹，极易引起视疲劳，影响学习效果。久之也会导致近视或使近视度数加深。

端正的读写姿势为：读书、写字时眼与书本保持1尺（约33 cm）的距离。其优点是：在此距离阅读时，眼睛仅需要3D的调节力，尚有充裕的剩余调节力用以减轻视疲劳。胸部距桌缘一拳，这样的读、写姿势可使胸、颈、脊椎部位保持生理舒适位置，颈动脉不受压迫，不影响眼压。握笔时手和笔尖保持1寸（3.3 cm）的距离，笔杆和纸面成60°角，这样使书写流利，不易疲劳。

要想使你的眼睛一生明亮，就要时刻用心纠正歪头斜眼读写，躺着看书，在开动的车、船上看书，走路看书等不良习惯。

2. 合理间隔休息

因为读书、写字是一种艰巨的脑力劳动，此时，不仅要眼、脑并用，而且全身其他系统如循环系统、血液系统、肌肉系统、骨骼系统、神经系统等都要协调动作，长时间持续读、写、学习必定会使眼、脑及全身其他器官、组织过度疲劳。长此以往，不仅眼睛发生近视或近视度数加深，而且记忆力减退，学习效果不好，身心健康也会受到影响。

学生学习时合理地间隔休息为：小学生每隔30分钟、中学生每隔40分钟、大学生每隔60分钟就应休息10分钟。最有效的休息时间应是15分钟。间隔休息时应要积极活动，蹦蹦跳跳或伸臂弯腰，做体操、远眺及做眼部保健等。切不可在间隔休息时又去看电视、玩计算机，这样会使已疲劳的眼睛雪上加霜，更加疲劳。

3. 合理饮食结构

科学家研究发现，近视眼的发生、发展与饮食也有密切关系。有报道，合理饮食能增加蛋白质和维生素，减少碳水化合物摄入，使有遗传因素而发生近视的青少年降低近视度数或停止近视发展。有研究发现偏食或吃糖过多的孩子易患近视或近视发展较快。所以防治近视必须要保证孩子饮食结构的合理。蛋白质是维持眼睛生长发育的首要物质；维生素A、维生素B_2可维持角膜、视网膜正常代谢和功能，不使角膜干燥、退化，不患夜盲症。含蛋白质、维生素A、维生素B_2丰富的食物为牛奶、鸡蛋、瘦肉、鳗鱼、动物肝脏、扁豆、大豆、绿色蔬菜等。维生素B_2可维持眼神经系统的正常功能。含维生素B_2丰富的食物有粗杂粮、青鱼、肉、小麦等。另外，胡萝卜素在人体内可转变成维生素A，含胡萝卜素丰富的食物有胡萝卜、南瓜、西红柿、杏子、各种绿色蔬菜等。

不同的食物含有不同的营养素或同一食物中各种营养成分含量不同，所以青少年应均衡饮食，不偏食，尽量少吃糖或含糖过多的饮食。

眼球的发育既需要蛋白质还需要维生素及某些微量元素如钙、铬、硒、锌等，研究表明，这些营养素中的任何一种缺乏都会引起近视或近视的进一步发展。在肉、蛋、鱼类食物中含有大量的蛋白质、钙，但维生素较少，新鲜的蔬菜、动物肝脏、水果中含有丰富的维生素，但蛋白质的含量较少。微量元素硒在鸡、鸭、猪、牛等动物眼睛及白菜、青蒜、南瓜、肉、鱼、蛋、苹果中含量较多。硒只有和蛋白质结合在一起才能被人体吸收。饮食中如果蛋白质摄入不足，会导致硒缺乏。微量元素锌在鱼、瘦肉、动物肝脏、牡蛎、鲜贝、豆类、花生、核桃、杏仁、瓜子仁等食物中含量较多。食糖过多会影响人体对钙和铬的吸收，眼球壁的韧性降低，眼轴容易变长。加之血糖含量增加引起晶状体、房水渗透压改变，促使晶状体变凸，引起近视的发生和发展。

4. 保证充足睡眠

过度视疲劳，用目力过度是引起近视眼发生、发展的重要因素之一，充足的睡眠则是消除疲劳，恢复学习、工作能力和记忆力的重要手段，也是保证身体健康必不可缺少的。因为人在睡眠状态下，大脑、眼内外肌肉、全身各部位均处于最充分的休息状态，最易消除疲劳。同时，人在睡眠时，内分泌激素如生长素的分泌增多，这对促进儿童、青少年的生长发育尤为重要。但目前由于一些学生学业负担过重，不能保证充足的睡眠时间，这样做往往会适得其反，因过度疲劳而损害了视力，最终也会降低学习的效果。所以青少年在繁忙的学习之后一定要保证充足的睡眠。学生科学的睡眠时间应是：每日小学生不少于 10 小时，中学生不少于 9 小时，大学生不少于 8 小时。

5. 使用标准桌椅

学生读写学习时端正的坐姿是防治近视的重要手段之一，而符合卫生标准的桌椅则是保证端正坐姿的必要条件。桌椅过高、过低都易使学生养成不良坐姿，危害视力，危害健康。因此，要根据孩子不同年龄、不同阶段身高的不同而合理调整桌椅高度和斜度，使之适合青少年各年龄阶段的生理特点，有利于正常的生长发育。简单衡量桌椅高低是否合适的方法为：让孩子坐在椅子上，双腿放平，双脚着地，桌缘正好齐心窝处（胸骨剑突下陷凹）则基本符合卫生标准。若椅子太低，可加坐垫；椅子过高，在脚下加垫或小凳子，勿使双脚悬空。若桌子过低，应垫高桌腿。同时桌面设计最好要有 14 度左右的坡度，这样读书、写字时就不必向前低而是头略向前倾，既可看到清晰字体，又避免或减少视疲劳。

6. 照明方式合理

调查研究表明，学生经常在过强、过弱的光线下学习，久而久之会诱发近视或使近视加深。读书、写字时最合适的光线为自然光线中的散射光线。这种光线照射均匀、柔和，不易发生视疲劳。白天学习时，坐在靠近窗户的桌子前，可采用自然散射光线。但要防止日光直射到桌面上。晚间宜采用白炽灯和荧光灯的混合光照明，即学习时除了开室内吊灯外，还要开台灯。因为室内明暗对比度大，眼睛易疲劳；明暗对比度相差小时，眼睛比较舒服，不易疲劳。阅读时所需的亮度一般在 100 lx 左右。一般台灯用普通灯泡需 25 W，日光灯需 8 W，12 m^2 左右的房间，吊灯需要 20 ~ 40 W。台灯离书本的标准距离是：8 W 日光灯 50 cm，15 W 75 cm，20 W 100 cm；白炽灯泡 15 W 30 cm，25 W 50 cm，60 W 100 cm。灯光不应直射眼睛，右手握笔写字者，灯光应从左侧或左前侧照明。

7. 禁忌在阳光下读书

读书学习时所需的最佳光线为自然光线中的散射光线，它使眼睛舒适，不易发产生视疲劳，所需的照明度约为 100 lx。而太阳光线为直射光线，光线强烈、刺眼。在太阳光下看书，照明强度可达到 8 万 ~ 10 万 lx，超过了通常所需要照明度 800 ~ 1 600 倍，时间过久，可对视网膜黄斑部造成光损害，使视敏度下降，甚至引起永久性视力减退。同时阳光中紫外线的照射，还容易引起角膜和晶状体的损害，引发白内障。

长时间在阳光下读书，瞳孔会持续缩小，引起瞳孔括约肌痉挛、睫状肌也过度收缩等视疲劳症状，长此以往便会引起近视眼的发生和发展。所以要避免在阳光下读书学习。

8. 加强体育锻炼

研究表明，体质不良与青少年近视眼的发生有密切联系。要想有一双明亮的眼睛，必须要有健康的体格，健康的身体除了先天的因素及后天供给身体所需的营养外，还需要适当、合理的体育锻炼。在室外进行体育运动可以增强体质，增加眼部血液供应和睫状肌的调节能力。在室外特别是在有绿色植物的原野中进行运动，空气新鲜，眼睛注视远方的机会增多，眼内调节放松，有利于视疲劳的恢复，对防治近视大有益处。

高度近视眼患者不宜参加室外剧烈运动，因为高度近视眼的眼轴延长，眼底视网膜脉络膜变薄、变性，剧烈运动时可能因震动或撞击而诱发视网膜裂孔或视网膜脱离等严重眼病，因此不适宜做剧烈运动，但可参加室外一般活动，如长跑、打羽毛球等，以增强体质，保护视力。

9. 青少年近视防治方案

由于近视眼的多发性、普遍性及严重的危害性，因而决定了防治青少年近视眼的最佳方案应该是动员全社会的力量，全民参与，人人重视，预防为主，防治结合。近视眼是影响青少年生长发育和身心健康的大敌，它不但给家庭带来负担，个人遭受痛苦，也严重影响国家整体人口素质的提高并给社会发展带来一定影响。所以说，防治近视眼要领导重视，发动群众，齐抓共管，建立必要的规章制度，尽力保证教室及家中书房照明、学习设备等的合理配套；严格执行国家教育部有关规定，减轻学生课业负担，同时做好防治近视眼的宣传工作及防治近视眼的仪器、保健品、药品监察和供应工作。学校应每学期定期召开学生家长座谈会或办学习班，聘请眼科专家讲解近视防治的基本知识。只有这样，防治近视才能取得良好的效果。

九、非手术治疗

（一）假性近视治疗

一般认为假性近视是真性近视的"前驱"，假性近视继续发展便可成为真性近视。假性近视必须经过眼科医师使用睫状肌麻痹剂扩瞳验光方可确诊，一经确诊必须立即治疗。首先使用前文讲到的综合疗法，读书、写字、学习时端正读写姿势，合理间隔休息，合理饮食，适当体育锻炼，保证充足的睡眠，加之以双手示指分别按摩、轮刮双眼眶周围穴位，从上眶缘到下眶缘，从内眦到外眦，每次上、下共 100 次，每日 1~2 次，以及远眺、远、近雾视疗法或用 0.5% 托吡卡胺眼药水（也可用 0.25% 托吡卡胺，商品名"双星明"滴眼液）点眼（每晚睡前点若干滴，由于夜间睡眠时瞳孔散大，仅持续 6~8 小时，晨起瞳孔可恢复正常，对学习、生活无不良影响）。

需要强调的是，在治疗期间，家长一定要帮助患者尽力纠正不正确的读写姿势、不良生活习惯及不卫生的用眼习惯。否则停止治疗后较易复发，最后导致真性近视。另外，假性近视患者不能配戴近视眼镜，否则会"弄假成真"。

（二）雾视疗法

雾视疗法是指通过戴一定度数的凸透镜使眼的睫状肌放松，缓解眼的调节紧张而起到防治青少年近视眼作用的治疗方法。因戴上凸透镜后，眼前像迷雾一样模糊不清，故称为雾视疗法。雾视疗法有两种：远雾视疗法和近雾视疗法。

1. 远雾视疗法

给患者戴 +2.0D~+3.00D 凸透镜，使其能看到 5 m 远处视力表上 0.1 视标为度，嘱患者注视视力表或向室外远处看望，12 岁以下小学生每次持续戴镜看远 15~30 分钟，中学生看远 30~60 分钟，每日 1 次，持续治疗 1 个月为 1 个疗程。若双眼视力已恢复正常，则在读书、写字时，戴 +1.50D 凸透镜巩固疗效。此疗法适用于假性近视及低度真性近视中的学校近视新发者及新发混合性近视者。

2. 近雾视疗法

学生在家读书、写字时，配戴 +1.0D ~ +1.5D 凸透镜。距书本约 1 尺距离，以看清字体而不头晕为标准。此疗法适用于有轻度远视的假性近视患者的治疗及正视眼者的近视预防。许多眼科专家认为此法具有科学性、实用性，无不良反应，应推广应用。其优点是对正视眼者有预防近视，并控制新发近视人数的作用。对视力低于正常者有增进和恢复视力的作用。青少年学习时经常戴用，既能消除调节紧张又能防治近视。

（三）低度凸透镜附加棱镜片防治近视

近几年来的临床研究及实践经验表明，低度凸透镜联合基底向内的棱镜片具有治疗假性近视，防止真性近视发生和进行性发展的作用。其原理是：当读书、写字、学习时，由近目标到眼的光线是散开光线，正视眼如果不用调节，人眼的散开光线必然在视网膜后成像，为使眼球后的物像移到视网膜上，眼的屈光系统就会自动发生变化，即眼内睫状肌收缩，附着在其上的晶状体悬韧带松弛，使晶状体凸度变大、屈光力增加，以便看清书本字体。如若不注意用眼卫生，长期调节过度便会导致近视眼。青少年阅读时戴适度的凸透镜，可使进入眼内的散开光线的散开程度降低，这样可以不用或少用调节。看近处时，不仅要调节，双眼还得对准同一目标，所以双眼的视线还要集合，即双眼内直肌收缩，眼球内转，发生集合作用（也称辐辏作用）。在正常情况下，双眼读书、写字时，同时进行调节和集合，戴凸透镜仅改变调节而不改变集合，所以还得通过棱镜片改变入眼光线的方向。因为读书时，书本上的字体反射出来的光线是斜向进入双眼，斜向入眼的光线一碰到基底向内的棱镜片就变成直向入眼的光线，看远处时，平行光线是直向入眼的，那么戴了这种联合镜片读书、写字就可以变看近为看远，从而从根本上消除青少年因长期持续看近处而引起近视的病因。西安交通大学研制的近视回归镜就是根据透镜和棱镜的光学特性，结合朴素的辨证施治理念而配制。经过临床实践验证，近视回归镜在防治青少年假性近视，阻止或延缓真性近视的发生、发展方面有较好的疗效。

（四）远眺

远眺也是一种防治近视的方法。当长时间近距离读书、写字时，睫状肌调节痉挛，变凸的晶状体无法恢复到扁平状态，远视力下降。当站在室内的玻璃窗前或室外空地上极目遥望无限远处的景物或天空时，睫状肌松弛，晶状体恢复至原来的扁平位，远视力即可提高。远眺对防治近视大有益处。

此法简单、易行，无不良反应。适合于正视眼消除视疲劳，预防近视发生及在一学期中的短时间内出现的近视或假性近视的防治。

注意事项：①远眺应在课间休息或在家中学习时间隔休息期间进行，思想和注意力要高度集中，发挥丰富的想象力，极力把自己融入所观察的无限远处的景物或天空中的云彩或星星之中；②远眺要和其他防治近视法相结合，其中最主要的是克服不良读、写姿势，不良用眼习惯和生活习惯；③远眺要持之以恒，每天上午和晚间各 1 次，每次 10 ~ 15 分钟；④双眼视力相同者，可同时远眺；双眼视力相差较大的，将左、右眼轮流遮盖，单眼远眺，视力差的一眼应适当延长远眺时间。

（五）晶状体操

晶状体操为一种防治近视的方法。它是利用双眼时而看远时而看近，使眼内睫状肌时而松弛时而收缩，导致晶状体时而扁平时而凸起，反复多次交替进行可增强睫状肌、晶状体弹性及调节力，从而达到恢复视力及防治近视的目的。

晶状体操可以在课间休息或家中晚自习时背诵课文、英语单词时进行。具体方法是：看无限远处的景物或天空的星星半分钟，再看近处距双眼一尺处的示指或读书半分钟，反复交替进行，每次 10 分钟，每日 3 次。

注意事项：看无限远处时，可以看远处的树木、花草、高大建筑物或天空里的星星，避免阳光直射刺伤眼睛，训练要长期坚持，持之以恒方能收到防治近视的良好效果。

（六）双眼合像法

双眼合像法是我国著名眼科专家徐广第利用视觉电生理学的基本理论，以近目标模拟远近不同的观察目标，使双眼在近环境中忽而看远忽而看近，双眼的眼外肌和眼内肌好似在自然界的视觉环境中协调运动，从而达到预防和治疗假性近视及预防真性近视发生和发展的科学防治法。

具体训练方法是：在一个长方形纸板或玻璃片上画水平和垂直的两条虚线，两线相距约 6 cm，制成视标卡，水平放在患者双眼正前方，双眼视线通过视标卡的上方边缘看远方目标，便可出现边缘模糊的双眼合像。经过训练可以使双眼调节处于放松状态，从而起到治疗假性近视、预防真性近视的作用。

（七）按摩眼周穴位

正确的按摩眼周穴位，可以刺激眼周神经末梢，增强眼部血液循环，改善神经和眼内组织营养，放松眼内、外肌肉，消除视疲劳，对防治近视大有益处。

正确的操作方法是：双腿平放，双眼闭合，静坐在书桌前，双肘分开撑在桌面上，双手半握拳，双示指呈半环状，内侧面相对摩擦，发热后用双拇指螺纹面，按在左右太阳穴上，双示指第二节内侧面按摩轮刮上下眶缘的穴位：睛明、攒竹、鱼腰、丝竹空、鱼尾、瞳子髎、承泣。上眼眶从内眦开始，沿着眶缘、眉弓向外按摩轮刮到外眦角，下眼眶也从内眦角到外眦角，先上后下，由内到外，尽量沿着眶缘进行。因为眶缘内还有许多明目的穴位，每次上下共 100 次（约 6 分钟），每日 1~2 次。

注意事项：①做眼保健操前要保持手与面部清洁，剪短指甲，双眼闭合，手法勿过重，勿压迫眼球，避免意外；要心平气和，注意力集中；②每次做完操后要闭目休息或隔窗远眺片刻，疗效更好；③要持之以恒，贵在坚持，否则收效甚微；④必须和其他眼保健法协同使用；⑤眼部有脓肿、发炎时暂停做操。

（八）防治常用药物

1. 全身用药

较少用。对于体质较差或偏食造成营养不良的近视眼患者，劝其增加饮食营养的同时可酌情给予复合维生素 B、维生素 E、ATP、鱼肝油、钙片或口服中成药，提供眼球正常发育所必需的营养素，防止因营养缺乏而导致的近视发生和发展。

2. 局部用药

较多用。常用的眼药制剂有三类：第一，麻痹睫状肌和瞳孔括约肌，解除调节痉挛，消除视疲劳制剂，如 0.5%~1% 的阿托品滴眼剂，2% 后马托品滴眼剂，0.25%~0.5% 山莨菪碱滴眼剂，0.25% 托吡卡胺滴眼剂（市售的 0.25% 托吡卡胺商品名为"双星明"）。这几种眼药适用于假性近视、混合性近视及低度近视的治疗，可防止假性近视发展成真性近视，降低真性近视的屈光度。其不良反应为可散大瞳孔，患者感到畏光、视近物不清。青光眼患者禁用。以上药物必须在医生的观察、指导下使用，患者未经医生许可不得随便使用，以免发生意外情况。第二，扩张眼部血管，改善眼部血液循环制剂，如丹参滴眼剂，2% 烟酸滴眼剂，红花滴眼剂，1% 地巴唑滴眼剂，0.5% 维生素 K_3 滴眼剂，熊胆滴眼剂，消旋山莨菪碱滴眼剂，这几种眼药都具有扩张血管、增加血流量、改善眼部微循环的作用，不引起散瞳，不影响学习和工作。第三，直接给予眼部发育过程中所需的营养物质制剂，如 1% 三磷酸腺苷滴眼剂，能量合剂滴眼剂，维生素 AD 滴眼剂等，这几种药物都可供给眼球能量，促进细胞新陈代谢，可治疗用眼过度后引起的视疲劳，有助于防治近视的发生和发展。

（九）配戴眼镜

日常工作中经常听到这样的议论：一是近视眼戴了眼镜后会使近视加重，越戴越坏；二是戴了眼镜后会使眼球突出，模样变丑；三是戴了眼镜会妨碍孩子室外活动，一旦眼镜碰破会伤害眼睛。总之对孩子戴眼镜顾虑重重，宁可让孩子看不清，也不愿给孩子配戴眼镜。其实这种做法是不对的，顾虑是多余的，对孩子的眼睛是有害的，对青少年成长发育是不利的。

除了假性近视之外，真性近视配戴合适的眼镜对患者来说，好处多多。近视眼看不清黑板、书写和远处物体，影响课堂效果。自习做作业时费时费力，长时间用眼过度易引起视疲劳和加速近视的进行性发展，加深近视度数。

少儿近视如不配镜及时矫正，会引起斜视、弱视等严重并发症，甚至导致失明等。至于眼球突出，那不是眼镜的罪过，而是由于先天或后天的多种不良因素的影响，导致近视后未及时配镜矫正或配镜后未用前面所述的方法进行防治引起近视进行性发展，眼轴延长的结果。科学研究表明，正常人标准眼轴长约 24 mm，近视度数每增加 − 3.00D，眼轴可延长 1 mm，近视度数越高，增加的比例越大。关于戴镜影响孩子活动一说可用选择戴镜方式、镜子种类来解决。例如，低度近视，又无其他眼疾者可仅在上课或看远时戴镜，运动时不戴镜。中度、高度近视可选用树脂超薄眼镜或隐形眼镜，既安全又无压迫鼻梁等不适感。

十、近视眼的手术治疗

近视眼可以手术治疗。但要严格选择适应证。手术种类很多，具体可归纳为三大类：角膜手术、巩膜手术和晶状体手术。角膜位于眼球前表面，手术易于操作，加之在整个眼球屈光系统中，角膜屈光力最大，超过眼球总屈光力的 2/3，所以目前角膜手术的种类最多。角膜手术主要有以下四种：放射状角膜切开术（即 RK 手术）、准分子激光屈光性角膜切削术（即 PRK 手术）、准分子激光原位角膜磨削术（即 LASIK 手术）、表层角膜镜片术。巩膜手术主要为后巩膜加固术及巩膜缩短术。晶状体手术主要为透明晶状体摘除术、透明晶状体摘除加入工晶状体植入术。近年来又出现前房负镜片植入术等。PRK、LASIK 手术为当前国内外最常用的手术类型。

目前，全世界公认的治疗近视眼最好的方法有两种，即眼镜和手术。随着现代科技的高速发展，手术器械和仪器不断改进及手术技术的不断提高，近视眼手术的安全系数越来越大，手术效果越来越好。但手术仍有一定的适应范围，并非所有近视眼都适合手术。而且，手术对眼球来说，必定是一种创伤，应持慎重态度。另外，某些近视眼行手术治疗后，近视屈光度未予矫正或发生近视回退现象，仍需配戴眼镜，所以眼镜仍然是当前矫治近视眼的最佳方法。18 岁以下的青少年近视眼患者禁忌进行屈光矫正术。

首先是近视眼无法戴眼镜者，如单眼中、高度近视或屈光参差过大无法戴框架眼镜，对隐形眼镜有过敏反应，由于某些职业或生活中某种特殊需要而不能戴眼镜者，都可选择手术治疗。但这些人必须具备如下条件：年龄在 18～45 岁（更确切地讲，手术年龄应在 20～45 岁，因为人类的眼球在 20 岁左右才能发育较完善，屈光状态才能趋于稳定），无角膜炎、青光眼、弱视、低眼压及其他眼底病，矫正视力正常，屈光度稳定在两年以上无进展并且无肝炎、结核等疾病的近视者。一般认为 -2.00D 至 -6.00D 轻、中度近视，-6.25D 至 -12.00D 的高度近视和轻中度规则性近视散光是近视眼手术的最好适应证。

18 岁以下的青少年生长发育尚未成熟，眼球和身体其他器官一样仍在发育，眼的屈光状况没有稳定，所以不能进行近视眼屈光矫正术。如若为了某种特殊需求而手术那也要年龄至少在 18 岁，近视屈光度稳定在 2 年以上无发展，身心健康，无其他眼病才能进行手术治疗。原则上讲，20 岁以上的成年人，眼球生长发育完全成熟者才可考虑屈光矫正手术治疗。

（一）放射状角膜切开术

放射状角膜切开术的英文名称是 radial keratotomy，简称 RK 手术，是在角膜光学区以外做放射状切口，术后利用角膜的纤细瘢痕收缩，使中央光学区角膜变得扁平，减少其屈光力，达到矫正近视眼的目的。切口数量越多，矫正的近视度数也越大。一般 -3.00D 至 -12.00D 的近视切 4～16 刀，深度可达角膜厚度的 4/5。此手术是在手术显微镜下用锐利的金刚石刀来完成。只要严格掌握手术适应证和禁忌证，熟练掌握手术技巧，做好术前检查和术后护理，就可减少并发症，获得满意的疗效。

近年来，随着眼科科学技术的高度发展，准分子激光治疗仪的问世，RK 手术已被建立在高科技基础上的准分子激光角膜热成形手术所取代。

（二）准分子激光屈光性角膜切削术

激光是一定物质激发后发出的一定波长的光束，这种光束是单波长光，具有发散小、运送距离远、不易衰减等优点。准分子激光是紫外冷激光，它发出的光，波长很短，穿透力很弱，几乎不产生热量，所以用它来照射角膜组织时，不产生冲击波，不产生热灼伤，仅对被照射角膜组织分子间的键起松解作用，使分子游离、气化，对旁边组织毫无影响，由于它仅作用于分子键，所以称为准分子激光。

准分子激光屈光性角膜切削术的英文名称是 photorefractive keratotomy，简称 PRK 手术。PRK 手术是用波长为 193 纳米（nm）（1 mm = 1 000 000 nm）的氟化氩（ArF）气体作激发物质，医生将这种激发物质发出的激光通过传送系统照射到角膜中心光学区，每照射 1 次可取掉 0.25 μm 深的角膜（1 mm = 1 000 μm），根据取掉角膜的多少决定照射的次数。经过多次照射切削，使角膜光学区变平，而邻近角膜组织毫无损伤，从而改变角膜弯曲度，达到治疗近视眼的目的。

准分子激光屈光性角膜切削术既可以治疗近视，也可以矫正远视和散光。此手术对于 -6.0D 以下的中低度近视及 -5.0D 以下的规则散光疗效最佳。

PRK 手术不用注射麻醉药，仅眼局部点麻醉药便可手术。无须住院，术后便可回家。手术时间极短，全部过程仅需几分钟。手术是由电脑自动控制，准确性高，预测性好，切削深度不超过角膜厚度的 1/10，角膜机械强度无明显改变，有安全保证。据不完全统计，目前全世界已有几百万屈光不正患者做了准分子激光角膜切削术，疗效显著。专家认为，眼科医生只要严格掌握手术适应证，做好术前检查、准备工作及术后护理，手术并发症极少，即使发生也易治好。术后屈光回退很少，稳定性很好。

PRK 手术的缺点及并发症是：所需设备昂贵，费用高，手术去除了角膜中心光学区的前弹力层，以后不能再生，角膜光学区可出现基质层雾状浑浊。为防雾状浑浊，局部点用类固醇激素 3~6 个月，可能会发生类固醇性高眼压或青光眼，术后也可能会出现眩光，轻度屈光回退，矫正不足或矫正过度，出现远视。但这些缺点或并发症，有些是比较容易处理的。

（三）准分子激光角膜磨削术

准分子激光角膜磨削术的英文名称是 laser-assisted in situ keratomileusis，缩写为 LASIK，所以通常又称为 LASIK 手术。此手术采用角膜层间切削的方法，克服了 PRK 手术在角膜表面进行切削，削去前弹力层永久性不能再生及角膜上皮的过量再生产生屈光回退又发生近视的缺点。手术时，角膜表面进行麻醉，然后用非常锐利的微型板层角膜刀，做一个包括角膜上皮、前弹力层、少量基质层在内的带蒂角膜瓣，然后用激光对瓣下的实质层进行切削，削成有一定屈光度的凹表，切削的深度与所去除的近视度数成正比，切削完成后将角膜瓣盖上，加压固定，角膜愈合后，达到治疗高度近视的目的。有报道，LASIK 手术比 PRK 手术预测性好，可以矫正至 −20.00D 近视，术后效果好，稳定性好，近年来也用以矫正超高度近视。

（四）表层角膜镜片术

在手术显微镜下将近视眼角膜中央行板层分离，然后植入用冷冻处理后的异体人角膜并在特制机床上磨出相应屈光度的凹透镜片，周围缝合，达到矫正近视的目的，这种手术方法叫做表层角膜镜片术。由于人尸体角膜来源有限，故使此手术开展受限。

（五）透明晶状体摘除术加人工晶状体植入术

人眼内的晶状体相当于一个 180° 的凸透镜，如果把透明晶状体摘除则可矫正 180° 左右的近视。摘除近视眼的透明晶状体，再植入一个通过公式计算出适当度数的人工晶状体，达到矫正高度近视目的的手术方法称为透明晶状体摘除术加人工晶状体植入术。

由于摘除晶状体，眼便失去调节力，而且对高度近视眼来说，易引起视网膜脱落，故此手术方法应慎用。

（六）后巩膜加固术

后巩膜加固术又称巩膜增强术、巩膜成形术、巩膜支撑术等。它是将加固用的生物材料（如同种异体巩膜，经特殊加工后的硬脑膜、自体阔筋膜、羊膜、脐带等）或非生物材料（如硅胶、涤纶布、某些高分子材料的凝胶等）制作成各种需要的形状，通过球结膜切口分离眼外肌，一直放置到眼球后极部薄弱巩膜外表面或有巩膜葡萄肿的部位，并加以固定，缝合球结膜，以此来加固高度近视眼变长、变大、变薄的眼球后壁，改善眼球后壁的血液循环，阻止眼轴病理性延长导致的眼底退行性病变进一步恶化，从而阻止高度近视眼的进一步发展，以挽救保留有用视力。此手术属外眼手术，适应证广，手术安全，不良反应少，并发症少。

（栗雪梅）

第三节　远视眼

一、概述

远视眼是眼在调节松弛状态下，平行光线经眼的屈光系统屈折后聚焦在视网膜后，在视网膜上形成一弥散光圈，不能形成清晰的物像。远视眼按其性质可分为轴性远视、曲率性远视和屈光指数性远视；按其程度可分为轻度远视（屈光度 +3.00D 以下）、中度远视（屈光度 +3.00D ~ +6.00D）和高度远视（ +6.00D 以上）。

二、临床表现

（1）视觉障碍与远视程度有关。轻度远视可表现为隐性远视，无视力障碍。随着远视度数增加，先表现为近视力下降，远视力可正常。高度远视时远、近视力均下降。视力的下降程度也与患者年龄有关。

（2）出现视疲劳症状，如眼球和眼眶胀痛、头痛，甚至恶心、呕吐等，尤其在近距离工作时明显，休息后减轻或消失。

（3）眼位偏斜，由过度调节所伴随的过度集合导致内斜视。

（4）引起弱视，多发生在高度远视或远视度数较高的眼，且未在 6 岁前适当矫正。

（5）远视眼患者常伴有慢性结膜炎、睑缘炎或睑腺炎。

（6）眼球改变，角膜扁平，弯曲度小，眼球各部分均较小，晶状体大小基本正常，前房浅。视神经盘较小、色红，有时边缘不清，稍隆起。

（7）眼超声检查显示眼轴短。

（8）屈光检查呈远视屈光状态。

三、诊断

根据屈光检查结果可以确诊。

四、鉴别诊断

1. 视神经盘炎或视神经盘水肿

可有视力下降。远视眼视神经盘呈假性视神经盘炎表现，但矫正视力正常，或与以往相比无变化，视野无改变，长期观察眼底无变化。

2. 原发性青光眼

远视眼的症状可与原发性青光眼相似，但眼压正常。

五、治疗

1. 戴镜治疗

需用凸球镜片矫正。轻度远视、视力正常，且无症状者，不需要配镜。轻度远视，如有视疲劳和内斜视者，应配镜矫正。中度以上远视应配镜矫正，以便增进视力，解除视疲劳和防止内斜视发生。

2. 手术治疗

（1）准分子激光屈光性角膜切削术：应用准分子激光切削周边部角膜组织，以使角膜前表面变陡，屈折力增加。此手术对 +6.00D 以下的远视矫正效果良好。

（2）钬激光角膜热成形术：手术区位于角膜周边部，但准确性不及准分子激光。

（3）表层角膜镜片术：适用于高度远视及不适合植入人工晶状体的无晶状体眼者。

（张 雪 哈尔滨医科大学附属第六医院）

第四节 散光

一、概述

散光是指眼球各条径线的屈光力不等，平行光线进入眼内后不能形成焦点而形成焦线的一种屈光状态。角膜各径线的曲率半径不一致是散光的最常见原因，这一类散光称作曲率性散光，又分为规则散光和不规则散光。

1. 规则散光

有相互垂直的两条主径线，根据相应两条焦线的位置又将规则散光分为：①单纯近视散光，一条焦线在视网膜上，另一条焦线在视网膜前；②单纯远视散光，一条焦线在视网膜上，另一条焦线在视网膜后；③复性近视散光，两条焦线均在视网膜前，但屈光力不同；④复性远视散光，两条焦线均在视网膜后，但屈光力不同；⑤混合散光，一条焦线在视网膜前，另一条焦线在视网膜后。

生理上垂直径线屈光力大于水平径线的屈光力，如果散光符合这种规律称为循规性散光，反之称为逆规性散光。

2. 不规则散光

眼球的屈光状态不但各径线的屈光力不相同，在同一径线上各部分的屈光力也不同，没有规律可循。

二、临床表现

1. 视力障碍

除轻微散光外，均有远、近视力障碍。单纯散光视力轻度减退，复性及混合散光视力下降明显。

2. 视疲劳

是散光眼常见的症状，表现为眼痛，眶痛，流泪，看近物不能持久，单眼复视，视力不稳定，看书错行等。

3. 代偿头位

为消除散光的模糊感觉，求得较清晰视力，出现头位倾斜和斜颈等。

4. 散光性儿童弱视

多见于复性远视散光及混合性散光。

5. 眯眼视物

看远近均眯眼，以起到针孔和裂隙作用，减少散光。

6. 屈光状态

屈光检查呈散光屈光状态。

三、诊断

根据屈光检查结果可以确诊。

四、鉴别诊断

视疲劳应与青光眼鉴别。

五、治疗

（1）规则散光：配戴柱镜片进行光学矫正，远视散光用凸柱镜，近视散光用凹柱镜。

1）轻度散光如没有临床症状，不必矫正。

2）儿童尤其是学龄前儿童，一定充分矫正散光，这样有助视觉发育，是防治弱视的必要手段。

（2）不规则散光可配戴角膜接触镜矫正。

（3）准分子激光屈光性角膜切削术。

（张　雪　哈尔滨医科大学附属第六医院）

第五节　屈光参差

一、概述

两眼的屈光状态在性质或程度上有显著差异者称为屈光参差。临床上将屈光参差分为生理性和病理性两种，全国弱视斜视防治学组的标准为两眼屈光度相差为球镜≥1.5D，柱镜≥1.0D。

二、临床表现

（1）双眼视力不等。

（2）轻度屈光参差可无症状。屈光参差如超过 2.50D，因双眼物像大小不等产生融合困难而破坏双眼单视。为使物像清晰将引起双眼调节之间的矛盾，故有视疲劳和双眼视力降低。

（3）可产生交替视力，即两眼看物时，交替地只使用一只眼，易发生于双眼视力均好的病例。如一眼为近视，另一眼为轻度远视时，看近用近视眼，看远用远视眼，因为不需要调节也不用集合，故无症状。

（4）屈光参差大者，屈光度高的眼睛常发展为弱视或斜视，此类弱视称为屈光参差性弱视。

三、诊断

根据屈光检查结果可以确诊。

四、鉴别诊断

出现视疲劳应与青光眼鉴别。

五、治疗

（1）如能适应戴镜，应予以充分矫正，并经常戴镜，以保持双眼单视功能且消除症状。
（2）对不能适应戴镜，对低度数眼应充分矫正使达到最好视力，对另眼适当降低度数。
（3）屈光参差太大，无法用镜片进行矫正时，可试戴角膜接触镜。
（4）可行屈光性角膜手术。
（5）无晶状体眼性屈光参差，应行人工晶状体植入术。
（6）如有弱视，应行弱视训练和治疗。

（田　苗）

第六节　老视

一、概述

老视是指由年龄增长所致的生理性调节减弱。一般开始发生在 40～45 岁。晶状体逐渐硬化，弹性减弱，睫状肌功能逐渐减低，是导致眼调节功能下降的原因。老视是一种生理现象。

二、临床表现

（1）出现阅读等近距离工作困难。
（2）初期常将阅读目标放得远些才能看清，光线不足时尤为明显。
（3）常产生因睫状肌过度收缩和相应的过度集合所致的视疲劳症状。

三、诊断

根据年龄及所出现的视觉症状，可以诊断。

四、鉴别诊断

远视：是一种屈光不正。高度远视时看远不清楚，看近更不清楚，需用镜片矫正。

五、治疗

（1）进行远近视力检查和验光。
（2）根据被检者工作性质和阅读习惯，选择合适的阅读距离进行老视验配。
（3）可选用单光眼镜、双光眼镜和渐变多焦点眼镜的凸球镜片矫正。

（田　苗）

参考文献

［1］李冬梅，姜利斌. 眼睑、结膜与眶部肿瘤图谱［M］. 北京：人民卫生出版社，2018.

［2］王宁利，刘旭阳. 基础眼科学前沿［M］. 北京：人民卫生出版社，2018.

［3］胡聪，刘桂香. 斜视诊断与手术详解［M］. 北京：人民卫生出版社，2018.

［4］赵晨. 眼科临床指南解读　内斜视和外斜视［M］. 北京：人民卫生出版社，2018.

［5］李芸主. 眼内肿瘤图谱与教程［M］. 北京：人民卫生出版社，2018.

［6］刘芳. 眼底病诊疗手册［M］. 郑州：河南科学技术出版社，2018.

［7］管怀进. 眼科学［M］. 北京：科学出版社，2018.

［8］邱波，庞龙. 中西医结合眼科学［M］. 北京：科学出版社，2018.

［9］赵家良. 眼科临床指南［M］. 北京：人民卫生出版社，2018.

［10］呼正林，袁淑波，马林. 眼科·视光－屈光矫正学［M］. 北京：化学工业出版社，2018.

［11］杨朝忠，王勇，武海军. 眼内炎［M］. 北京：人民卫生出版社，2018.

［12］张虹，杜蜀华. 眼科疾病诊疗指南［M］. 北京：科学出版社，2018.

［13］张明昌. 眼科手术要点难点及对策［M］. 北京：科学出版社，2018.

［14］黄厚斌，王敏. 眼底光相干断层扫描学习精要［M］. 北京：科学出版社，2017.

［15］刘兆荣. 眼科诊断与治疗［M］. 北京：科学出版社，2017.

［16］黎晓新. 视网膜血管性疾病［M］. 北京：人民卫生出版社，2017.

［17］周历，毕晓达. 眼科急症处理指南［M］. 北京：化学工业出版社，2017.

［18］白玉星，张娟，刘扬. 眼科疾病临床诊疗技术［M］. 北京：中国医药科技出版社，2017.

［19］魏文斌，施玉英. 眼科手术操作与技术［M］. 北京：人民卫生出版社，2016.

［20］孙河. 眼科疾病辨治思路与方法［M］. 北京：科学出版社，2018.